特效穴
按摩不生病

杨克新　编著

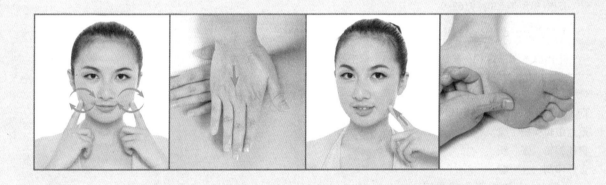

天津出版传媒集团

天津科学技术出版社

图书在版编目（CIP）数据

特效穴按摩不生病 / 杨克新编著 . -- 天津：天津科学
技术出版社，2014.8（2023.12 重印）

ISBN 978-7-5308-9162-9

Ⅰ . ①特… Ⅱ . ①杨… Ⅲ . ①穴位按压疗法 Ⅳ . ① R245.9

中国版本图书馆 CIP 数据核字（2014）第 196916 号

特效穴按摩不生病

TEXIAO XUE ANMO BU SHENGBING

策划编辑：杨　譞
责任编辑：张　跃
责任印制：兰　毅

出　　版：天津出版传媒集团
　　　　　　天津科学技术出版社
地　　址：天津市西康路 35 号
邮　　编：300051
电　　话：（022）23332490
网　　址：www.tjkjcbs.com.cn
发　　行：新华书店经销
印　　刷：三河市万龙印装有限公司

开本 787×1 092　1/16　印张 20　字数 497 000
2023 年 12 月第 1 版第 2 次印刷
定价：78.00 元

图示	穴位名称	取穴位置	针对病症
足三里穴	足三里穴	在小腿前外侧，犊鼻穴下3寸，距胫骨前缘一横指	胃痛、恶心、呕吐、呃逆、噎膈、纳呆、消化不良、腹痛、痢疾、便秘、肠痛、乳痈、目疾、喉痹、头痛、失眠、眩晕、心悸、怔忡等
上巨虚穴	上巨虚穴	在小腿前外侧，犊鼻穴下6寸，距胫骨前缘一横指	腹痛胀满、肠鸣泄泻、痢疾、便秘、肠痛、脚气、膝胫酸痛、下肢痿痹、阑尾炎、胃肠炎、细菌性痢疾等
条口穴	条口穴	在小腿前外侧，犊鼻穴下8寸，距胫骨前缘一横指	肩周炎、膝关节炎、下肢瘫痪、细胃痉挛、肠炎、扁桃体炎、脘腹疼痛、下肢痿痹、转筋等
丰隆穴	丰隆穴	在外踝尖上8寸，条口穴外1寸，胫骨前嵴外二横指处	头痛眩晕、咳嗽多痰、气喘、胸痛、癫狂、痫症、下肢水肿、腿膝酸痛、下肢痿痹、高血压等
解溪穴	解溪穴	在足背与小腿交界处的横纹中央凹陷中，拇长伸肌腱与趾长伸肌腱之间	头痛、眩晕、目赤、腹胀、便秘、癫狂、头面水肿、下肢痿痹、脚腕无力等
三阴交穴	三阴交穴	在小腿内侧，足内踝尖上3寸，胫骨内侧缘后方	脾胃虚弱、消化不良、腹胀肠鸣、腹泻、月经不调、崩漏、带下、闭经、子宫脱垂、神经衰弱、荨麻疹、神经性皮炎等

图示	穴位名称	取穴位置	针对病症
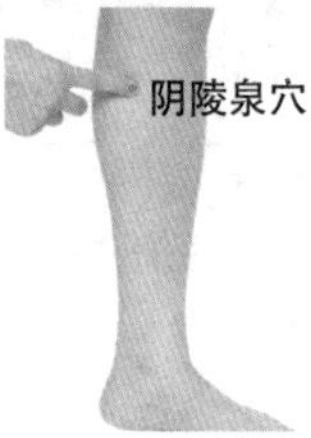 阴陵泉穴	阴陵泉穴	在小腿内侧，胫骨内侧髁后下方凹陷处	腹胀、水肿、黄疸、泄泻、小便不利或失禁、遗精、月经不调、赤白带下、膝胫酸痛等
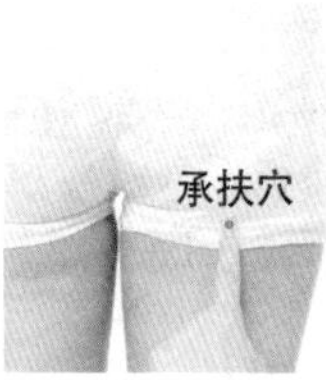 承扶穴	承扶穴	在大腿后面，臀下横纹的中点	臀股麻木、腰脊疼痛、急性腰部扭挫伤、痔疾、臀部下垂等
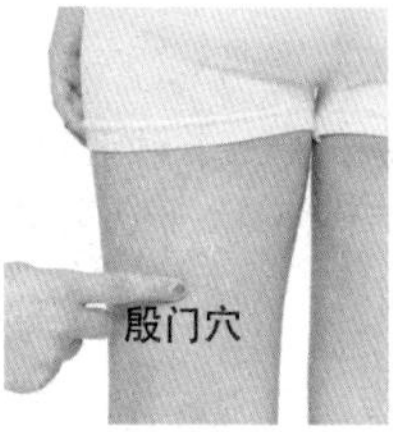 殷门穴	殷门穴	在大腿后面，承扶穴与委中穴的连线上，承扶穴下6寸	臀股麻木、腰脊疼痛、急性腰部扭挫伤、坐骨神经痛、下肢麻痹或瘫痪等
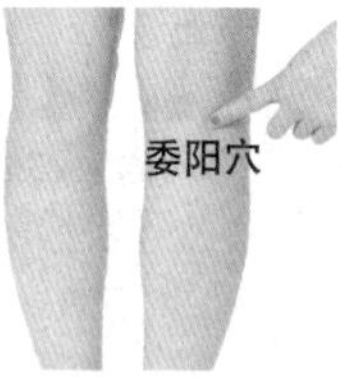 委阳穴	委阳穴	在腘横纹外侧端，股二头肌肌腱的内侧	腰背痛、小腿抽筋、肾炎、小便不利、下腹部痉挛、膀胱炎、膝肿痛等
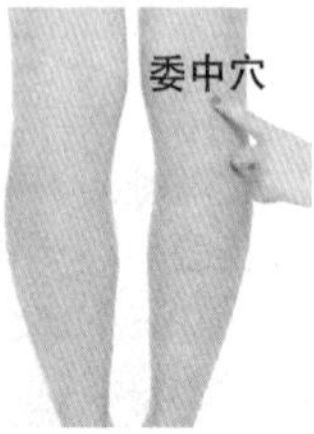 委中穴	委中穴	在腘横纹中点，股二头肌肌腱与半腱肌肌腱的中间	坐骨神经痛、小腿疲劳、脖子酸痛、小便不利、遗尿、膝盖疼痛等
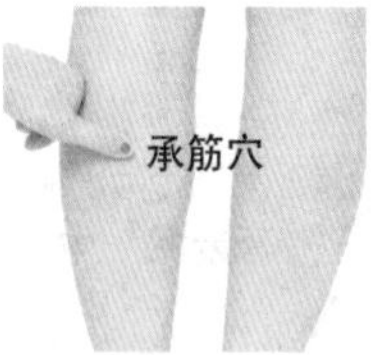 承筋穴	承筋穴	在小腿后面，委中穴与承山穴的连线上，腓肠肌肌腹中央，委中穴下5寸	小腿肚抽筋、急性腰扭伤、便秘、腰背痛、腰腿痛、脱肛、痔疮

图示	穴位名称	取穴位置	针对病症
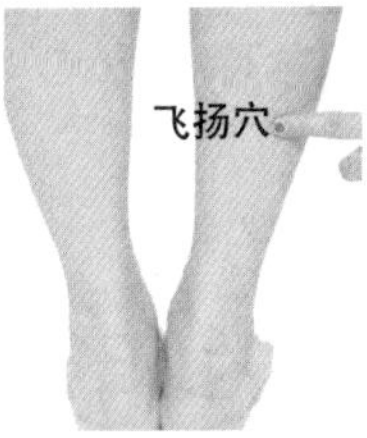	飞扬穴	在小腿后面，外踝后，昆仑穴直上7寸，承山穴外下方1寸	头痛、膀胱炎、风湿性关节炎、颈项痛、腰膝酸痛、癫痫、痔疾、脚气等
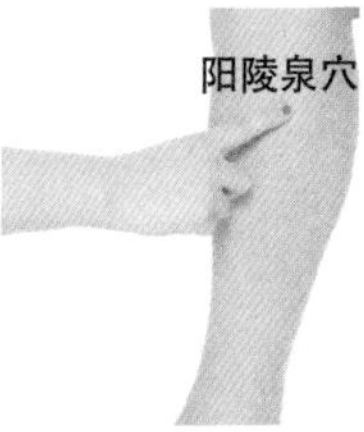	阳陵泉穴	在小腿外侧，腓骨头前下方凹陷处	口苦、呕吐、黄疸、便秘、半身不遂、下肢痿痹、膝肿痛、肝炎、胆囊炎、胆道蛔虫症、膝关节炎等
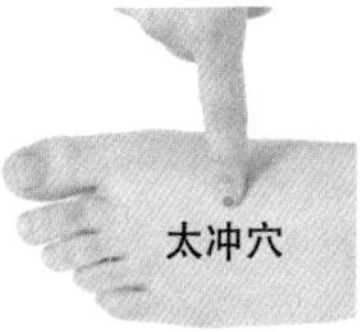	太冲穴	在足背侧，第一跖骨间隙的后方凹陷处	头痛、眩晕、疝气、月经不调、癃闭、遗尿、小儿惊风、癫狂、痫证、胁痛、腹胀、黄疸、呕逆等
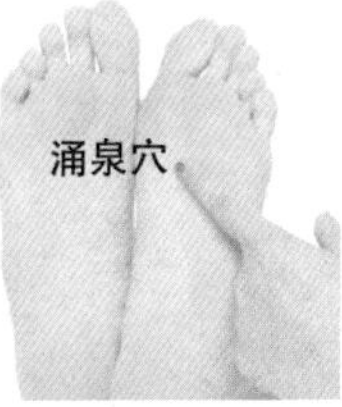	涌泉穴	位于足底前部凹陷处，第二、三趾趾缝纹头端与足跟连线的前1/3处	神经衰弱、精力减退、倦怠、失眠、多眠症、高血压、晕眩、焦躁、糖尿病、过敏性鼻炎、更年期障碍、怕冷、肾脏病等
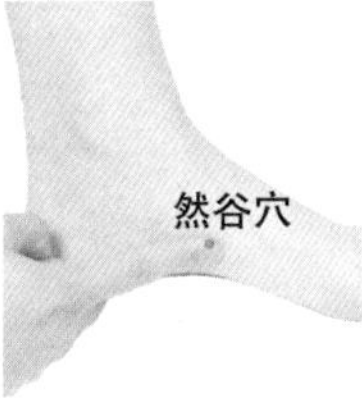	然谷穴	在足内侧缘，足舟骨粗隆下方，赤白肉际处	喉痹、咳血、消渴、阴痒、阴挺、月经不调、遗精、足跗肿痛等

女性日常保健特效穴

穴位	精确定位	取穴诀窍
三阴交穴 （抗衰防老）	在小腿内侧，足内踝尖上 3 寸，胫骨内侧缘后方 三阴交穴 —— 3 寸 内踝尖	在足内踝尖上 3 寸，四指幅宽，胫骨后缘靠近骨边凹陷处
公孙穴 （消脂纤体）	在足内侧缘，第一跖骨基底部的前下方，赤白肉际处 公孙穴	在足大趾内侧后方，最突起的关节后约 1 寸处
阴陵泉穴 （活血调经）	在小腿内侧，胫骨内侧髁后下方凹陷处 阴陵泉穴	在胫骨内侧髁后下方，约胫骨粗隆下缘平齐处即是
列缺穴 （滋补肺阴）	在前臂部，桡骨茎突上方，腕横纹上 1.5 寸处 列缺穴 腕横纹 1.5 寸	微曲肘，侧腕掌心相对，手腕内侧，能感觉到脉搏跳动之处即是

穴位	精确定位	取穴诀窍
大横穴 （健脾利胃）	在腹中部，距脐中 4 寸 	在腹中部，乳头直下与肚脐水平线的交点即是
关元穴 （补肾益气，防治盆腔炎）	在腹中部，脐下 3 寸，腹中线上 	在下腹部，前正中线上，从肚脐到耻骨上方连线，将此线五等分，从肚脐往下 3/5 处即是
天枢穴 （调经止痛）	在腹中部，脐中旁开 2 寸 	在人体中腹部，肚脐向左右三横指宽处即是
太冲穴 （缓解白带增多）	在足背侧，当第一跖骨间隙的后方凹陷处 	在足背侧，第一、第二趾跖骨连接部位中，以手指沿拇趾、次趾夹缝向上移压，压至感觉到动脉跳动处即是

PREFACE 前言

随着社会竞争的日益激烈，压力越来越大，许多人长期处于亚健康状态，诸如颈肩酸痛、失眠、心悸、头痛、耳鸣、健忘、贫血等病症逐渐浮现，加之饮食不规律、疏于节制而造成体质趋向阴阳不调，大病小症一一出现。疾病不但使人身体受折磨，而且严重影响正常的生活和工作。中医讲究治未病，当病已经"深入骨髓"的时候一切就都晚了，所以，日常保健尤为重要。

我国传统中医哲学认为人体是阴阳协调、共生的整体，气血津液随着经络运行全身，滋养体内脏腑，身体各个器官得到濡养才能正常发挥功能，才会有生命活动。腧穴是调节气血、平衡阴阳、养护身体的天然药库。人体基本穴位有 409 个，包括十四经穴和经外奇穴，穴位按摩是我国传统的防病治病的养生方法之一，是我国劳动人民在长期与疾病斗争中逐渐认识和发展起来的自然疗法。在人们长期的认识实践过程中，按摩逐渐从无意识的偶然动作演变成人们所自由运用的系统治疗方法。中国现存最早的医典《黄帝内经》中关于按摩的内容，《灵枢》中有 5 篇对按摩进行了论述。至于其他典籍当中，更是有不少关于按摩的记载。

作为中医的常见疗法，按摩参考中医的经络穴位，讲究辨证施治，通过按、揉、点、摩、拿、捏、拍、压等手法，刺激人体的反射区，缓解症状，治疗疾病。在进行按摩保健的时候，应注意选取对症有效的特效穴位，采用正确的操作手法进行按摩，身体的不适和常见的病症才会得到轻松、有效的防治。按摩不但能对已发疾病进行治疗，也可以对未发疾病进行预防，起到一定的保健作用。除此之外，特效穴位按摩还有美容、养颜、健身、养生的作用。

本书系统而生动地从经络穴位及按摩的基础知识和理论、取穴方法、按摩手法、按摩的注意事项入手，针对不同人群、不同病症，精心而细致地进行分类编排，并配有穴位图和真人按摩演示图，清晰标注腧穴位置和具体的按摩方法，使读者能够轻松阅读，一看就懂，一学就会。根据书中介绍的方法，不仅可以简单地自我保健，还可以为家人进行按摩。

经常进行穴位按摩，不仅能轻松拥有健康的身体，还能调节情志、豁达心胸，保持积极乐观的生活态度，与家人共同享受美好的生活！

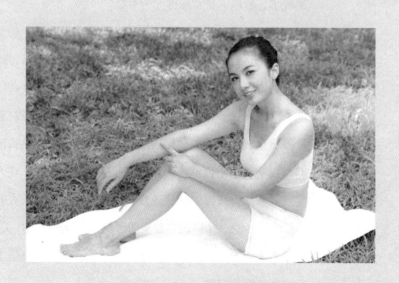

CONTENTS 目录

第一篇　特效穴位按摩，开启人体自愈宝库

第二篇　适合不同人群的特效穴位

第四篇　四季养生特效穴位

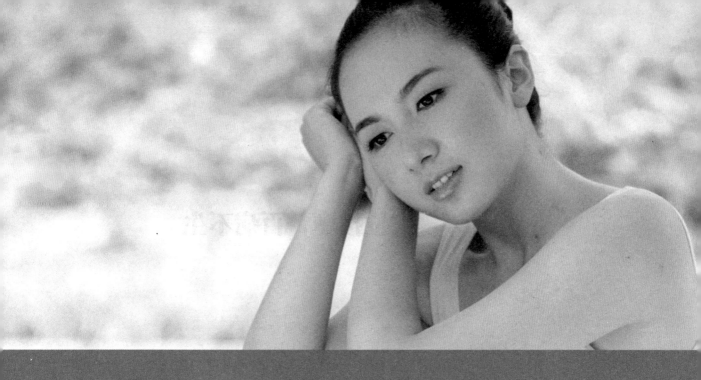

第一篇
特效穴位按摩，开启人体自愈宝库

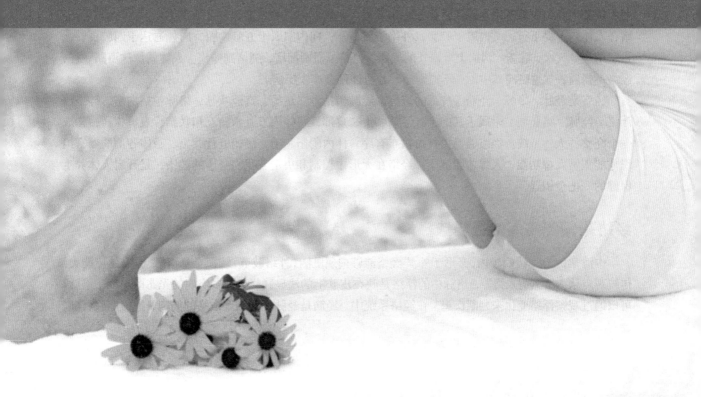

第一章 穴位按摩，百病不生

第一节 每个穴位都是一个祛病关键点

在日常生活中，我们身体的一些部位会出现疼痛，比如久坐腰疼，久站腿疼……当疼痛发生时，我们会不经意地按摩、搓揉疼痛部位，按揉过后，疼痛症状会明显得到缓解。其实，我们按揉的这些痛点就是中医学上的阿是穴。按摩穴位防病祛病，已成为我们自身保健的一个重要方法。

经络畅通，人体才能更健康 >>>

中医是我国的国粹，包含五行相生相克、阴阳协调平衡。经络则是中医学说的载体，我国古老医书《黄帝内经》中早有论述，经络是人生来活去、生病、治病的关键，可以"决生死，治百病"，经络在人体内上循下行，"内属于脏腑，外络于肢节"，向内归属于五脏六腑，向外通达于四肢百骸，是联结全身气血、脏腑，沟通上下内外的通路。道路不通则拥堵，拥堵则瘫痪。人体就像这道路一样，经络不畅通，气血瘀滞其中，"不通则痛"，身体便会产生疾病。

经络是经脉、络脉、经筋、皮部的统称，经脉包括十二正经、奇经八脉；络脉包括别络、孙络、浮络。经脉、络脉加上附属于其的十二经筋、十二皮部，将体内五脏六腑互相联结，表里相通，构成一个完整的人体系统。经络通畅，气血输布有序，体内阴阳和谐，脏腑五行共生，身体各部的器官组织才能正常发挥功能，人体才能健康。经络在无形中控制和决定着我们身体的健康，是开启人体养生保健的一把金钥匙。

经络是预测疾病的最佳选择 >>>

中医学认为："诸病于内，必形于外。"经络能够内属脏腑，外络肢节，统揽全身信息，具有感应能力。传统观点认为"久病入络"，络脉中的浮络是映在皮肤上的浅显脉络，许多疾病的先兆即出现于络脉，可以通过观察浮络变化来判断疾患。在经络系统中，经筋是经脉之气结聚散络的筋肉，连缀四肢百骸，主司关节运动，当经筋出现故障时，体内筋肉、关节便会出现病患；经络组成部分之一的皮部，是经络之气散布的地方，皮部为表，又是外邪入侵的起点，通过观察皮部的色泽，作为了解疾病的指征。

　　经络系统是一种特殊的生命活动方式，是一种独特的超微观结构，越细小的脉络部位，会越早反映体内疾病的信息。人体脏腑病理变化常通过经络的循行路线，通于身体各部，便会产生酸、胀、麻、痛等感应。通过经络的感应传导能力，我们能够很方便地了解到身体某些部位可能出现的问题，及时进行预防治疗，将小病终止在"摇篮"中，就不用担心大病的发生，从而保持身体的康健。

穴位，经络气血的居所 >>>

　　穴位又称腧穴，"腧"具有传输之意，"穴"即空隙，意即穴位是经络气血所居之地。经络是人体气血运行的通路，穴位就是运输气血的中转站。穴位位于经脉上，经脉又与脏腑相通，穴位、经脉、脏腑形成了一定的联系。

　　中医理论认为，人体穴位是经络之气输注于体表的部位，当人体生理功能紊乱时，穴位所在之处的颜色变红发暗、局部硬结等，轻微的变化能够反映出经络脏腑疾患，从而对其实施针灸、按摩等手法，来疏通经络，调节气血，使机体阴阳平衡，起到预防疾病的作用。

　　人体穴位分为经穴、奇穴、阿是穴。经穴在经脉上，有固定的名称和位置，一共有361个，包括52个单穴和309个双穴。在361个穴位中，108个是要害穴，36个是致命穴；奇穴有名称和固定的位置，但不属于十四经，生活中常用奇穴大概为40个；阿是穴则是人体的疼痛部位。

　　人体的每个穴位对应了疾患之处，对身体具有双向调节的作用，每一个穴位都是一个祛病点。对穴位进行按摩，能够放松肌肉、解除疲劳、通经活络，调节人体阴阳平衡，疏通脏腑，从而有效地防病治病。

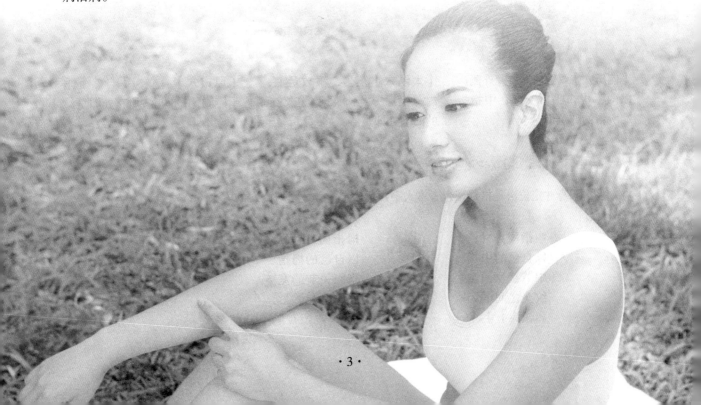

第二节 快速找准穴位

一般常用的找穴方法有四种：简便取穴法、手指同身寸定位法、体表标志定位法和骨度分寸法。

适合一般人的简便取穴法 >>>

简便取穴法并不适用于所有穴位，但是其操作简单、方便记忆的特点，是普通人快速找穴最常用的方法之一。例如：

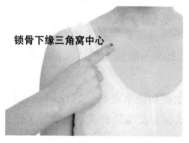

锁骨下缘三角窝中心

【云门穴】两手叉腰立正，锁骨外侧端下缘的三角窝中心即是。

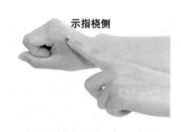

示指桡侧

【三间穴】手微握，示指桡侧，第二掌指关节后，第二掌骨小头上方处即是。

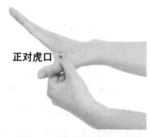

正对虎口

【合谷穴】一手的拇指第一个关节横纹正对另一手的虎口边，拇指屈曲按下，指尖所指处即是。

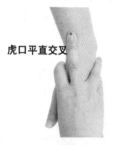

虎口平直交叉

【偏历穴】双臂屈肘，臂外侧，以两手虎口平直交叉，中指指端所指的部位即是。

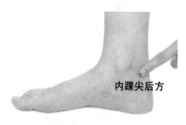

内踝尖后方

【太溪穴】正坐，平放足底，内踝尖后方与脚跟骨筋腱之间的凹陷处即是。

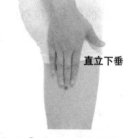

直立下垂

【风市穴】直立，手自然下垂于体侧，中指指尖所在处即是。

手指同身寸定位法 >>>

手指同身寸定位法是指根据患者本人手指所规定的分寸量取腧穴的方法。

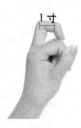

1寸

中指同身寸：以自己的中指中节桡侧两端纹头之间的距离作为1寸。

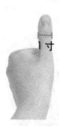

1寸

拇指同身寸：以自己的拇指指间关节的宽度作为1寸。

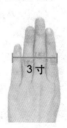

3寸

横指同身寸：四指并拢，以中指中节横纹为准，四指的宽度作为3寸。

【备注】以手掌为例，尺侧是靠近小指一侧，桡侧则是靠近拇指的一侧。

体表标志定位法 >>>

体表标志定位法主要有两种借助方法：固定标志法和活动标志法。

固定标志法是借助人体各部的骨节、肌肉形成的凸起和凹陷、五官轮廓、发际、指（趾）甲、乳头等在自然姿势下，可以看见的标志。例如：

以乳头为标志，在乳头垂直下方、乳房的根部，距前正中线4寸是乳根穴；在胸部，人体正中线上，两乳头之间连线的中点是膻中穴。

以肚脐为标志，上1寸为水分穴，下1寸为阴交穴，上2寸是下脘穴，下2寸是石门穴，左右旁开2寸是天枢穴，左右旁开4寸是大横穴。

活动标志法是指通过人体的关节、肌肉、肌腱、皮肤的活动而出现的空隙、凹陷、皱纹、尖端等，以此为标志确定腧穴位置。例如：

正坐仰掌并微曲肘时，在肘横纹中，肱二头肌桡侧有一凹陷，该处即是尺泽穴。

屈肘并将双手手掌按于脑后，在腋窝中部有动脉搏动处是极泉穴。

屈肘，手掌心面对胸前，在尺骨小头的桡侧缘上，与尺骨小头最高点平齐的骨缝中是养老穴。

双腿屈膝，在膝部，髌骨与髌韧带外侧凹陷中是犊鼻穴（膝眼穴）；内侧凹陷处是内膝眼穴。

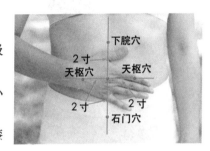

骨度分寸法 >>>

骨度分寸，又称"骨度法"，是以骨节为主要标志，测量全身各部的大小、长短，并依其尺寸按比例折算作为定穴标准。该方法是以患者的自身身材为依据，比简便取穴法更具有标准性，对于不同类型人体均适用。

部位	起止点	骨度（寸）	度量
头面部	前发际正中至后发际正中	12	直寸
	眉间（印堂穴）至前发际正中	3	直寸
	前两额发角（头维穴）之间	9	横寸
	耳后两乳突（完骨穴）之间	9	横寸
胸腹肋部	胸骨上窝（天突穴）至胸剑联合中点（歧骨）	9	直寸
	胸剑联合中点（歧骨）至脐中	8	直寸
	脐中至耻骨联合上缘（曲骨穴）	5	直寸
	两乳头之间	8	横寸
	两肩胛骨喙突内侧缘之间	12	直寸

部位	起止点	骨度（寸）	度量
背部	肩胛骨内缘（近脊柱侧至后正中线）	3	横寸
上肢部	腋前、后纹头至肘横纹（平肘尖）	9	直寸
	肘横纹（平肘尖）至腕掌（背）侧横纹	12	直寸
下肢部	耻骨联合上缘至髌底	18	直寸
	髌尖（膝中穴）至内踝尖	15	直寸
	胫骨内侧髁下方（阴陵泉穴）至内踝尖	13	直寸
	股骨大转子至腘横纹（平髌尖）	19	直寸
	臀沟至腘横纹	14	直寸
	腘横纹（平髌尖）到外踝尖	16	直寸
	内踝尖至足底	3	直寸

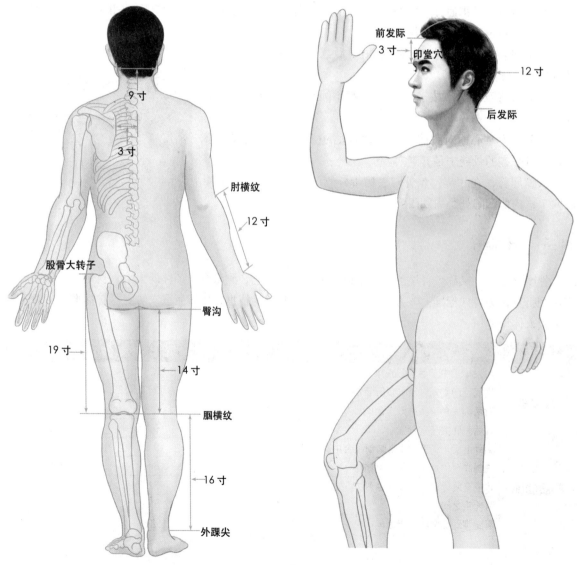

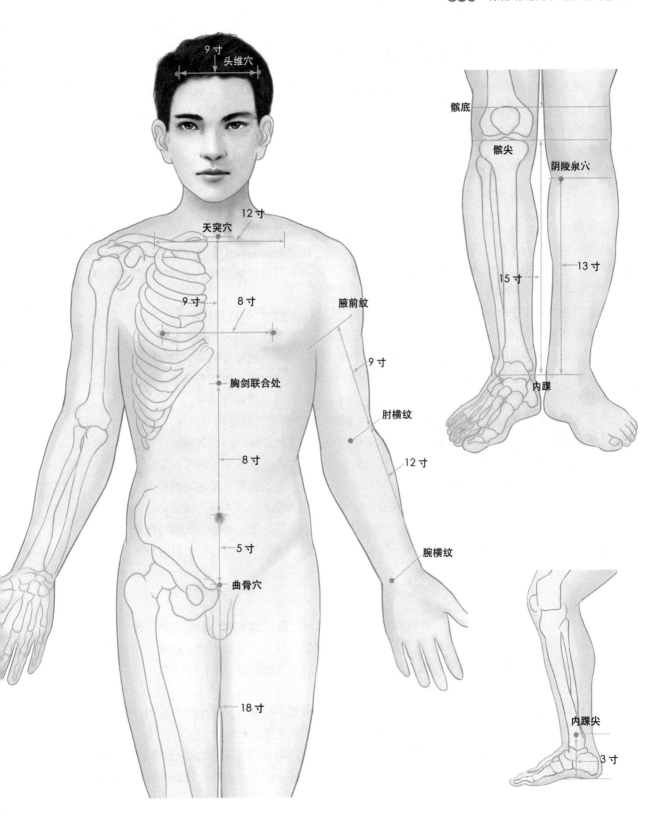

头维穴
9寸

12寸
天突穴

腋前纹
9寸　8寸
9寸

胸剑联合处
肘横纹

8寸
12寸

腕横纹
5寸

曲骨穴

18寸

髌底
髌尖
阴陵泉穴

15寸　13寸

内踝

内踝尖
3寸

第三节 穴位按摩，让你的身体固若金汤

穴位是气血运行的中转站，能够沟通体表与体内脏腑，是疾病的反应点和治疗的刺激点，经络不通畅，气血瘀堵，脏腑器官失调，疾患就会反映在相应的穴位上。对该穴位进行刺激、按摩，能够疏通穴位经络气血，"通则不痛"，脏腑功能便得到改善。经常进行穴位按摩，保持经络畅通，身体才能坚如磐石、固若金汤。

按摩，先要掌握穴位的"开、闭"时间 >>>

传统哲学认为，无论是人体还是外界环境，都是阴阳平衡的一个整体。体内脏腑功能的发挥对应一天内的时间，时间不同，外界环境的阴阳之气就不同，在不同时间段中，每个脏腑经络的活动强弱也会不同，进行穴位按摩就要找准经络上穴位的开、闭时间，顺应经络运行，才能增强按摩功效。以下是十二经络时辰对照关系：

【足少阳胆经】子时 23:00 ~ 1:00，气血流注于胆，主治厌食、失眠等病症。

【足厥阴肝经】丑时 1:00 ~ 3:00，气血流注于肝脏，主治肝病、月经不调等病症。

【手太阴肺经】寅时 3:00 ~ 5:00，气血流注于肺，主治咳嗽、气喘等病症。

【手阳明大肠经】卯时 5:00 ~ 7:00，气血流注于大肠，主治腹痛，腹泻等病症。

【足阳明胃经】辰时 7:00 ~ 9:00，气血流注于胃，主治胃痛、便秘等病症。

【足太阴脾经】巳时 9:00 ~ 11:00，气血流注于脾，主治胸闷、糖尿病等病症。

【手少阴心经】午时 11:00 ~ 13:00，气血流注于心脏，主治心痛、头痛等病症。

【手太阳小肠经】未时 13:00 ~ 15:00，气血流注于小肠，主治颈椎病、腰椎病等病症。

【足太阳膀胱经】申时 15:00 ~ 17:00，气血流注于膀胱，主治遗尿、阳痿等病症。

【足少阳肾经】酉时 17:00 ~ 19:00，气血流注于肾，主治带下、高血压等病症。

【手厥阴心包经】戌时 19:00 ~ 21:00，气血流注于心包外膜，主治心悸、气喘等病症。

【手少阳三焦经】亥时 21:00 ~ 23:00，气血流注于三焦，主治手脚冰冷、上肢麻痹等病症。

长期按摩，身体健康不生病 >>>

人体内部环境并非一成不变的，在外界环境发生改变时，脏腑器官就会相应地做出改变，以便适应新的环境，促使机体正常运行。但是，由于脏腑自我调节不及时，或者生活、起居、饮食、情绪等不规律，影响经络脏腑的自我调节，就会导致体内阴阳失衡，发生疾病。中医学认为，经络畅通，气血输布正常，才能濡养脏腑器官，身体才会健康。

随着社会的发展，时代的进步，电子工具逐渐代替人来做各项事情，人体缺少运动，生活作息不规律，使身体气血堵滞，脏腑受损，从而诱发各种疾患。中医讲究"病向浅中医"，治"未病"，在平时休闲放松的时候，动动手，进行按摩锻炼，促进气血运行，疏通经络，给脏腑一个舒适安全的环境，那些疼痛便会不治而愈。养成良好的生活习惯，树立正确的健康意识，采取有效的保健方法，并持之以恒，身体才会更加健康，生活也会变得更有乐趣。

按摩快慢轻重各不相同 >>>

对于不同按摩阶段有不同的按摩方式：

第一步，放松：放松时，按摩手法要轻柔、平缓，可采用揉法。

第二步，治疗：治疗时，手法可加重，产生酸胀麻痛感，以个人可承受为宜，可采用按法、掐法。

第三步，收尾：最后收尾时，手法逐渐轻缓下来，对施术部位进行放松，选用拍法、击法。

对于不同部位有不同的按摩方式：

腰背部：脊柱肋骨支撑之处，较敏感，按摩时不可用力过猛，以免损伤肋骨肌肉。

胸腹部：接近于内部脏腑，按摩时，速度不宜过快。

四肢：按摩时可加重力度，以个人可承受为准。

对于不同人群有不同的按摩方式：

老年人：骨质疏松患者居多，按摩时，力度要轻缓，时间不宜过久。

孕妇：怀孕时期，体质较敏感，不宜过多按摩，尤其是腹部。

小儿：小儿尚未发育完全，骨骼稚嫩，按摩时，手法一定要轻柔。

按摩时要根据对象的不同采取不同的按摩方法，"因材施术"，才能达到良好的效果。

第四节 一学就会的 14 种按摩手法

按摩是中医治疗疾病的手段，也是老百姓日常保健的手法，按摩方向不同效果也不同。中医按摩穴位的原则是：实证时应该顺时针按摩，是为了泻；虚证时应该逆时针方向按摩，是为了补。保健按摩施术手法很多，如常用的按法、揉法、点法、拍法、推法等。

按法 >>>

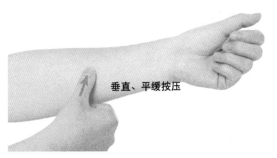

垂直、平缓按压

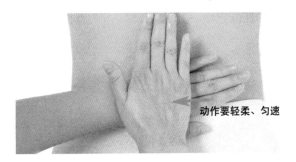

动作要轻柔、匀速

【指按法】将拇指指端或者指腹放于施术部位，其余四指自然张开或者微屈，示指紧贴于拇指第一关节处，对施术部位垂直按压，力量达到身体能忍耐的程度后，稍微停留片刻，然后慢慢松开，再进行重复按压。动作要平缓，不可用力过猛。

【掌按法】以单手或者双手掌面重叠，放于施术部位，手臂伸直，由上向下按压，身体上半部着重用力，按压时动作要轻柔、匀速，不可突然用力。注意，小儿及骨质疏松者不宜用此手法。

揉法 >>>

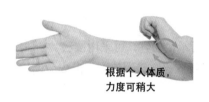

根据个人体质，力度可稍大

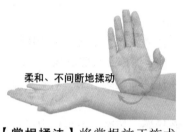

柔和、不间断地揉动

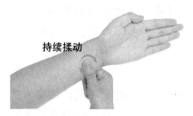

持续揉动

【大鱼际揉法】以手掌大鱼际着力于施术部位。屈肘成120°～140°，使腕关节放松，呈水平或者微屈状，用前臂带动腕关节进行左右摆动的运动。用大鱼际灵活地揉动，根据个人体质，力度可稍大，频率每分钟120～160次。

【掌根揉法】将掌根放于施术部位上，手指和腕关节放松，前臂带动腕掌做小幅度环形旋转运动，掌根在施术部位上进行柔和、不间断地揉动，频率每分钟120～160次。

【拇指揉法】将拇指指腹置于施术部位，其余四指放于其相对位置，起到助力作用，腕关节微屈或伸直。以腕关节为支点，拇指做环转运动，其余四指配合拇指推动其运动，持续揉动，频率每分钟120～160次为宜。

点法 >>>

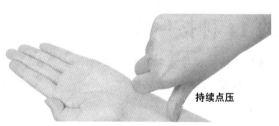

持续点压

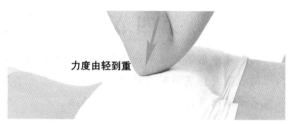

力度由轻到重

【指点法】手握空拳，拇指伸直，将拇指指端放于施术部位，持续点压。力量由轻重，力度达到最大，感到微胀酸痛时，稍作停留，然后重复此操作手法。

【肘点法】屈肘，用肘尖着力于施术部位或穴位上。通过上半身的重力，进行持续点压，力度由轻到重。此按摩手法一般适用于肌肉丰厚的部位。

摩法 >>>

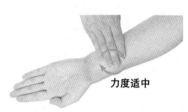

力度适中

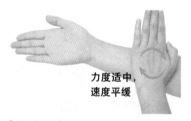

力度适中，速度平缓

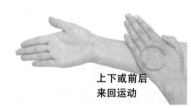

上下或前后来回运动

【指摩法】将示指、中指、无名指、小指并拢。四指指腹着力于穴位及其周边，做环形摩动，力度适中。

【掌摩法】手伸平，掌面放于穴位上，前臂带动手掌，使掌面做环形运动，力度适中，速度平缓。

【擦法】将手指并拢或者将掌面放于施术部位，使指面、掌面或大小鱼际部位，做上下或前后来回运动。

拿法 >>>

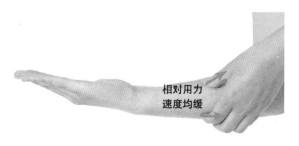

相对用力
速度均缓

【拿法】用拇指和示指、中指,或用拇指和其余四指的指腹,相对用力提捏施术部位。拿捏时,腕关节用力带动手指运动,持续提捏,速度均缓,力度由轻到重,不可突然用力。

捏法 >>>

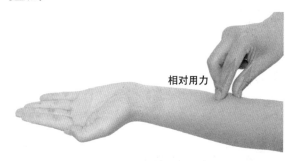

相对用力

【捏法】将无名指与小指握向掌心,拇指和示指、中指相对用力,一张一合,持续提捏皮肤,有节律性。此方法多适用于脊椎部、背部膀胱经上的穴位。

拍法 >>>

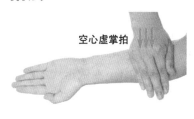

空心虚掌拍

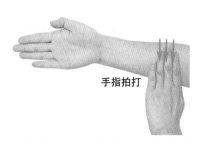

手指拍打

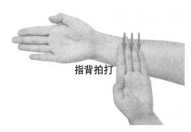

指背拍打

【掌拍法】五指自然并拢,掌指关节微屈,手掌呈空心状,然后以虚掌做节律地拍打施术部位,力度适中。

【指拍法】五指并拢,手指部位着力于穴位处,以腕关节为主带动手指实施力,持续拍打,可稍用力,以个人能承受为宜。

【指背拍法】五指并拢,掌心向上,手背放于施术部位,以腕关节为活动支点,指背着力拍打穴位处,持续有节律性拍打,力度可稍大。

击法 >>>

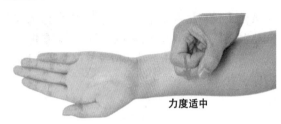

力度适中

【击法】将拳、指尖、手掌侧面，或掌根、拳底部、拳盖着力于施术部位，轻轻击打穴位处，速度可稍快，可单一击打穴位，也可扩大幅度击打，力度适中即可。

颤法 >>>

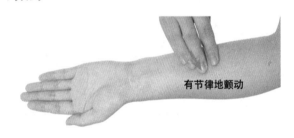

有节律地颤动

【颤法】用指端或手掌按压在施术部位，连续不断地有节律地颤动，中间指端或手掌不可离开治疗处，以此带动施术部位发生速度轻快地振动。此按摩手法常用于治疗胸腹胀痛、消化不良等症。

按揉法 >>>

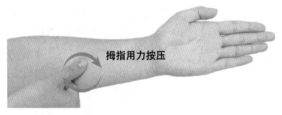

拇指用力按压

【指按揉法】此法是按法与揉法的结合。单手或双手的拇指指腹按于施术部位，其余四指放于相应的位置，拇指或前臂用力按压，同时进行揉动。按揉手法和速度宜平缓、均匀，力度适中，以有酸胀感为佳。

拨法 >>>

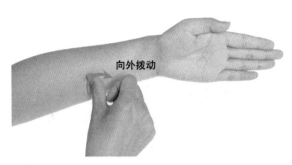

向外拨动

【拨法】以拇指指腹用力，缓慢深入肌肉或者疼痛部位，用力按压，不可松开，然后快速单向向外拨动。

推法 >>>

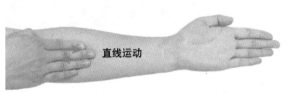

直线运动

【推法】用拇指、手掌、拳面或者肘尖着力于施术部位，单方向的直线向上、向下，或前后、左右运动。用力平稳，速度均缓。在做此种方法时，可涂抹按摩精油，以免皮肤干裂。

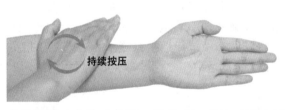

持续按压

【掌按揉法】将手伸平，单手或双手放于施术部位，前臂用力带动手掌运动，持续按压并揉动。

拿揉法 >>>

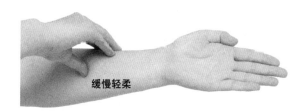

缓慢轻柔

【拿揉法】用拇指与其余四指提捏施术部位,并在拿捏时增加揉动性,速度需缓慢轻柔,力度要深沉平稳。

自主运动法 >>>

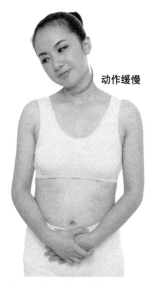

动作缓慢

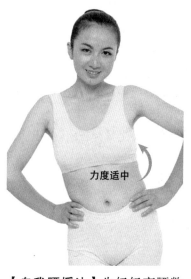

力度适中

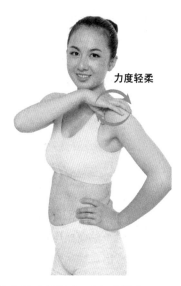

力度轻柔

【自我颈摇法】可选取站立或者正坐的姿势,先做低头、仰头运动,来回数次,再轻轻左右摆动,最后,头部做大幅度旋转运动,动作应轻柔、缓慢,以防速度过快产生头晕的现象。

【自我腰摇法】先轻轻弯腰数次,弯腰时速度不可过快,再以双手叉腰,做大幅度的环形扭腰运动,顺、逆时针反复操作数次,扭腰时用力适中,以自己可以承受为宜。

【自我肩摇法】正坐或站立,双臂自然下垂,先上下耸耸肩膀,再使肩部做环形运动,数次后,用一只手拿捏另一侧肩部肌肉,放松肩部,再让肩关节做圆周运动,双肩交替运动数次。

第五节 穴位按摩的注意事项

痛是人体的本能反应，身体感到疼痛，则表明生理系统已达到不可忍受的程度，持续施压系统就会受到损害，所以在进行按摩时，按摩手法的轻重快慢要以人体的可承受度为宜。除此之外，空腹、饱食、喝酒后不宜做按摩。另外，也要注意穴位按摩的适用证、禁忌证，以及出现异常情况时的处理。

穴位按摩的适用证、禁忌证 >>> ---

经络穴位按摩并非适用于所有病症，因其自身体质的差异、发病原因的不同，有些病症适宜运用穴位按摩法来达到防治的效果，有些病症则不适宜进行穴位按摩。在此，简要列举一些穴位按摩的适用证和禁忌证。

» 穴位按摩的适用证

1. 急性软组织损伤及慢性劳损性疾病，如腰扭伤、颈椎病等。
2. 消化系统疾病，如便秘、腹泻、积食、食欲不振等。
3. 创伤后关节僵硬及软组织挛缩者。
4. 骨关节炎激发的肢体疾苦哀痛者。
5. 骨关节可逆性畸形变者。
6. 各类周围神经疾病，如三叉神经痛、坐骨神经痛等。
7. 儿科疾病，如小儿消化不良等。
8. 脸部黄褐斑、皱纹、皮肤干燥等。

» 穴位按摩的禁忌证

1. 严重的高血压病、高热患者。
2. 有出血性疾病患者。
3. 严重的皮肤病。
4. 妇女月经期，孕妇。
5. 各种恶性肿瘤的局部。
6. 各种烧伤、烫伤的患部。
7. 病情危重者。
8. 诊断不明确的急性脊柱损伤或伴有脊髓症状者。
9. 各种骨折、骨结核、骨髓炎、严重的老年性骨质疏松症者。
10. 各种急性传染病、胃及十二指肠溃疡病急性穿孔者。
11. 酒后神志不清者，精神病患者。
12. 诊断不明确的疾病。

穴位按摩时可能出现的异常情况及处理 >>> --------------------------------

在进行穴位按摩时,除了由于施术部位本身的结构易于出现的不适,按摩者的按摩手法不规范、速度过快、力度过大,以及手法过猛,或者被按摩者自身体质虚弱等诸多原因,也容易在按摩过程中导致不利情况的发生。在发生异常时,应当及时做出应急处理,以免耽误治疗,贻误时机,给患者健康带来不良影响。下面就将出现的一般异常情况做一些简单介绍:

» 肩关节脱位

肩关节处关节囊薄弱且松弛,加之肩部活动比较大,肱骨头经常容易从此处脱出造成肩关节脱位。在进行按摩治疗时,对肩关节旋转运动法掌握不当,用力过大或者速度过快等不规范地实施按摩手法,易造成肩关节脱位。

【处理方法】双手握住脱臼支臂的腕部,一脚足跟蹬于患侧腋窝,两手用稳定持续的力量牵拔,牵引中足跟向外推挤肱骨头,同时旋转,内收上臂即可。复位时注意可听到响声。

» 软组织损伤

初学按摩者,在做按摩时手法比较生硬,粗蛮地施加压力,不能做到柔和渗透,手法刺激量过大,从而损伤皮肤,严重者也会容易造成皮下出血,肌肉、肌腱、韧带等部位拉伤。

【处理方法】对于一般性的皮下出血,局部可用轻快的摩、揉手法,以疏通气血,消除瘀血,促进渗出液的吸收,可有效缓解病痛。韧带拉伤时应注意立即停止运动,用冰块冷敷患处,稍作停留后,用绷带缠住,缠绕紧度以患者感觉不麻胀即可。

» 肋骨骨折

在做按摩时,由于过度挤压胸廓的前部或后部,使胸腔的前后径缩短、左右径增长,导致肋骨的侧部发生断裂,造成肋骨骨折。

【处理方法】单纯性的肋骨骨折,可用胶布外固定胸廓,限制胸壁呼吸运动幅度,让骨折端减少移位,以达到止痛的目的。

» 晕厥

患者在初次接受按摩时,由于不适应、精神过于紧张或本身体质虚弱,在按摩手法刺激过强,或治疗时间过长的情况下导致患者动脉供血不足,出现眩晕等症状。

【处理方法】应立即停止按摩,将患者放于空气流通处,平卧休息,可适量饮用温糖水等。一般轻症患者,经休息后可好转和解除症状。对于较重患者,应及时送医就诊。

第二章 日常保健特效穴

第一节 食欲不振（脾俞穴、胃俞穴、足三里穴）

食欲不振，是指由于劳累过度、过饥过饱、情绪紧张、吸烟酗酒等饮食习惯不良和神经系统紊乱而引起的食欲下降的症状。中医学认为，脾胃生化气血，是后天之本。阴阳失衡，精气、津液生发不足，导致脾胃脏腑功能失调，脾失健运，胃失通降，致使机体的消化吸收功能失常而产生食欲缺乏的现象。

对症特效穴

1. **脾俞穴**：在背部第十一胸椎棘突下，旁开 1.5 寸。
2. **胃俞穴**：在背部第十二胸椎棘突下，旁开 1.5 寸。
3. **足三里穴**：在小腿前外侧，犊鼻穴下 3 寸，距胫骨前缘一横指（中指）。

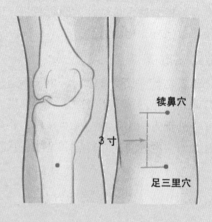

快速取穴

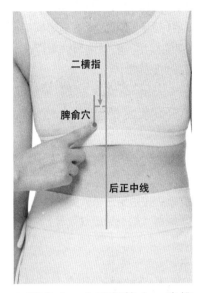

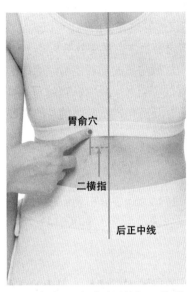

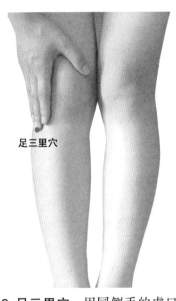

1. 脾俞穴：在背部第十一胸椎棘突下，左右旁开二横指宽处。

2. 胃俞穴：在背部第十二胸椎棘突下，左右旁开二横指宽处。

3. 足三里穴：用同侧手的虎口围住髌骨上外缘，其余四指向下伸直，中指指尖处即是。

特效按摩

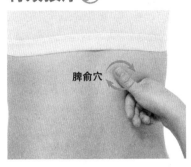

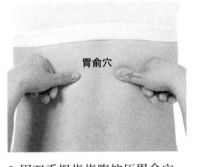

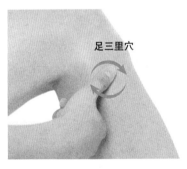

1.用一手拇指指腹按揉脾俞穴，7～10分钟。力度适中，以产生酸胀感为宜。按揉此穴位，可以缓解腹胀、腹泻的症状。

2.用双手拇指指腹按压胃俞穴，力度由轻到重，至产生酸胀感时，停留5秒，松开，相同方法按摩4～5次。按压此穴位，可以有效调节胃肠功能，促进消化。

3.用拇指指腹按揉足三里穴，约10分钟。可稍用力，按揉速度均缓。足三里穴是人体保健的特效穴，不仅可调节脾胃，还可以调节心律、改善心脏功能。

特效穴详解·

1. 脾俞穴属足太阳膀胱经，是脾之背俞穴。有疏导湿热、利湿升清、健脾和胃的功效，可以促进胃肠蠕动，促进食物的消化吸收。不仅能够增强食欲，还可以预防贫血，治疗月经不调、肾下垂等病症。

2. 胃俞穴属足太阳膀胱经，是胃之背俞穴。具有外散胃热、利胃益脾的作用。能够调节脾胃运化，促进津液的产生，增进食欲。胃俞穴外散湿热的功效还可以治疗糖尿病、失眠等病症。

3. 足三里穴属足阳明胃经，是胃的下合穴。具有调理脾胃、补中益气、通经活络的功效，能够促进血液循环，加强胃液分泌，增进食欲。足三里穴是防病健身的重要穴位，不仅能促进肠胃功能的改善，还可使人精神焕发、精力充沛。

小贴士

> 除了对足三里穴进行按摩，还可进行艾灸，艾灸时使局部皮肤发红，艾条缓慢沿足三里穴上下移动，以不烧伤局部皮肤为准。每周艾灸足三里穴 1~2 次，每次约 15 分钟，对于缓解食欲不振疗效显著。

第二节　健忘（膏肓穴、神门穴、内关穴）

健忘是一种记忆力减退、遇事易忘的症状。一般分为器质性健忘和功能性健忘。西方医学认为，两种健忘多是由于大脑皮质记忆神经紊乱、记忆功能出现障碍、脑部动脉逐渐硬化等因素而产生的。传统中医理论认为，心脾亏损、气血两虚导致精气不足，血液循环不畅，脑部营养供应缺乏，从而产生健忘症状。

对症特效穴

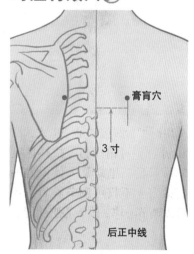

1. **膏肓穴**：在背部第四胸椎棘突下，旁开 3 寸。

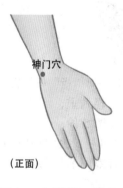

（正面）

2. **神门穴**：在腕部，腕掌侧横纹尺侧端，尺侧腕屈肌腱的桡侧凹陷处。

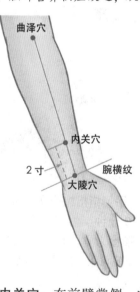

3. **内关穴**：在前臂掌侧，曲泽穴与大陵穴的连线上，腕横纹上 2 寸，掌长肌腱与桡侧腕屈肌腱之间。

快速取穴

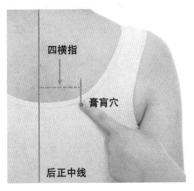

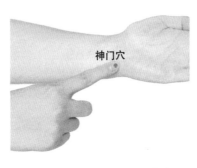

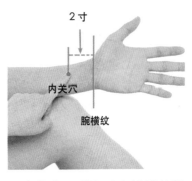

1. **膏肓穴**：在第四胸椎棘突下，左右四横指宽处（或左右旁开3寸），肩胛骨内侧。

2. **神门穴**：手腕关节手掌侧，尺侧腕屈肌腱的桡侧凹陷处。

3. **内关穴**：采取正坐侧臂的姿势，从近手腕的横纹的中央往上2寸处即是。

特效按摩

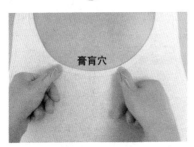

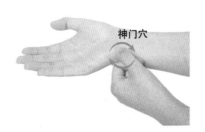

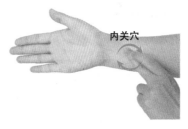

1. 用双手拇指指端点按膏肓穴，30～40下，力度由轻到重，至产生酸胀感为宜。经常按摩此穴位，能够有效缓解健忘的症状。

2. 用左手拇指指腹按揉右手神门穴，顺时针旋转按揉约5分钟，然后交替双手，以相同方法按摩3～4次。按摩力度不可过大，以产生酸胀感为宜。按摩此穴位，对于心烦气躁、神经失调、健忘失眠疗效显著。

3. 将示指叠于中指上，按于内关穴，回环转揉约5分钟，再以相同手法按摩另一侧穴位。按揉手法应轻缓均速。按揉内关穴还能有效治疗恶心、呕吐、头痛等病症。

特效穴详解

1. 膏肓穴属足太阳膀胱经。有散热排脂、降浊升清、填补阳气的功效，可以将清阳之气上传于大脑，舒缓心脾，促进脑部功能运行，改善健忘的病症。膏肓穴不仅可以治疗健忘，对治疗支气管炎、支气管哮喘、乳腺炎也有很好的疗效。

2. 神门穴属手少阴心经，是心经原穴。具有补心益气、健脾安神的功效。能够促进血液循环，疏通心经里表气血，补养大脑，缓解失眠健忘的症状。

3. 内关穴属手厥阴心包经，是八脉交会穴，通于阴维脉。具有疏导水湿、宁心安神的作用，可以调节气血运行，有效治疗健忘。内关穴又是维护与调节人体内外经脉阴液的重要穴位，对于女性孕吐、月经失调有很好的治疗效果。

小贴士

经常使用电脑的人，也可以做肘部弯曲，向前向后转摇肩关节的锻炼，以此带动肩胛骨上下旋转，来运动背部的膏肓穴，达到缓解肩膀肌肉僵硬、酸痛的症状。

第三节 体瘦虚弱（长强穴、气海穴、公孙穴）

体瘦与一般减肥而形成的身形纤瘦不同，多是由于饮食单一、缺乏锻炼、心理压力大、抑郁、消化不良等原因而引起的身体消瘦、体质虚弱的现象。中医学认为，体瘦虚弱与脾胃有关，脾主运化，胃主受纳，是气血生化的本源，脾胃失调，气血不足，就会导致肌肉萎缩，肢体虚软。

对症特效穴

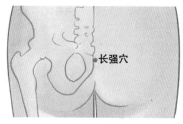 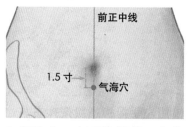 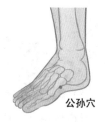

1. **长强穴**：在尾骨尖端下，尾骨尖端与肛门连线的中点处。

2. **气海穴**：在下腹部前正中线上，脐下 1.5 寸。

3. **公孙穴**：在足内侧缘，第一跖骨基底部的前下方，赤白肉际处。

快速取穴

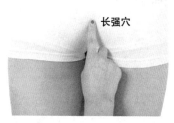 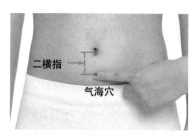 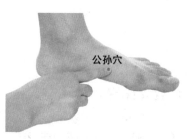

1. **长强穴**：采取俯卧的姿势，尾骨尖端与肛门连线的中点处即是。

2. **气海穴**：采取仰卧的姿势，在人体的下腹部，肚脐下二横指处即是。

3. **公孙穴**：采取正坐垂足的姿势，足内侧缘，第一跖骨基底部的前下方，赤白肉际处即是。

特效按摩

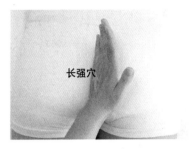
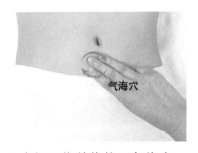
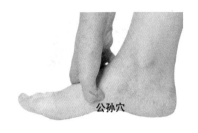

长强穴

气海穴

公孙穴

1. 用手掌小鱼际搓揉长强穴，约5分钟。力度由轻到重，以产生酸胀感为宜。经常按摩此穴位，除了缓解体瘦虚弱，还可用于治疗腰神经痛、癔症、痔疮等病症。

2. 中间三指并拢按于气海穴，旋转按揉7～10分钟。按摩力度适中，手法要轻柔平缓。按摩此穴位，能够有效治疗虚脱、形体羸瘦、脏气衰惫、乏力等病症。

3. 将拇指指端按于公孙穴，持续掐按5秒钟。力度由轻到重，有酸胀感为宜。松开，稍缓后，重复掐按4～5次。公孙穴对于调节脾胃功能，促进营养吸收有显著疗效。

特效穴详解

1. 长强穴属督脉，上接任脉，下通督脉，具有活血化瘀、行气通腑的功效，可以调节气血运行，丰盈肌肉。长强穴不仅能够充盈机体，还是治疗阳痿、肾病的重要穴位。

2. 气海穴属任脉，肓之原穴。吸收任脉水气，散热化气，促进阳气生发，具有生化气血、调节脾胃的功效，可以促进脾胃功能的正常运行，提高吸收消化能力，增加体重。气海穴除可以充盈脏气，强健肢体，对治疗腰痛、妇科病也有显著的效果。

3. 公孙穴属足太阴脾经，是八脉交会穴之一，通冲脉。具有舒筋活络、健脾化食的作用，可以补充气血，促进脾经的运化，有效缓解体瘦虚弱的症状。公孙穴总督脾经和冲脉，即可调动脾经气血，又可加强小肠蠕动，具有统领全身的强大作用，经常按压此穴可以起到强健身体的作用。

小贴士

脾胃的调理不仅在于治，还在于养。中医学认为，牛奶补充气血，入脾胃，有很好的滋养功效，牛奶与粥同煮，保健效果更佳。

第四节 疲乏（印堂穴、神阙穴、太溪穴）

疲乏往往分为精神性疲乏、物理性疲乏和病理性疲乏。精神性疲乏多是由于用脑过度，精神压力过大，神经持续紧张造成的精神困乏、疲劳不适；物理性疲乏一般是指由于肢体劳动强度过大，肌肉运动强度增强，而产生四肢酸软无力、疲惫倦顿感的现象；病理性疲乏多是由疾病引发的一种疲累症状。中医学认为，由于机体激烈运转，气血供应不足，导致精气虚损，身体随机产生疲乏不适的症状。

对症特效穴

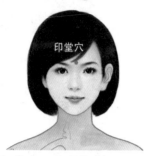
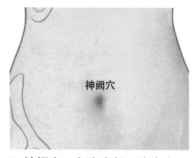
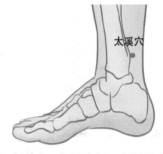

1. **印堂穴**：在前额部，两眉头间连线与前正中线之交点处。

2. **神阙穴**：在腹中部，脐中央。

3. **太溪穴**：在足内侧，内踝后方，内踝尖与跟腱之间的凹陷处。

快速取穴

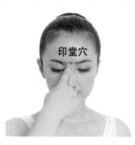
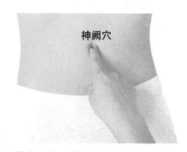
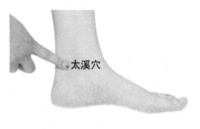

1. **印堂穴**：采取正坐或仰靠的姿势，人体的面部，两眉头连线中点即是。

2. **神阙穴**：采取站立或仰卧的姿势，肚脐中央即是。

3. **太溪穴**：采取正坐垂足的姿势，足内侧，内踝后方与脚跟骨筋腱之间的凹陷处即是。

特效按摩

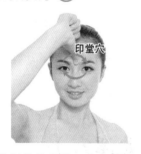
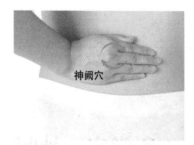
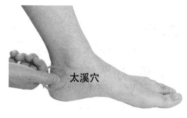

1. 将拇指指腹按于印堂穴上，先顺时针按揉30下，再逆时针按揉相同次数。力度适中，按揉速度要平缓。按摩印堂穴可以促进头部血液循环，有效缓解脑部疲乏。

2. 将手掌放于神阙穴上，回环按揉30~40下。按揉速度均衡，用力适度。神阙穴是体内气血汇聚之地，能够通经行气，对缓解疲劳有显著效果。

3. 将拇指指腹按于太溪穴，旋转按揉约5分钟。力度由轻到重，以有酸胀感为度。左右交替按摩约20分钟。太溪穴能够有效调节神经系统，充盈活力。

特效穴详解·

1. 印堂穴属经外奇穴。具有镇静安神、醒脑开窍、疏经止痛的功效，可以通调经脉，平衡阴阳，畅达气机，使真气充盈，精神饱满，消除乏弱无力的症状。

2. 神阙穴属任脉，为任脉上的阳穴，与命门穴相对应，是人体最关键的穴窍。神阙穴是任脉的气血来源，收湿降浊，具有温阳利水、补肾益气的作用，能够调节百脉气血，充沛体力。经常按摩神阙穴，还可使人体腰肌强壮、面色红润、延年益寿。

3. 太溪穴属足少阴肾经。肾部气血汇聚，受热散化上行，具有清热生气、滋阴益肾的功效，能够促进阳气的生发，强化体内精气，舒缓筋络，促进肌肉、脏腑功能的运行，使疲劳困乏的症状得到缓解。太溪穴为人体足少阴肾经上的主要穴道之一，还可治疗头痛目眩、咽喉肿痛、牙痛等病症。

小贴士

锻炼神阙穴进行保健时，切不可针刺，神阙穴与人体生命活动密切相关，潜藏与生俱来的真气，针刺出血容易导致先天真气泄漏，损伤身体气血。

第五节　鼻子过敏（迎香穴、鼻通穴、阳白穴）

鼻子过敏可分为两种，一种是过敏性鼻炎，经常出现鼻涕、鼻塞、打喷嚏、鼻根酸痛等症状。另外一种是血管运动性鼻炎，通常是由于情绪紧张、压力增加等神经功能失调所导致的。中医学认为，鼻子过敏是脏腑功能失调，肺脾肾虚损，外感风寒，湿邪之气侵入气血瘀滞，或者火气上扬而造成鼻塞、鼻痒的症状。

对症特效穴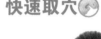

1. **迎香穴**：在人体鼻翼外缘中点旁，鼻唇沟中间。
2. **鼻通穴**：又名上迎香穴，位于鼻翼软骨与鼻甲的交界处，近处鼻唇沟上端处。
3. **阳白穴**：在瞳孔直上，眉上1寸处。

快速取穴

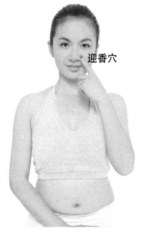

1. **迎香穴**：采取正坐或仰卧的姿势，在鼻翼旁开约1厘米的皱纹中。

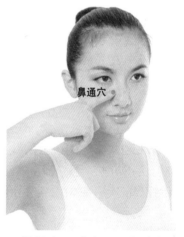

2. **鼻通穴**：采取正坐的姿势，鼻翼软骨与鼻甲的交界处，近处鼻唇沟上端处即是。

特效按摩

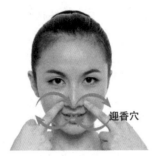

3. 阳白穴：采取正坐的姿势，瞳孔直上方，离眉毛上缘约2厘米处即是。也可从眉中央往上约一横指，在骨骼上方凹陷处，用力指压，有疼痛感处即是。

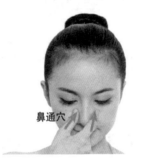

2. 用一手拇指和示指按于鼻通穴，有节律地点按该穴位，约5分钟。点按时力度要适中。能够清热降火，缓解鼻痒、鼻部干燥的症状。

1. 双手中指按于迎香穴，旋转按揉约3分钟，每天1~2次。按揉力度要适中，手法均匀平缓。迎香穴能够促进鼻部血液循环，有效减少呼吸道疾病的发生。

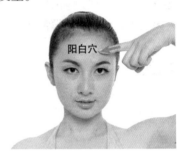

3. 用示指按压阳白穴，持续点压3分钟，再转揉30下左右。点压力度可稍大，以有酸胀感为宜，转揉时，减小力度，速度均缓。经常按摩阳白穴能够提升阳气，通畅经络，缓解鼻部不适感。

特效穴详解

1. 迎香穴别名冲阳穴，为手足阳明之会。具有祛风通窍、理气止痛的作用，可以收湿降浊，疏通鼻部气血，缓解鼻塞等上呼吸道疾病。迎香穴接收阳明胃经的浊气并向胃经输送大肠经的清阳之气，使胃经气血畅通，改善血液循环，增强人体抵抗力。

2. 鼻通穴属经外奇穴。具有清热散风、宣通鼻窍的功效，可以沟通里表，调节鼻部神经，祛除鼻部炎症，使鼻子呼吸畅通。鼻通穴配合天府、肝俞等穴，还可以疏肝宣肺，缓解习惯性流泪的症状。

3. 阳白穴属足少阳胆经，为足少阳、阳维之会。具有祛风泄热、补气益肺的作用，可以增强气血物质，消风止热，濡养肺、脾、肾，改善微循环，滋养鼻黏膜，预防鼻腔过敏症状。阳白穴不仅对预防治疗鼻部疾病有作用，还是治疗头痛、目眩、目痛，缓解眼睛疲劳的特效穴位。

小贴士

春季干燥，火气生发，是鼻炎、哮喘等呼吸道疾病的多发季节，应当注意保持鼻部清洁、肺腑畅通，及时预防病症的发生。

第六节 抑郁症（天柱穴、肩井穴、头维穴）

抑郁症是一种出现情绪低落、思维迟缓、意志活动减退的心理性疾病，根据不同角度可分为轻性抑郁症或者重症抑郁症；无精神病性症状的抑郁症和有精神病性症状的抑郁症；首发抑郁症和复发性抑郁症。传统中医理论认为，心主神志，主血脉，心血气息不畅，气血瘀滞，心主神志功能失常，精气委顿，人的情绪就会低落、悲观，产生抑郁症。

对症特效穴

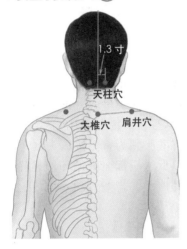
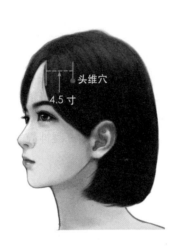

1. **天柱穴**：在大筋（斜方肌）外缘之后发际凹陷中，后发际正中旁开 1.3 寸。

2. **肩井穴**：在肩上，位于大椎穴与肩峰端连线的中点上。

3. **头维穴**：在头侧部，当额角发际上 0.5 寸，头正中线旁 4.5 寸。

快速取穴

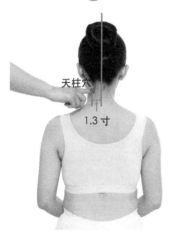
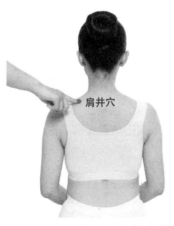
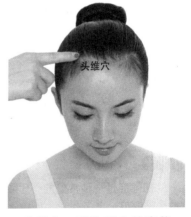

1. **天柱穴**：采取正坐的姿势，颈部有一块突起的肌肉，此肌肉外侧凹处，后发际正中旁开 1.3 寸处即是。

2. **肩井穴**：采取正坐的姿势，乳头正上方与肩线交接处。

3. **头维穴**：采取正坐的姿势，头侧部发际里，位于发际点向上一横指宽，嘴动时肌肉也会动之处。

特效按摩

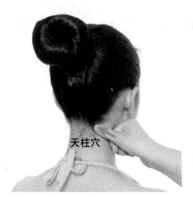

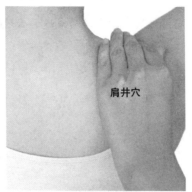

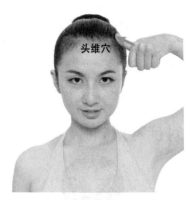

天柱穴

肩井穴

头维穴

1. 用拇指指腹按压天柱穴，按压前，深呼吸使身体放松，力度由轻到重，感到酸胀时，停留5秒钟，松开，反复相同动作按摩此穴位约10分钟。天柱穴是治疗抑郁症的特效穴位，按摩该穴能够舒缓筋骨。

2. 用一手空心掌轻拍肩井穴，回环转揉约5分钟，换另一侧，反复2～4次。按揉力度可稍大，以有酸胀感为宜。经常按摩肩井穴，能够疏通经络，凝神静气，缓解抑郁情绪。

3. 用左手拇指按压左侧头维穴，持续按压30下左右，交替右手，按压右侧头维穴，重复此动作2～3次。按压时力度适中，以有酸胀感为宜。按压头维穴可以促进头部血液循环，缓解头部神经紧张，平复心绪。

特效穴详解·

1. 天柱穴属足太阳膀胱经。有化气为血、疏通气血的作用，可以通开筋骨，舒缓肌肉，促进体内血液循环，平缓心绪。治疗抑郁症主要是提升肩颈气血，调节头部血脉运行，使其达到放松舒缓的状态，解除身心紧张，促进精神愉悦。

2. 肩井穴属足少阳胆经，系手少阳、足少阳、足阳明与阳维脉之会。具有疏导津液、降湿排寒的功效，能够畅通血脉，调节神经系统，促进睡眠，增强精力。经常按摩肩井穴不仅可以解除身心疲乏，还能够改善体质虚弱的症状。

3. 头维穴属足阳明胃经，是足阳明胃经与足少阳胆经、阳维脉之交会穴。具有生发阳气、醒脑开窍的作用，能够向头部输送气血，促进头部各项功能的正常运转，预防抑郁症状的产生。头维穴是足阳明胃经在头角部的腧穴，经常锻炼头维穴还可以缓解脸部痉挛、疼痛等面部不适。

小贴士

　　抑郁症是一种常见的心理障碍，对生活及世界充满悲观消极的情绪，不仅给自身带来痛苦，还将严重影响家庭，危及生命。所以，树立乐观开朗的性格尤其重要。心情郁闷时可以找人倾诉，能够有效释放心理的压抑感，放松心情。

第七节　精神压力大（百会穴、膻中穴、涌泉穴、攒竹穴）

　　精神压力即心理压力，通常说思想上有负担，由于脑部神经功能紊乱，而造成精神紧张、愁眉不展的状态。一般是来自生活、学习、工作等方面，生活节奏过快，竞争激烈，诸多事情悬而未决，心里焦虑而产生的一种精神压力。中医学认为，产生精神压力是由于经络瘀滞受阻，阳气难以生发，体内气血得不到及时地补给与畅通，而使精气减弱，心脾等脏腑功能失调，导致情绪压抑，难以挥发。

对症特效穴

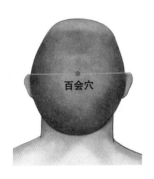 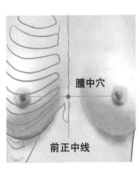 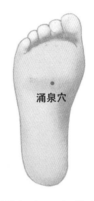 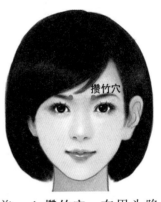

1. **百会穴**：在头顶正中线与两耳尖连线的交点处。

2. **膻中穴**：在前正中线上，两乳头连线的中点。

3. **涌泉穴**：在足底前部凹陷处，第二、第三趾趾缝纹头端与足跟连线的前 1/3 处。

4. **攒竹穴**：在眉头陷中，眶上切迹处。

快速取穴

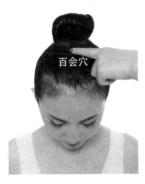 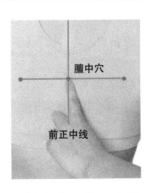 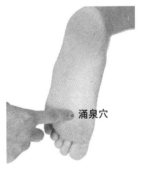 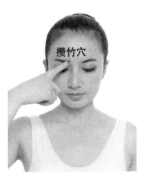

1. **百会穴**：采取正坐的姿势，头顶正中心，通过两耳角直上连线中点处即是。

2. **膻中穴**：在正中线上，平第四肋间，两乳头连线的中点处即是。

3. **涌泉穴**：在足底前部凹陷处，按压有酸痛感处即是。

4. **攒竹穴**：采取正坐的姿势，眉毛内侧边缘凹陷处即是。

特效按摩

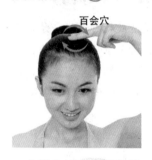

百会穴

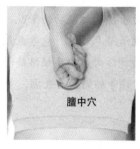

膻中穴

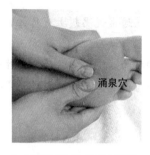

涌泉穴

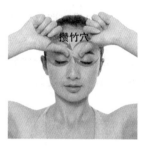

攒竹穴

1. 中指和无名指并拢按于百会穴上，旋转按揉30～40下。按揉手法平缓均匀，力度适中。每天2～3次。经常按摩百会穴可以疏通气血，安神定志，有效缓解精神压力。

2. 用示指关节按于膻中穴，先顺时针转揉20～30下，再逆时针转揉相同次数，按揉时可稍用力，以有酸胀感为宜。膻中穴能够宽胸理气，对解除烦闷压抑的情绪有显著疗效。

3. 双手拇指按于涌泉穴，旋转按揉左脚约5分钟，换右脚进行按揉，重复2～3次。按揉力度可稍大，以有酸胀麻痛感为宜。涌泉穴可促进全身气血运行，平缓心绪，减轻心理压力。

4. 双手拇指按于攒竹穴，旋转按揉约3分钟，稍用力，速度平缓。攒竹穴能够舒活脑部血液，促进经络运行，镇静安神。

特效穴详解

1. 百会穴属督脉，为手足三阳、督脉之会。有醒脑开窍、安神定志的作用，能够通达阴阳脉络，连贯全身经脉，改善精神压力过大的症状。百会穴是督脉经络上的重要穴道之一，除能够缓解焦躁的情绪外，对治疗头痛、头重脚轻、痔疮、高血压、低血压等病症也有一定疗效。

2. 膻中穴属任脉，足太阴、足少阴、手太阳、手少阳、任脉之会，心包之募穴，八会穴之气会。具有宽胸理气、活血通络、舒畅心胸的功效，可以促进血液循环，调节脑部神经功能，开阔心胸。膻中穴对治疗产妇乳滞有显著效果。

3. 涌泉穴为全身腧穴的最下部，是肾经的首穴。具有散热生气、补肾益精、强化精气的作用，能够增强肾功能，补充心脾精气，宣发正气，调节神经功能，解除精神压抑的症状。涌泉穴是肾经之气的来源，由此生发到四肢全身，是人体重要的养生穴，尤其对于提升老人精力，增强抵抗力，效果更加明显。

4. 攒竹穴属足太阳膀胱经。具有吸热生气，醒脑清目的功效，可以调节机体，改变情绪，转变心态，使心情乐观开朗，降低心理压力，放松精神。攒竹穴气血盈缺还直接影响眉发的荣枯，所以经常按摩攒竹穴有利于眉发的生长，可起到美容的效果。

小贴士

百会穴深处即是脑之所在，是调节大脑功能的要穴，各经脉气质汇聚于此，能够连贯周身经穴，对于调节机体的阴阳平衡起着重要的作用。

第八节 焦虑（百会穴、神门穴、三阴交穴、太溪穴）

焦虑是由紧张、焦急、忧虑、担心和恐惧等感受交织而成的一种复杂的综合情绪反应。严重者表现为坐立不安、精神紧张、出汗、四肢发冷，并伴有血液内肾上腺素浓度增加、心悸、血压升高等症状。传统中医认为，肝藏血，血不足则恐，肝疏泄太过，藏血不足导致阴阳失调，肝阴强盛而产生精神紧张、四肢生冷等症状。

对症特效穴

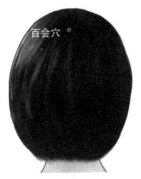 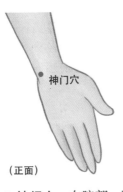 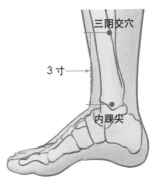 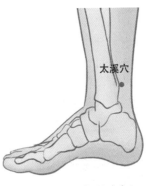

（正面）

1. 百会穴： 在头顶正中线与两耳尖连线的交点处。

2. 神门穴： 在腕部，腕掌侧横纹尺侧端，尺侧腕屈肌腱的桡侧凹陷处。

3. 三阴交穴： 在小腿内侧，足内踝尖上3寸，胫骨内侧缘后方。

4. 太溪穴： 在足内侧，内踝后方与脚跟骨筋腱之间的凹陷处。

快速取穴

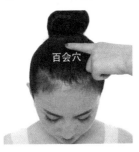 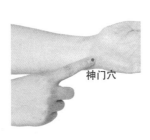 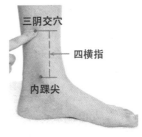 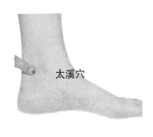

1. 百会穴： 采取正坐的姿势，头顶正中心，通过两耳角直上连线中点处即是。

2. 神门穴： 采取正坐的姿势，伸掌，手腕关节手掌侧，内凹陷处的窝点即是。

3. 三阴交穴： 采取正坐屈膝的姿势，在内踝尖上直上四横指，按压有一骨头为胫骨，胫骨后缘靠近骨边凹陷处即是。

4. 太溪穴： 采取正坐垂足的姿势，在脚的内踝与跟腱之间的凹陷处。

特效按摩

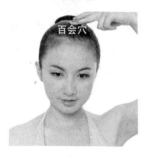
百会穴

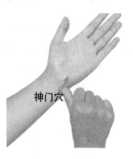
神门穴

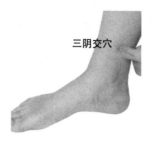
三阴交穴

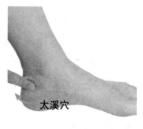
太溪穴

1. 将示指叠于中指上，有节律地点按百会穴，约3分钟，稍缓后，重复相同动作2～3次。力度适中，以有酸胀感为宜。百会穴能够提升督脉的阳气，滋养气血，消除紧张、恐惧的情绪。

2. 用右手拇指拨揉左手神门穴，约5分钟，换手，交替按摩相同时间，重复此动作3～4次。按揉时可稍用力。神门穴可以调节自律神经，缓解心烦、惊悸的症状。

3. 用拇指指端掐按三阴交穴，由轻到重，至产生酸胀感时，停留3秒，稍微舒缓，重复相同动作5次。三阴交穴不仅能够调理肝气，预防治疗焦虑病症，还可以治疗月经不调、产后血晕、难产等病症。

4. 用右示指按于太溪穴，旋转按揉左脚该穴约5分钟，交替左手按揉右脚相同次数，重复此动作2～3次，按揉力度可稍大，以感到酸胀为佳。太溪穴能够生发阳气，调和阴阳，有效缓解情绪压力，减轻焦虑症状。

特效穴详解

1. 百会穴属督脉，为手足三阳、督脉之会。具有升阳补缺神、镇静舒心的功效，能够调节五脏六腑与机体活动，增强肝功能，促进血液生发，有效治疗因焦虑而产生的精神病症。百会穴是在头顶，头为诸阳之会、百脉之宗，经常按摩百会穴能够有效协调身体阴阳，使脏腑功能达到和谐的状态。

2. 神门穴属手少阴心经。具有补益心气、安定心神的作用，可以疏通心经气血，化散瘀堵之气，使心部经络畅通，心情得到舒缓，缓解急躁不安、心神不宁的症状。神门穴处动脉，中医理论有"神门绝，死不治"的说法，通过切脉，可以观察机体神志及精气活动，对于了解病体气象有重要的作用。

3. 三阴交穴属足太阴脾经，为足太阴脾经、足少阴肾经、足厥阴肝经交会之处。具有调肝补肾、健脾益血的作用，可以调节肝肾功能，协调阴经之气与阳气的平衡，使肝阳之气得以生发，平缓心绪。经常按摩三阴交穴还可以延缓衰老，维持年轻状态，是女人美容保健的常用穴位之一。

4. 太溪穴属足少阴肾经。具有益肾壮阳、清虚热的功效，能够增强肝肾等脏腑生发运化的作用，调补肝血亏损，肾精虚弱，增强心动力，使心情能够畅达舒缓，从而解决心乱不定、神志紧张恐惧的不良反应，达到处事不惊的良好心态。

小贴士

焦虑症的产生更多是由于个体心理素质欠佳，承受环境变化能力较低等因素造成的，生活中的变化层出不穷，增强自身心理素质才能顺利应对变化，使身心健康发展。

第九节 嗜睡（少冲穴、丰隆穴、脾俞穴）

　　嗜睡症是一种神经功能性疾病，分为原发性嗜睡症、反复性嗜睡症、发作性嗜睡，普通症状表现为易困、多眠、精神不足、眼睛倦怠等现象。中医学认为，阳主动，阴主静，脾胃之中阳气不足，阴气有余，脾虚阴湿，导致中气不运而引起脾胃沉困无力、营血不足而导致精神萎靡、倦怠，产生嗜睡。

对症特效穴

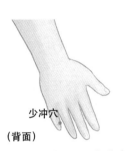

（背面）

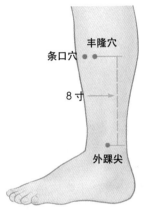

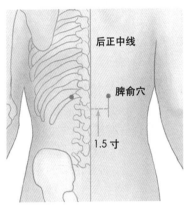

1. 少冲穴： 在小指末节桡侧，距指甲角 0.1 寸。

2. 丰隆穴： 在外踝尖上 8 寸，条口穴外 1 寸，胫骨前嵴外二横指处。

3. 脾俞穴： 在第十一胸椎棘突下，旁开 1.5 寸。

快速取穴

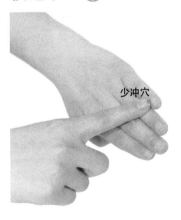

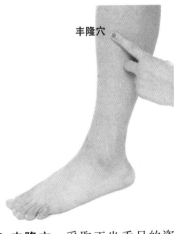

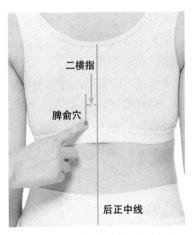

1. 少冲穴： 采取正坐俯掌的姿势，小指指甲下缘，靠无名指侧的边缘上即是。

2. 丰隆穴： 采取正坐垂足的姿势，在人体的小腿前外侧，外踝最高处与外膝眼穴连接的中点，距胫骨前缘二横指处即是。

3. 脾俞穴： 采取俯卧或坐姿，在第十二胸椎棘突下，左右旁开二横指宽处即是。

特效按摩

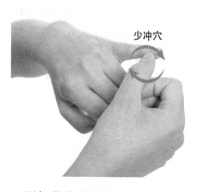

少冲穴

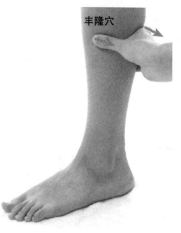

丰隆穴

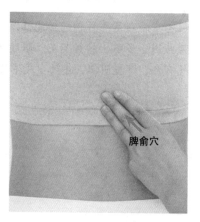

脾俞穴

1. 用拇指指端按揉少冲穴，缓慢用力，以产生酸胀感为宜。左右手交替按揉约 10 分钟。按摩少冲穴有利于减轻疲劳引起的头部不适、神经困顿的症状。

2. 用大拇指点按丰隆穴 3 分钟，然后顺时针按揉 10 分钟，再用大拇指与其他四指轻捏丰隆穴 10 分钟即可。丰隆穴能够调节脾胃痰湿、降除沉困无力的状况。

3. 将三指按于脾俞穴，由轻到重斜搓该穴位，至产生酸胀感时停留 5 秒，松开后以相同方法搓另一侧穴位。脾俞穴是脾的背俞穴，能够改善脾功能，运化阳气，使睡眠达到正常状态。

特效穴详解

1. 少冲穴属手少阴心经。有生发心气、醒神开窍的作用，可以促进血液循环，加强心脏气血的运行，调节脑部神经，增强脑神经主动性，提补中气，使其畅通运行，有效提升夜间睡眠质量，改善白天多眠困倦的状态。少冲穴不仅能够缓解嗜睡症，还能有效治疗心痛、心悸、胸痛等心部疾病。

2. 丰隆穴属足阳明胃经，是足阳明络穴。具有沉降胃浊、涤痰醒神的功效，能够疏通胃经和脾经气血，调理脾胃，促进水谷精微的运化，利气宽胸，解除疲乏、倦怠，有效缓解嗜睡症状。经常按摩丰隆穴还可以有效治疗高脂血症。

3. 脾俞穴属足太阳膀胱经，是脾之背俞穴。具有健脾和胃、利湿升清的功效，保健脾胃，清除脾经痰湿，生发阳气，使脾胃清畅，增强机体活跃性，从而缓解萎靡困顿的状态。脾俞穴主管脾胃，脾主运化，主升血，促进消化提升食欲，从而增强大脑营养的吸收，对于改善精神萎靡而产生的嗜睡有显著疗效。

小贴士

改善嗜睡症状，除了进行穴位按摩外，加强体育锻炼、增加运动量、调节饮食、保持良好的睡眠规律等，不仅可以缓解嗜睡，还可以强化体质，增强抵抗力。

第十节　肌肉酸痛（太白穴、合谷穴、委中穴）

肌肉酸痛大致可以分为三类：一是由于运动引起的肌肉损伤而造成的肌肉急慢性酸痛；二是由于骨质疏松引起的肌肉无规律的酸痛；三是由于长时间持续一种姿态而引起的肌肉紧张、疲乏、肿胀现象。中医理论研究认为脾主肌肉，脾虚气弱则会使气血运行受阻，经筋脉络不畅，肌肉提拉收缩受到障碍，从而产生痛症。

对症特效穴

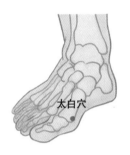 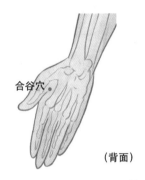 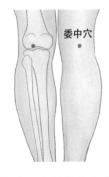

（背面）

1. 太白穴： 在足内侧缘，足大趾本节（第一跖骨关节）后下方赤白肉际凹陷处。

2. 合谷穴： 在手背第一、第二掌骨间，第二掌骨桡侧的中点。

3. 委中穴： 在腘横纹中点，股二头肌肌腱与半腱肌肌腱的中间。

快速取穴

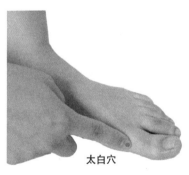 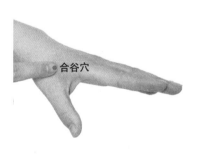 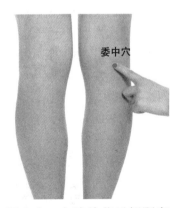

1. 太白穴： 采取正坐垂足的姿势，足内侧缘，靠第一跖骨小头后下方凹陷处即是。

2. 合谷穴： 采取正坐的姿势，将拇指和示指张成45°时，骨头延长角的交点即是。

3. 委中穴： 在膝关节后侧腘窝处，腿屈曲时腘窝横纹的中点即是。

特效按摩

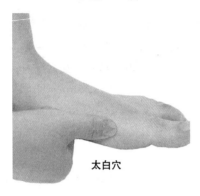

太白穴

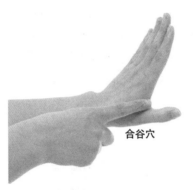

合谷穴

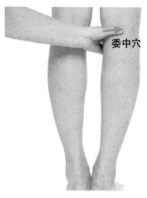

委中穴

1. 用右手拇指按压左脚太白穴，力度由轻到重，持续按压20～30下，交替左手按压右脚太白穴相同次数。按压太白穴能够补充脾经经气，有效缓解肌肉酸痛的症状。

2. 用一手示指搓另一只手的合谷穴，以产生酸胀微热感为宜。交替另一只手搓相同的时间。合谷穴可以舒筋活络，减轻腰肌酸痛的症状。

3. 用拇指按于委中穴，其余四指握住小腿，按压力度可稍大，有酸胀感时用力按压停留3秒，松缓，指腹不要离开皮肤，反复相同动作约5分钟，左右穴位交替按摩，每天按摩1～2次。经常按摩委中穴，对于缓解腰背肌肉酸痛作用显著。

特效穴详解

1. 太白穴属足太阴脾经。有生发阳气、调节气血的作用，可以提供脾经经气津液，畅通气血经络，使身体肌肉得到充足营养，加强肌肉活动能力，缓解因姿态久持造成气血不通畅而产生的肌肉酸胀麻痛症状。太白穴配中脘穴和足三里穴进行按摩，是治疗胃痛、腹胀、便秘的特效疗法。

2. 合谷穴属手阳明大肠经。具有镇静止痛、通经活络的功效，能够升清降浊，宣通气血，排出体内瘀滞浊气，净化气血，调节脾虚气亏，生发阳气，阳主动，便能够刺激肌肉，使其自然地提拉收缩，预防肌肉酸痛的产生。合谷穴为大肠经原穴，具有调理肠胃、宽中理气的作用，对于治疗肠胃疾病有显著疗效。

3. 委中穴属足太阳膀胱经。具有舒筋通络、散瘀活血的功效，可以促进血液循环，消除气血瘀滞，使津液营养通达脏腑，进而滋养肌肉里表，活络肌肉经筋，身体畅通才不会产生痛症。委中穴可疏通太阳经气，泄脏腑里热，常用于治疗下肢痿弱、偏枯、酸楚、肿痛，小腿拘急痉挛等症。

小贴士

久坐于电脑前的人尤其容易产生腰脊酸痛的症状，可以在空闲之余，采取简单取穴法进行按摩，不仅可以缓酸痛，还能够使身心得到舒缓放松，提高学习与工作效率。

第十一节　胸闷（消泺穴、膻中穴、太冲穴）

　　胸闷是一种自觉胸部闷胀及呼吸不畅的感觉，分为功能性胸闷和病理性胸闷。功能性胸闷指人在空气不流通的环境中滞留时间较长，或情绪抑郁烦闷而会产生的胸闷疲劳感；病理性胸闷指由于身体器官发生疾病而引起憋气胸闷的现象。中医学认为，由于心血瘀阻、气滞痰浊，而导致气血亏损，从而产生胸痹胀痛感。

对症特效穴

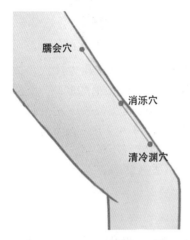

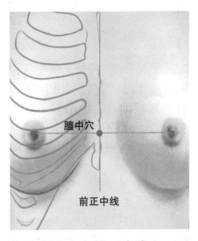

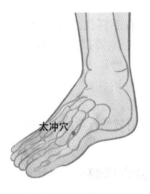

1. **消泺穴**：在上臂外侧，位于清冷渊穴与臑会穴连线的中点处。

2. **膻中穴**：在前正中线上，两乳头连线的中点处。

3. **太冲穴**：在足背侧，位于第一跖骨间隙的后方凹陷处。

快速取穴

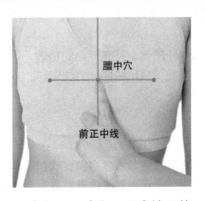

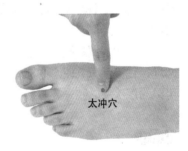

1. **消泺穴**：采取正坐垂肩的姿势，前臂旋前，先取三角肌后下缘与肱骨交点处的臑会穴，臑会穴与清冷渊穴连线的中点即是。

2. **膻中穴**：采取正坐或站立的姿势，前正中线上，平第四肋间，两乳头连线的中点即是。

3. **太冲穴**：采取正坐的姿势，以手指沿第一、第二趾夹缝向上移压，压至能感觉到动脉映手即是。

特效按摩

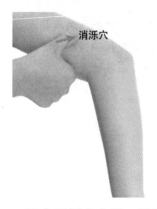

消泺穴

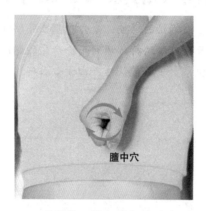

膻中穴

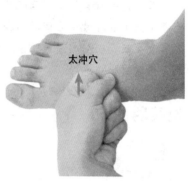

太冲穴

1.用右手握住左臂，拇指按于消泺穴上，平缓按揉40～50下，交替右臂以相同手法按揉。经常进行消泺穴的按摩，可以健脾益肾，运化气血，使其畅通，能够有效治疗胸痹胀痛的病症。

2.一手握拳，拳跟按于膻中穴，回旋搓揉约5分钟，力度适中，有酸胀感即可。膻中穴主治心肺气虚，从而缓解由于气血瘀滞而产生心悸、胸闷、胸部疼痛的症状。

3.用示指关节按压太冲穴，按压5～8分钟，有酸胀感为宜，以相同时间交替按压左右脚上太冲穴，1～2次。经常按压太冲穴能够舒缓情绪，疏解心胸的不适感。

特效穴详解

1.消泺穴属手少阳三焦经。有除湿降浊、收引阳气的作用，可以降除痰湿，提升阳气，充盈心胸，舒缓心部气滞瘀堵，使其畅通，有效治疗胸闷症状。消泺穴配合肩髎穴、肩髃穴、臑会穴等穴，还可以缓解肩臂痛、上肢不遂、肩周炎等病症。

2.膻中穴具有活血通络、宽胸理气、止咳平喘的功效，能够调节神经功能，扩张血管，使气机顺畅，解除心悸、胸闷、胸痛等症状。女性常按此穴不仅能防治乳腺炎，还可丰胸美容，产妇灸此穴则可催乳。

3.太冲穴属足厥阴肝经。具有疏肝理气、补充气血的功效，可以解除湿热，调节气血，促进血液循环，化瘀活气，使心中滞气得以疏散，气机畅通，心绪平缓，从而缓解胸中气闷的现象。太冲穴还可以治疗头痛、眩晕、月经不调等症状。

小贴士

经常进行穴位按摩、锻炼，不仅可以缓解身体病痛症状，最有意义的是遵循中国传统哲学，将治病与调心结合在一起，从而保持良好的心态，对生活以及看待事物的观点发生积极的改变，从而使身心顺畅。

第十二节 肥胖（中脘穴、天枢穴、曲泉穴）

肥胖是指体内脂肪，尤其是甘油三酯积聚过多而导致的一种脂肪层过厚的状态。分为腹型肥胖、虚胖、脂肪型肥胖、病态肥胖、气胖等类型。中医学认为，人体肥胖多是由于肝、肾、脾、胃等脏腑功能发生紊乱，气血过剩或不足，阳气过强或过弱而导致新陈代谢失调，食物所含元素得不到很好的消化，从而使脂肪发生瘀滞而产生肥胖症状。

对症特效穴

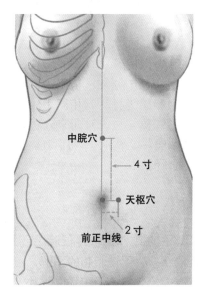
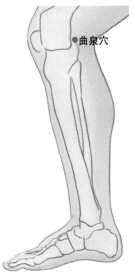

1. **中脘穴：** 在上腹部前正中线上，脐上4寸。

2. **天枢穴：** 在前中腹部，脐中旁开2寸。

3. **曲泉穴：** 在膝关节内侧端，股骨内侧髁的后缘，半腱肌、半膜肌止端的前缘凹陷处。

快速取穴

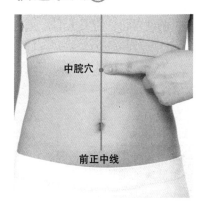
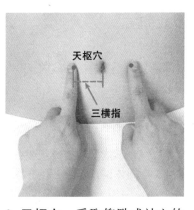
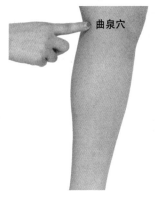

1. **中脘穴：** 采取仰卧或站立的姿势，肚脐与心窝连线的中点处即是。

2. **天枢穴：** 采取仰卧或站立的姿势，肚脐向左右三横指宽处即是。

3. **曲泉穴：** 采取站立或正坐的姿势，膝内侧横纹端上方凹陷中即是。

特效按摩 ☯

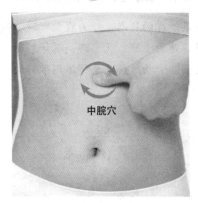

中脘穴

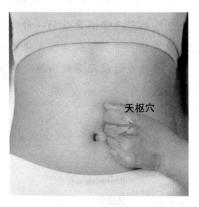

天枢穴

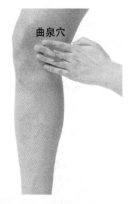

曲泉穴

1. 将大拇指放于中脘穴上，顺时针按揉约5分钟，按揉手法要轻缓，力度适中。按揉中脘穴能够促进肠胃蠕动，提高吸收消化功能，加快脂肪消耗。

2. 两脚分开站立，手握拳，左右来回搓按天枢穴。搓按速度均缓，力度适中。经常按摩天枢穴能够调节肠道，促进食物的消化吸收，有利于减肥。

3. 用左手四指按于右腿曲泉穴，来回搓揉5分钟，稍用力，以有酸胀感为宜。以相同手法按摩另一侧穴位。对曲泉穴进行按摩能够缓解肝虚，协调气血，消食降脂。

特效穴详解 ·

1. 中脘穴属奇经八脉之任脉，是胃经募穴，八会穴之腑会，手太阳、手少阳、足阳明、任脉之会。有和胃健脾、降逆利水的作用，可以调和脾胃、使气血达到阴阳平衡的状态，促进脂肪的消解，缩小脂肪细胞，从而达到减肥的效果。按摩中脘穴不仅能够减肥，还能有效治疗胃痛、腹胀、水肿等病症。

2. 天枢穴属足阳明胃经。具有疏调肠腑、消食化积的功效，能够调节胃肠吸收功能，疏化气血，消除堵滞，同时缓解精神压力，减少脂肪堆积。天枢穴是大肠的募穴，对调理胃肠、消炎止泻、通利大便功效显著。

3. 曲泉穴属足厥阴肝经，为肝经合穴。具有调肝补虚、疏通肝气的功效，可以疏导过剩肝气，抑制多余阳气生发，使体内气血、精阳之气平衡相长，调节脏腑功能有效运行，解决肥胖病症。

小贴士

减肥是一个漫长的过程，需要持之以恒，不能只注重减肥效果，而忽略身体健康、膳食营养。合理的饮食规律、适当的运动锻炼，不仅可以控制体重，还能够强身健体，注重健康的减肥方法才能得到更有效的结果。

第十三节 手足多汗（肺俞穴、肾俞穴、脾俞穴）

手足多汗主要表现为手掌、足底容易出汗且湿润，严重者可分泌出肉眼可见的汗珠，使手掌、脚掌蜕皮，皮肤溃烂，产生皮炎等症状。还会影响双手的使用，使人际交流受到阻碍。根据中医理论，脾主四肢，负责化生水谷精微并散布四肢，脾胃功能失调，运化失常，津液溢出，导致手足多汗。

对症特效穴

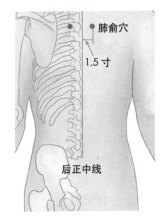 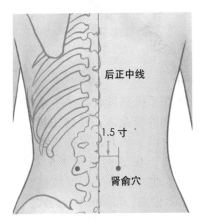 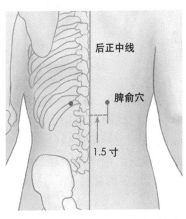

1. 肺俞穴：在第三胸椎棘突旁开 1.5 寸处。

2. 肾俞穴：在第二腰椎棘突旁开 1.5 寸处。

3. 脾俞穴：在第十一胸椎棘突下，旁开 1.5 寸处。

快速取穴

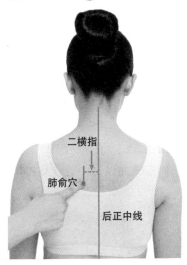 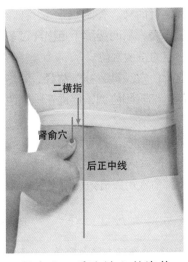 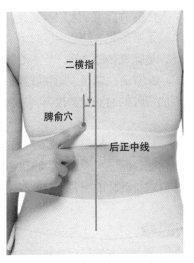

1. 肺俞穴：采取正坐的姿势，在背部，第三胸椎棘突下，左右旁开二横指宽处即是。

2. 肾俞穴：采取站立的姿势，第二腰椎棘突下，左右二横指宽处即是。

3. 脾俞穴：采取俯卧的姿势，在第十二胸椎棘突下，左右旁开二横指宽处即是。

特效按摩

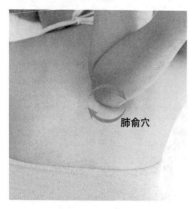 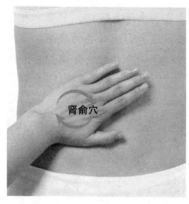 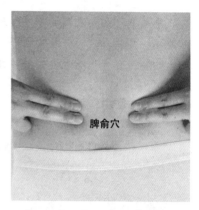

肺俞穴　　　　　　　　肾俞穴　　　　　　　　脾俞穴

1. 肘点肺俞穴，顺时针转揉约 5 分钟，按揉时可稍用力，以有酸胀感为宜。按揉肺俞穴可以运化肺气，调节津液运行，抑制出汗过多的症状。

2. 将双手搓热伸开，一手掌按于一侧的肾俞穴，旋转按揉，至手凉湿，松开，再搓热放于穴位上，反复相同动作 5～7 分钟。也可以双手同时按揉两侧的肾俞穴。经常按摩肾俞穴，能够增补肾气，缓解手足多汗的病症。

3. 将双手示指和中指并拢按于脾俞穴，由轻到重按压，至产生酸胀感时停留 5 秒，松开，反复相同动作 3～4 次。按摩脾俞穴，可以调节脾胃，有效治疗手足多汗症状。

特效穴详解

1. 肺俞穴属足太阳膀胱经，是肺之背俞穴。有调补肺气、补虚清热的作用，可以宣散肺气，促进津液正常运化，防止生发过多而溢出体表，从而缓解手足出汗过多而湿润溃烂的现象。肺俞穴内应肺脏，是肺气转输之处，是主治肺部病症的重要穴位。

2. 肾俞穴属足太阳膀胱经，肾之背俞穴。具有补气益肾、散热除湿的功效，能够调节气血运行，增加肾脏的血流量，改善肾功能，使肾部阴阳协调，促进新陈代谢的正常运转，进而调整汗液异常的现象。

3. 脾俞穴属足太阳膀胱经，是脾之背俞穴。具有调和脾胃、降除痰湿的功效，可以调节脾脏的运化功能，促进水液正常吸收代谢，同时改善内分泌系统，抑制汗腺分泌。脾主气血运化，是后天之本，脾俞穴是健脾的重要穴位，经常按摩脾俞穴可以有效缓解多种病症。

小贴士

缓解手足多汗的症状还可以选用中药外洗的方法。将黄芪、葛根、荆芥、防风煎水熬煮，用药水清洗手脚，症状可得到明显改善。也可以多食健脾清热的食物，如莲藕、茭白、白菜、菠菜、苦瓜等，也能起到缓解症状的效果。

第十四节 眼睛疲劳（承泣穴、睛明穴、太阳穴）

眼部疲劳多是由于用眼过度，眼睛使用不当产生眼干、眼涩、眼部酸胀、视力模糊等症状。经常坐于电脑前的患者症状更加明显。中医学认为，肝开窍于目，肝中精血不足，肝经风热，导致肝气郁结，阻碍清窍，使眼睛产生干涩疼痛的现象，五脏六腑的精气向上注于眼睛，脏腑功能失调也会导致眼部不适。

对症特效穴

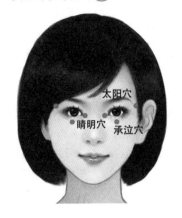

1. **承泣穴**：在面部，瞳孔直下，眼球与眶下缘之间。

2. **睛明穴**：在面部，目内眦角稍上方凹陷处。

3. **太阳穴**：在耳郭前面，在颞部（前额两侧），眉梢和外眼角的中点向后的凹陷处，约 0.5 寸处。

快速取穴

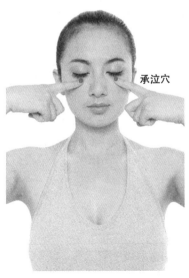

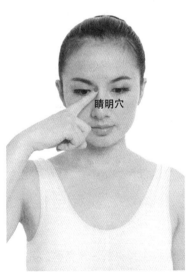

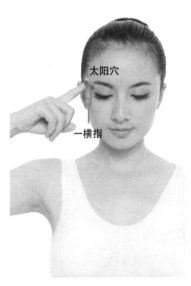

1. **承泣穴**：采取正坐的姿势，两目正视，瞳孔之下 0.7 寸，眼球与眶下缘之间。

2. **睛明穴**：采取正坐的姿势，鼻根与眼角的中点凹陷处即是。

3. **太阳穴**：采取正坐的姿势，眉梢与外眼角中间向后一横指的凹陷处即是。

特效按摩

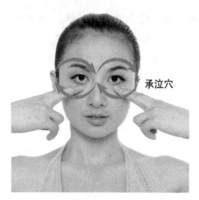
承泣穴

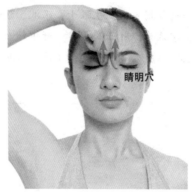
睛明穴

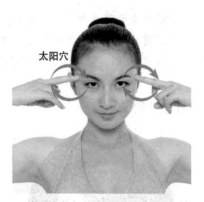
太阳穴

1.将双手示指与中指并拢按于承泣穴，按揉约3分钟，按揉手法轻缓，力度不可过大。经常按揉承泣穴不仅可以缓解眼部疲劳，还能消除黑眼圈。

2.用右手拇指和示指放于睛明穴，提捏40下左右，提捏力度适中。睡前，可适当按揉睛明穴1～2分钟。按摩睛明穴能够活动眼部肌肉，放松眼部神经，使眼睛得到舒缓。

3.将双手中指按于太阳穴，旋转按揉3～5分钟，按揉力度适中，以有酸胀感为宜，速度均缓有节律。经常按揉太阳穴能够振奋精神，解除眼部疲劳。

特效穴详解

1.承泣穴属足阳明胃经，有散风清热、明目止痛的作用，可以提升气血，化解肝气郁结不畅，使精气同行于眼部，达到清窍的作用，从而缓解因肝火导致的眼睛肿痛的症状。承泣穴能够将体内胃经的物质营养及能源输送达头部，对治疗面肌痉挛、面神经麻痹有显著功效。

2.睛明穴属足太阳膀胱经，具有降温除浊、舒筋活络的功效，能够促进眼部血液循环，清热降火，使眼睛得到气血补充，缓解眼部肌肉疲劳，放松眼神经，达到缓解眼睛疲劳的作用。睛明穴是治疗眼部疾病的特效穴，经常按摩，还可舒缓眼袋黑眼圈等症状。

3.太阳穴属经外奇穴，具有振奋精神、止痛醒脑的功效，能够活血通络，促进穴下血液循环，调节脑部神经，补充肝中精血，精血旺盛，上行于眼睛，进而缓解眼睛干涩的状况。太阳穴是人头部重要的穴位之一，穴下脑膜血管分布众多，遭遇暴力打击将容易造成颅内出血，引发生命危险，因此要注意保护好此穴位。

小贴士

眼睛疲劳是一种眼科常见病，缓解眼疲劳也要注重营养的补充，多食用含有维生素、钙、铁等元素的食物，促进眼部营养的补充。另外，睡觉前少喝水，以防引起起夜，造成眼睛困顿水肿，同时养成用眼的良好习惯。

第十五节　心绪不宁（内关穴、心俞穴、膈俞穴）

心绪不宁多表现为心情急躁、心慌、神经紧张、不安等症状。中医辨证理论认为，出现心绪不宁主要是由于心脏功能紊乱所致，心主血脉，主藏神，心气弱化，阳气不足，血液瘀滞，运行不畅而使湿浊之气生发，扰乱心神，阴阳失调，阴气欠缺则会血行加速，精神亢奋，造成心神不宁的状态。

对症特效穴

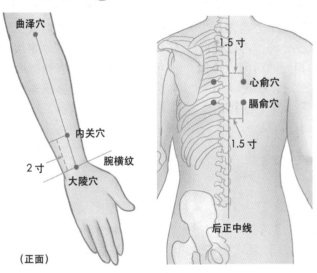

（正面）

1. **内关穴**：在前臂掌侧，曲泽穴与大陵穴的连线上，腕横纹上2寸，掌长肌腱与桡侧腕屈肌腱之间即是。

2. **心俞穴**：在背部，第五胸椎棘突下，旁开1.5寸。

3. **膈俞穴**：在背中，第七胸椎棘突下，旁开1.5寸。

快速取穴

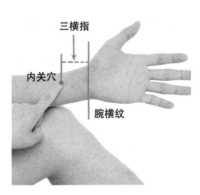 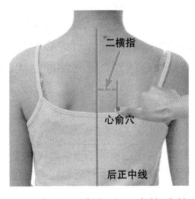 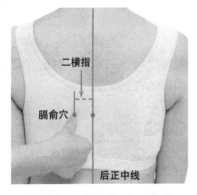

1. **内关穴**：采取正坐伸掌的姿势，从近手腕之横皱纹的中央，往上三横指宽的中央处即是。

2. **心俞穴**：采取站立或俯卧的姿势，第五胸椎棘突下，左右旁开二横指宽处即是。

3. **膈俞穴**：采取俯卧的姿势，肩胛骨下角水平连线与脊柱相交椎体处，下缘旁开二横指处即是。

特效按摩 ☯

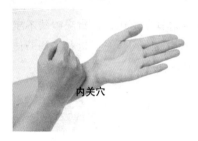

内关穴

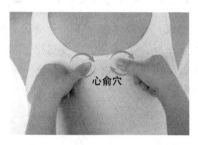

心俞穴

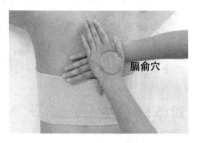

膈俞穴

1. 一手握拳，叩击内关穴 5 分钟，力度适中，有酸胀感为佳，每天可按摩 2 ~ 3 次。按摩内关穴可以护养心脾，镇静安神，还可治疗晕车、晕船等病症。

2. 用双手拇指按于心俞穴，先顺时针按揉 5 分钟，再以逆时针方向按揉相同的时间，按揉时可稍用力，以有酸胀感为宜。按摩心俞穴可以散发心中浊气，达到平缓心绪的效果。

3. 将双掌重叠按于膈俞穴，旋转按揉 3 ~ 5 分钟，手法平缓，不可太过用力，以感到微微胀痛为佳。太阳穴能够疏通头部血液，调节脑部神经，抚平焦躁紧张的情绪。

特效穴详解 ·

1. 内关穴属手厥阴心包经，是八脉交会穴，通于阴维脉。具有调补阴阳气血、疏通经脉、宽胸理气、宁心安神的作用，可以调节心室气血，协调身体阴阳平衡，使心神平缓舒畅，从而达到心绪安宁的状态。在平日的养生保健中，经常按压内关穴，可以起到舒缓疼痛症状、解除疲劳的作用。

2. 心俞穴属足太阳膀胱经，心之背俞穴。具有散热降湿、活血化瘀的功效，能够散除阴湿之气，提升温煦阳气，温通血脉，使阴阳相长，推动精神活动与精神内守相协调，进而平缓心神，镇静安神。心俞穴还能够有效治疗心经及循环系统疾病，缓解心痛、惊悸等症状。

3. 膈俞穴属足太阳膀胱经，八会穴之血会。具有理气宽胸、活血通脉的功效，能够促进血液循环，通达经脉，强化心经气血，调节心脏功能，舒缓心中瘀滞之气，对缓解心绪不宁、神经紧张等症状效果显著。膈俞穴除能够安抚心绪外，还是治疗呕吐、噎膈、胸满、胁痛、胃痛等病症的特效穴。

小贴士

心绪不宁状态的产生还与现在快节奏的生活有关。随着时代的变化，竞争越发激烈，人们工作、学习、生活的节奏不断加快，促使心理、情绪焦躁不宁。平时应当经常自我疏导，树立正确的生活观，使工作、学习循序渐进、协调平稳地进行。

第十六节　综合美容（太阳穴、攒竹穴、瞳子髎穴、迎香穴）

　　爱美是女人的天性,从青春期开始女孩子就格外在意自己的外表,从面部皮肤的细腻光白到躯体的婀娜纤细,都是女性追求的目标,随着年龄的增长,身体功能发生变化,面部保养与身材保持变得越来越重要。经常进行穴位按摩不仅可以保持身体健康,还能够有效保持肌肤弹性,美容养颜,延缓衰老。

对症特效穴

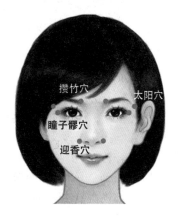

攒竹穴　太阳穴　瞳子髎穴　迎香穴

1. **太阳穴**：在耳郭前面,前额两侧,眉梢和外眼角的中点向后的凹陷处,大约0.5寸处。

2. **攒竹穴**：在面部,眉头陷中,眶上切迹处。

3. **瞳子髎穴**：在面部,目外眦旁,眶外侧缘处。

4. **迎香穴**：在鼻翼外缘中点旁,鼻唇沟中间。

快速取穴

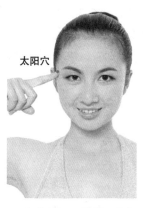

太阳穴

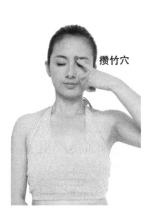

攒竹穴

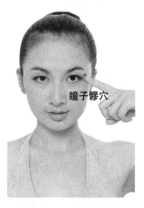

瞳子髎穴

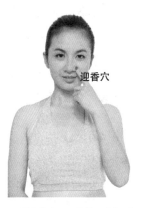

迎香穴

1. **太阳穴**：采取正坐的姿势,眉弓外侧端按压凹陷处即是。

2. **攒竹穴**：采取正坐的姿势,眉毛内侧边缘凹陷处即是。

3. **瞳子髎穴**：采取正坐的姿势,面部,眼角外侧1厘米处即是。

4. **迎香穴**：采取正坐或仰卧的姿势,在鼻翼旁开约1厘米的皱纹中。

特效按摩

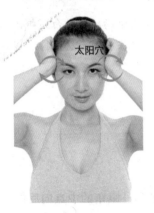 太阳穴

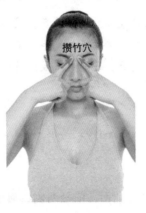 攒竹穴

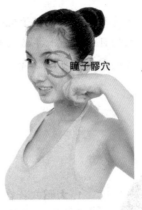 瞳子髎穴

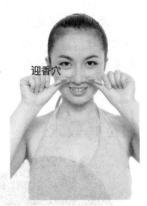 迎香穴

1. 将双手掌根按于太阳穴，旋转按揉约3分钟，按揉速度要均缓，力度适中。按揉时，应静气凝神，可解除疲劳，对舒缓面部神经效果显著。

2. 用双手示指按压攒竹穴，力度由轻到重，至产生酸胀感止，停留3秒，松开，反复按压3～5次。按摩攒竹穴可以促进面部血液循环，消除眼袋、黑眼圈。

3. 将示指按于瞳子髎穴，转揉3分钟，力度适中，手法平缓，转揉幅度不要太大。每天2～3次。按揉瞳子髎穴能够提拉眼角肌肤，有效去除鱼尾纹。

4. 双手拇指按于迎香穴，力度由轻到重平缓按压，产生酸胀感时持续按压3秒，松开，轻轻转揉10～20下。按摩迎香穴能够调节面部气血，使面部红润有光泽。

特效穴详解

1. 太阳穴属经外奇穴。具有振奋精神、痛经活络的功效，能够促进肝部气血运行，提升精气，进而调节面部神经，活动面部肌肉，紧致肌肤，减少皱纹，皮肤光滑细腻使女性看上去年轻有活力。

2. 攒竹穴属足太阳膀胱经。具有活血化瘀、降湿升阳的功效，可以疏通眼部精血，提供眼部能量，消除眼部气血瘀滞的现象，防止生成眼袋、黑眼圈，经常按摩攒竹穴还能够气血强化，滋养眉发，缓解眉发干枯脱落的症状。

3. 瞳子髎穴属足少阳胆经，手太阳、手少阳、足少阳之会。具有降浊去湿、充盈气血的作用，可以提升阳气，促进血液循环，加强眼角肌肉运动，提拉眼角肌肤，防止鱼尾纹的产生。经常按摩瞳子髎穴不仅可以消除眼部皱纹，还可以治疗目痛、流泪等眼部疾病。

4. 迎香穴别名冲阳穴，为手足阳明之会。具有疏通精气、调节胃肠的作用，可以向胃经输送清阳之气，改善胃经气血，调节胃肠吸收消化功能，清除毒素，增强精气，振奋精神，消除痘痘，使皮肤光亮白皙。

小贴士

　　按摩穴位的同时，搭配营养膳食，并形成良好的饮食和睡眠习惯，保持愉悦的心情，适当运动锻炼，能够更加有效地改善面部肌肤，美容效果更显著，而且还能够塑造完美身材。

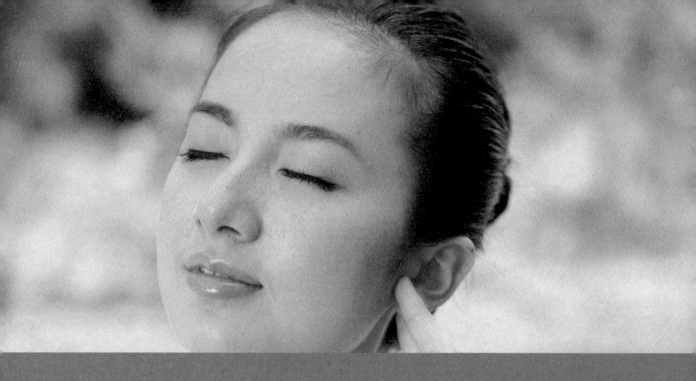

第二篇
适合不同人群的特效穴位

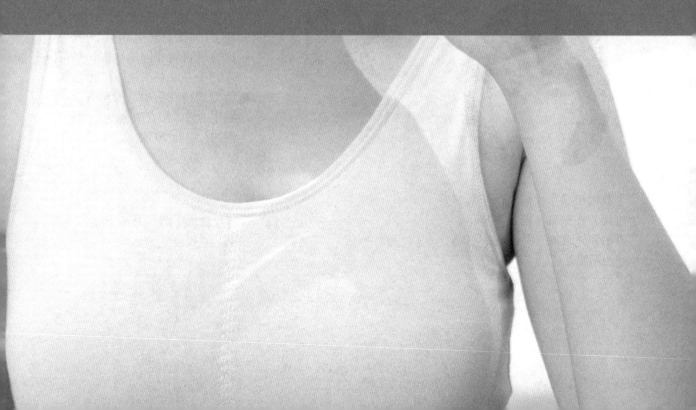

第一章 女性美容养颜特效穴

第一节 防皱去皱（太阳穴、四白穴、承泣穴）

皱纹是皮肤老化的结果，说明皮肤缺乏水分、表面脂肪减少、弹性下降了。出现皱纹是人体功能开始衰退的标志。一般来说，如不注意保养，女性过了20岁，皮肤就开始老化。28岁以后，皱纹会逐渐增多，年龄越大，皱纹越多。皱纹直接影响女性的容貌，是女性美容的大敌。

太阳穴

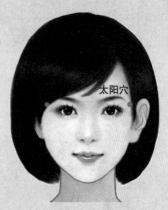

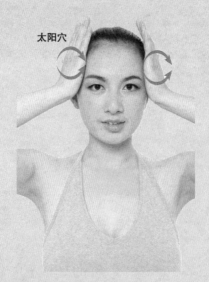

太阳穴

【操作手法】一般采坐姿，将手掌搓热，贴于太阳穴，稍稍用力，顺时针转揉10～20次，逆时针再转相同的次数。也可以将手掌贴在头上，以拇指指肚分别按在两边的太阳穴上，稍用力使太阳穴微感疼痛。顺、逆时针各转20次。

【取穴位置】太阳穴位于耳郭前面，在颞部（前额两侧），眉梢和外眼角的中点向后约0.5寸的凹陷处。

【按摩功效】解除疲劳，振奋精神，消除眼周和面部的细纹。

四白穴

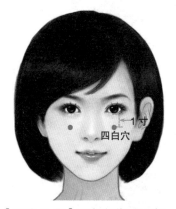

【取穴位置】四白穴位于面部，瞳孔直下1寸，眶下孔凹陷处。

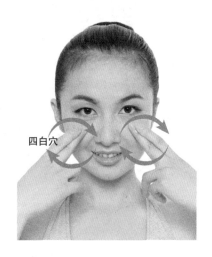

【操作手法】采取坐姿，双手的示指叠中指分别放在两侧的四白穴处，略微用力按揉该穴位。按揉约3分钟。

【按摩功效】促进血液循环，舒缓疲劳，减少面部皮肤皱纹。

承泣穴

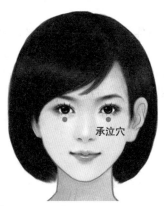

【取穴位置】承泣穴位于面部，瞳孔直下，眼球与眶下缘之间。

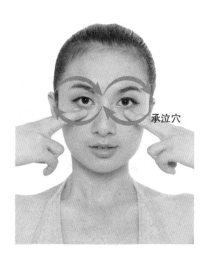

【操作手法】采取正坐或仰靠、仰卧的姿势，双手示指与中指并拢，用按揉的方式顺时针在承泣穴及其周围进行按摩，按摩20～30次。

【按摩功效】可使气血旺盛，能够供应眼周足够的血液，进而防止皱纹的生成。

第二节　美白祛痘（天枢穴、内庭穴）

　　痘痘通常是由于内分泌失调、激素水平紊乱、排毒不畅等状况引起的，如果不及时加以治疗容易感染细菌，发炎，形成囊肿，造成毛孔粗大。经过太阳照晒后便会形成暗斑、黄褐斑，皮肤也会变得暗黄。女性尤其在25岁以后，自身愈合恢复的功能减弱，痘痘留下的印迹就会更加明显，从而影响面部的美容。

天枢穴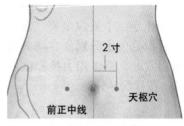

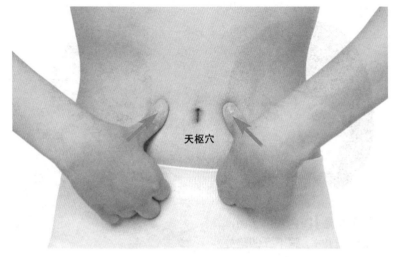

【取穴位置】天枢穴在腹中部，肚脐旁 2 寸处。

【操作手法】可采取站立或仰卧的姿势，将双手拇指按压在两侧的天枢穴上，按压 20～30 下，每天可做 2～3 次。力度可稍大，以产生酸胀感为佳。

【按摩功效】润肠消食，缓解便秘，排出毒素，使皮肤细腻、光滑、白皙。

内庭穴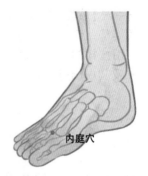

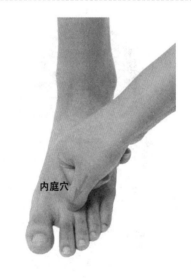

【取穴位置】内庭穴在足背，第二、第三跖骨结合部前方凹陷处。

【操作手法】可采取正坐或仰卧、跷足的姿势，用拇指掐按穴位。注意力度可稍大，感到酸胀麻痛感为宜。

【按摩功效】消炎排毒，调节内分泌，有效祛除痘痘。

第三节　祛除黄气（大迎穴、颊车穴、下关穴）

　　黄气主要体现在面部。由于肝气郁结、气血不足，使面部血液循环不畅，加上油脂分泌过剩，清除不及时而留下老旧角质，引起色素沉着，面部发黄，暗淡无光。女性若不及时保养，皮肤就会变得粗糙，使人看上去缺乏精气，容易显老。

大迎穴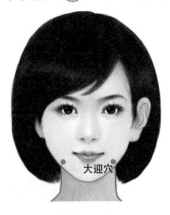

【取穴位置】大迎穴位于下颌角前方，咬肌附着部前缘，面动脉搏动处。

【操作手法】一般采取坐姿，将拇指指腹按于大迎穴，呼气时用拇指指腹点按大迎穴5秒，吸气时松离，重复按摩30次，以局部有酸胀感为宜。

【按摩功效】滋补气血，平衡油脂分泌，使脸部皮肤细腻有光泽。

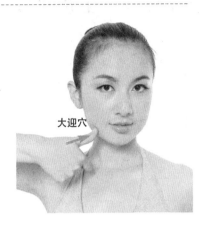

颊车穴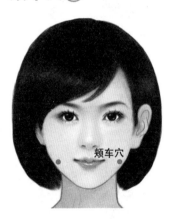

【取穴位置】颊车穴在下颌角前上方约一横指，按之凹陷处，当咀嚼时咬肌隆起最高点处。

【操作手法】一般采取正坐或仰靠的姿势，先用双手示指点按两侧的颊车穴约半分钟，然后顺时针点揉10～20下，稍缓，再逆时针方向以相同方法点揉。以局部有酸胀感为宜。

【按摩功效】舒缓面部气血，紧致皮肤，缓解肤色黯黄的症状。

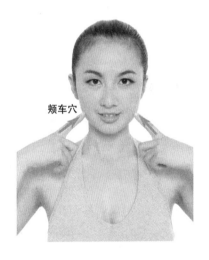

下关穴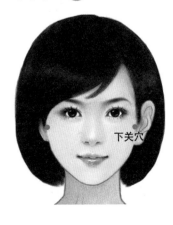

【取穴位置】下关穴在面部耳前方，颧弓与下颌切迹所形成的凹陷中，张口时隆起。

【操作手法】一般采取正坐的姿势，用拇指或示指按下关穴，顺时针方向转揉约2分钟，稍缓，再逆时针方向转揉相同的时间，按摩时可稍用力，以有酸胀感为佳。

【按摩功效】清热泻火、疏理肝气，促进气血的运行，提升容颜气色。

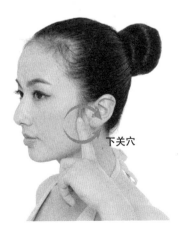

第四节 红润肌肤（肝俞穴、神门穴、关元穴、太溪穴）

肌肤是女性把美直接展现在外的一道门槛。细腻光滑的肌肤能够使女性看起来更加年轻有活力。但是随着年龄的增长，尤其是女性在28岁以后，自身的营养物质流失，加上睡眠质量较差，体内毒素积滞，容易造成皮肤的松弛、粗糙、暗沉。如果不及时进行保养，将会影响整体的美容效果。

肝俞穴

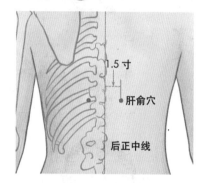

【取穴位置】肝俞穴位于背部，第九胸椎棘突下，旁开1.5寸。

【操作手法】一般采取正坐或俯卧的姿势，用双手拇指按压该穴位，顺时针转揉，持续约5分钟。以有酸胀微痛感为宜，用力不可过大，手法要轻柔缓和。

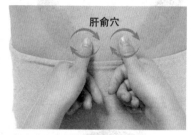

【按摩功效】疏肝理气，调节气血的运行，增加肌肤的紧致度。

神门穴

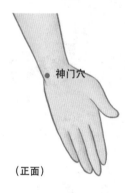

（正面）

【取穴位置】神门穴位于腕部，腕掌侧横纹尺侧端，尺侧腕屈肌腱的桡侧凹陷处。

【操作手法】可采取正坐或仰卧的姿势，以右手大拇指按压左手神门穴10~20次，双手交替按摩2~3次。力度由轻到重，有轻微酸胀感为宜。此手法适宜在晚上睡前操作。

【按摩功效】镇静安神，促进睡眠，舒缓肌肤。

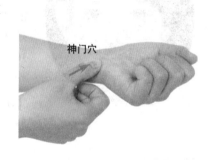

关元穴

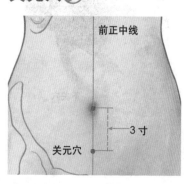

【取穴位置】关元穴在下腹部，前正中线上，脐下3寸。

【操作手法】一般采取仰卧的姿势，将双手重叠放于该穴位上，顺时针按揉10~20次，局部有酸胀感即可。注意用力要轻柔。

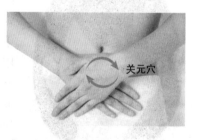

【按摩功效】补肾益气，增强气血，使肌肤富有弹性。

太溪穴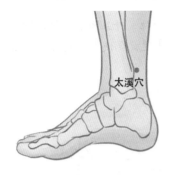

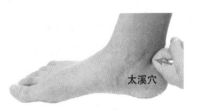

【取穴位置】太溪穴位于足内侧，内踝后方与脚跟骨筋腱之间的凹陷处。

【操作手法】可采取正坐的姿势，放平足底，用示指关节按压此穴位，然后顺时针转揉10～20下。可稍用力，以产生轻微酸胀感为宜。

【按摩功效】滋阴补肾，清除滞留的毒素，进而达到肌肤轻缓滋润的效果。

第五节 消除黑眼圈（三阴交穴、四白穴）

如今，许多女性在工作和生活中的压力越来越大，经常会出现情绪紧张、睡眠不足、精气不旺的状况，易使眼部疲劳，眼部周围微血管血流速度过于缓慢，血液较暗并形成滞流，造成眼部色素沉着，形成黑眼圈。一旦出现黑眼圈就会使人看起来疲倦没精神，缺乏活力，容颜暗淡。

三阴交穴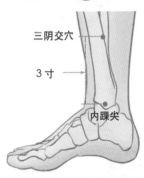

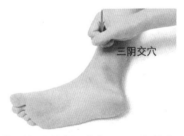

【取穴位置】三阴交穴在小腿内侧，足内踝尖上3寸，胫骨内侧缘后方。

【操作手法】一般采取坐姿，屈膝，一手握拳，用拳侧叩击此穴位，约5分钟。力度适中，以有麻胀感为宜。

【按摩功效】调节气血，改善失眠症状，缓解眼部疲劳。

四白穴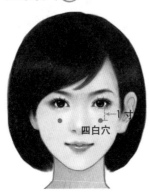

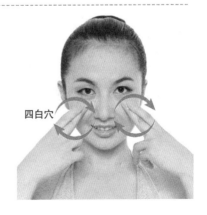

【取穴位置】四白穴位于面部，瞳孔直下1寸，眶下孔凹陷处。

【操作手法】采取坐姿，双眼自然睁开，用示指叠中指在此穴位上正反旋转按揉，约5分钟，稍用力。注意按摩的范围不要太大。

【按摩功效】促进血液循环，淡化眼部色素沉着，消除黑眼圈。

第六节 消除眼袋（足三里穴、水分穴）

眼部肌肤是人体最薄的肌肤，而且眼部肌肤的运动量大，容易老化松弛，并且随着年龄的增长，眼部肌肤新陈代谢减缓，脂肪淤积使下眼睑肌肤扩张，眼袋凸显。眼袋的出现就会使人感觉衰老、憔悴，如果不及时加以保养，肌肤继续松弛，便会影响容貌。

足三里穴

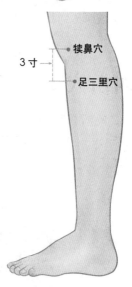

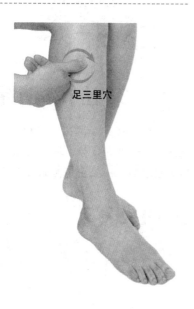

【取穴位置】足三里穴在小腿前外侧，犊鼻穴下3寸，距胫骨前缘一横指（中指）。

【操作手法】一般采取坐姿，用拇指指腹按压该穴位，顺时针转揉，持续约10秒，松开，反复做4~5次。可稍用力，以产生酸胀麻痛的感觉为宜。

【按摩功效】调节气血，消解脂肪的淤积，收敛眼部肌肤。

水分穴

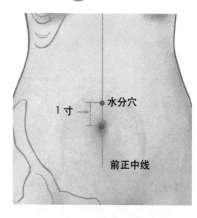

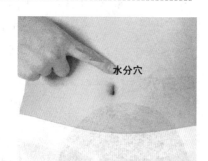

【取穴位置】水分穴位于上腹部，前正中线上，脐上1寸。

【操作手法】一般采用仰卧的姿势，用右手示指点按此穴位，由轻到重，持续5秒，松开，稍缓，以相同手法再做2~3次。注意力度要适中。

【按摩功效】祛湿消肿，舒缓眼部气血，消除水肿。

第七节 消除鱼尾纹（瞳子髎穴、丝竹空穴）

鱼尾纹是人体衰老的表现之一。尤其女性到了28岁以后，内分泌功能减退，皮肤水分和皮下脂肪减少，导致皮肤失去弹力，皮肤松弛，眼角周围就会形成皱纹。鱼尾纹一旦出现，人就会显得苍老。缺乏保养，皱纹会越来越明显，从而影响面部的美容。

瞳子髎穴

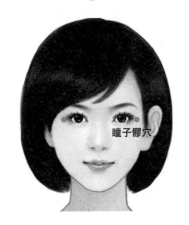

【取穴位置】瞳子髎穴位于面部，目外眦旁，眶外侧缘处。

【操作手法】可采取正坐或仰卧的姿势，双手示指按于此穴位上，点按20～30下。力度适中，由轻到重，以有酸胀感为宜。

【按摩功效】促进眼部血液循环，提拉眼角肌肤，有效消除鱼尾纹。

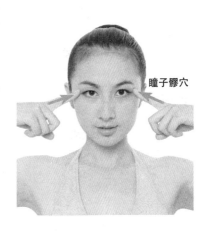

丝竹空穴

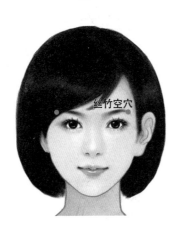

【取穴位置】丝竹空穴位于眉梢凹陷处。

【操作手法】可采取正坐或仰卧的姿势，双手示指按于此穴位，向上推20～30下。可配合瞳子髎穴依次进行按压。注意指法要轻柔平缓。

【按摩功效】舒活眼部经络，补充气血，使眼角周围肌肤恢复弹性，消除鱼尾纹。

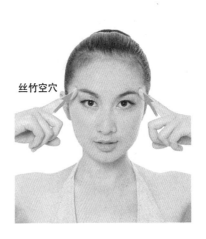

第八节 祛除黄褐斑（肝俞穴、足三里穴、太冲穴）

黄褐斑多出现在面部，尤其女性在28岁以后，雌激素分泌失调，肝气疏通不畅等因素导致面部出现色素沉着，加上日光照晒，就会形成黄褐斑。黄褐斑不仅影响女性的容貌，还会增加心理压力，给生活带来不便。

肝俞穴🔄

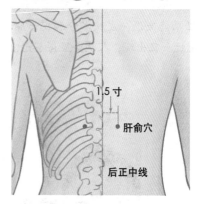

【取穴位置】肝俞穴位于背部，第九胸椎棘突下，旁开1.5寸。

【操作手法】一般采取坐姿或俯卧，双手拇指分别按压在双侧肝俞穴上，上下推揉，由轻到重至能承受为止，手法要轻柔缓和，每次按摩5分钟为宜。

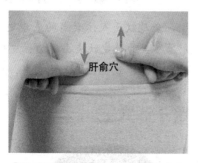

【按摩功效】疏理肝气，调节内分泌，淡化色素沉着。

足三里穴🔄

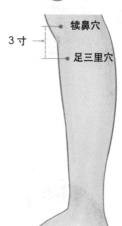

【取穴位置】足三里穴在小腿前外侧，犊鼻穴下3寸，距胫骨前缘一横指（中指）。

【操作手法】一般采取坐姿，拇指指腹着力于穴位，垂直向下按揉，其余四指张开或半握拳，直至产生酸胀麻痛的感觉，持续10秒后松开，再做5次为宜。

【按摩功效】通经活络，促进血液循环，润肠排毒，缓解便秘。

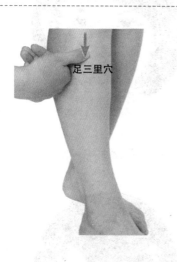

太冲穴🔄

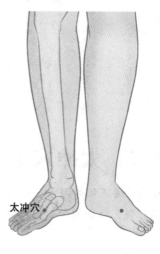

【取穴位置】太冲穴在足背侧，第一跖骨间隙的后方凹陷处。

【操作手法】一般采取坐姿，用拇指与示指捏该穴位，按压力度可稍大，以有酸胀痛感为佳，持续约5分钟。注意按压后可以喝少量的水，以助代谢。

【按摩功效】疏解肝气，平缓心绪，保持良好的心态。

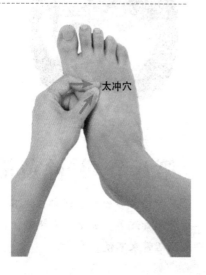

第九节　消除黑头（阴陵泉穴、合谷穴、曲池穴）

黑头主要是由于内分泌失调，皮脂腺分泌过剩的油脂夹杂着老废角质，并与空气中的粉尘、污垢接触，变成硬化油脂堵塞在毛孔里，形成的一种黑头粉刺。长久不治疗就会使毛孔粗大，发展为痘痘、痤疮，并发炎、肿肿，产生酒糟鼻等症状。皮肤也会变得粗糙，进而对女性的美容造成严重影响。

阴陵泉穴

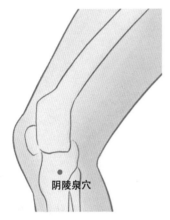

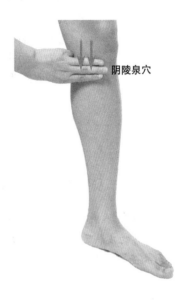

【操作手法】一般采取正坐或仰卧的姿势，将三指放于阴陵泉穴处，轻拍约2分钟，感到麻热为佳，稍缓，换另一侧的穴位，重复以上动作。

【取穴位置】阴陵泉穴位于小腿内侧，胫骨内侧髁后下方凹陷处。

【按摩功效】润肠暖胃，平衡油脂分泌，紧致毛孔。

合谷穴

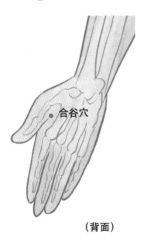

（背面）

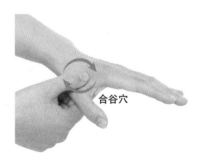

【取穴位置】合谷穴又叫虎口穴，位于手背，第一、第二掌骨间，第二掌骨桡侧的中点处。

【操作手法】可采取坐姿，将一手拇指和示指张成45°，用另一只手的拇指和示指夹住虎口部位，并用拇指指腹按压骨头延长角的交点处，顺时针按揉约2分钟。稍用力，有酸胀感为宜。

【按摩功效】通经活络，清热消炎，有效去除黑头。

曲池穴

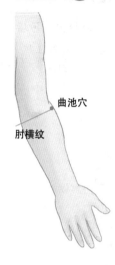

曲池穴

肘横纹

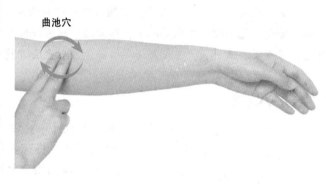

曲池穴

【取穴位置】曲池穴位于肘部，曲肘时，横纹尽处，即肱骨外上髁内缘凹陷处。

【操作手法】一般采取坐姿，侧腕，用示指和中指顺时针按揉约2分钟。力度可稍大，直至产生酸胀感为止。

【按摩功效】祛湿降热，凉血排毒，有效疏通毛孔。

第十节　滋润双唇（神阙穴、关元穴）

气血运行不畅，肝气就会郁结导致肝火旺盛，影响胃肠的吸收功能，使体内燥热，皮肤因缺水而干涩。嘴唇的皮肤比较纤薄，也更容易龟裂，生成死皮，严重时会破裂出血，不仅会给自身带来疼痛感，还会影响面部的美观。所以，平时也要注意唇部的保养。

神阙穴

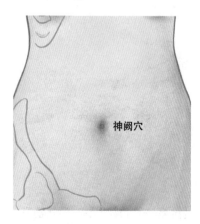

神阙穴

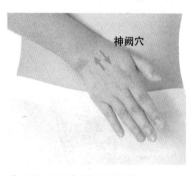

神阙穴

【取穴位置】神阙穴位于人体的腹中部，脐中央。

【操作手法】一般采取仰卧的姿势，每晚睡前（空腹），将手搓热，一只手放于肚脐处，上下斜搓10下左右。再换另一只手，以相同的方法搓揉，反复2次。注意不可太过用力，手法要轻柔。

【按摩功效】促进胃肠蠕动，清毒通便，调节体内气血。

关元穴

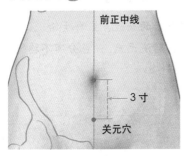

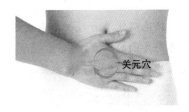

【取穴位置】关元穴在下腹部，前正中线上，脐下3寸。

【操作手法】一般采取仰卧的姿势，一手手掌心放于穴位上，顺时针按揉10～20次，局部感到酸胀即可。注意用力要轻柔。

【按摩功效】疏通肝气，降火祛热，滋润嘴唇。

第十一节　留住乌黑秀发（太溪穴、涌泉穴）

中医学认为，头发干枯、白发过多，大多数是由于肾功能失调、发囊皮脂分泌不均、精神压力过大等原因造成的。女性体内肝气郁结，肾功能衰弱便会使新陈代谢减慢，营养难以充分吸收，皮脂分泌不均衡，导致掉发、头发干枯分叉等。发质较差，也会影响女性美的塑造。

太溪穴

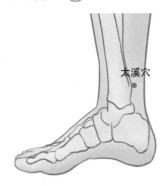

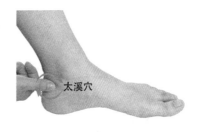

【取穴位置】太溪穴在足内侧，内踝后方，内踝尖与跟腱之间的凹陷处。

【操作手法】一般采取正坐的姿势，放平足底，用右手拇指指腹按揉左脚太溪穴，顺时针转揉10～20下。可稍用力，以产生轻微酸胀感为宜。

【按摩功效】滋阴补肾，促进新陈代谢，使秀发乌黑亮丽。

涌泉穴

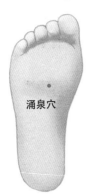

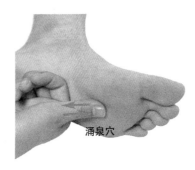

【取穴位置】涌泉穴位于足底前部凹陷处，第二、第三趾趾缝纹头端与足跟连线的前1/3处。

【操作手法】一般采取坐姿，拇指指腹按于涌泉穴，前后反复推搓，10～20次。推搓手法要轻柔，微用力，以足底有微热感为宜。

【按摩功效】疏通经络，平衡皮脂分泌，促进气血畅通，缓解压力，滋润秀发。

第十二节 提亮肤色（足三里穴、三阴交穴）

　　肤色的浅淡直接关系着女性的整体美容效果。但是，尤其是 28 岁之后的女性，来自生活、工作等各个方面的压力，经常会出现气血供应不足、毒素淤积的状况，导致肤色暗淡无光，肤色分布不均衡，使人感到呆板憔悴，缺乏灵动性，影响整体气色，给女性的美容带来障碍。

足三里穴

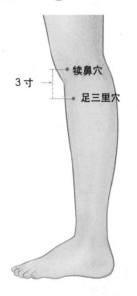

犊鼻穴
3寸
足三里穴

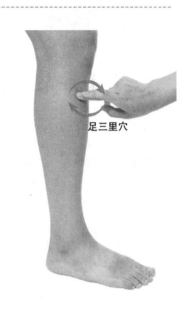

足三里穴

【取穴位置】足三里穴在小腿前外侧，犊鼻穴下 3 寸，距胫骨前缘一横指（中指）处。

【操作手法】一般采取坐姿，用示指叠中指按压该穴位，顺时针按揉 10 ~ 20 下。手法可稍用力，以产生酸胀麻痛的感觉为宜。

【按摩功效】调节气血，疏肝理气，促进血液循环，由内而外地滋润皮肤，提升肤色。

三阴交穴

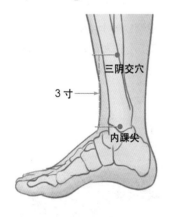

三阴交穴
3寸
内踝尖

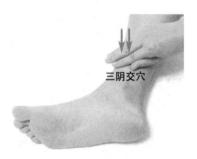

三阴交穴

【取穴位置】三阴交穴在小腿内侧，足内踝尖上 3 寸，胫骨内侧缘后方。

【操作手法】一般采取坐姿，小腿平放，用一手空心掌轻拍此穴位，持续 30 ~ 40 下，力度适中，以有酸胀感为宜。

【按摩功效】调节气血，清热排毒，使皮肤更加营养滋润。

第十三节　瘦脸（太阳穴、百会穴、颊车穴、天突穴）

　　对于面部的审美主要是对脸部轮廓的立体感和流畅性，以及面部皮肤的紧致度的一种感知。大多数女性在做减肥时经常会出现身体纤瘦，而面部脂肪没有消减，并且皮肤松弛的情况。脸部轮廓不明显，肤质的紧致度不够，就会影响整个面部的流畅性，给整体身材的完美塑造带来障碍。

太阳穴

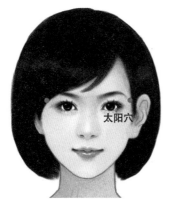

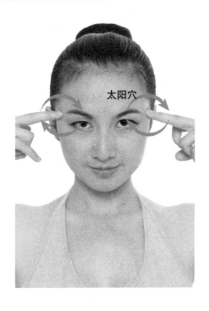

【取穴位置】太阳穴位于耳郭前面，在颞部（前额两侧），眉梢和外眼角的中点向后大约0.5寸的凹陷处。

【操作手法】一般采取坐姿，双手中指按揉太阳穴，稍稍用力，顺时针转揉10～20次，逆时针再转相同的次数。反复持续3分钟即可，注意手法要轻柔。

【按摩功效】解除疲劳，消除面部细纹，提升皮肤紧致度。

百会穴

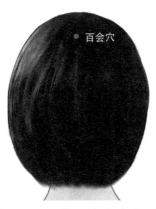

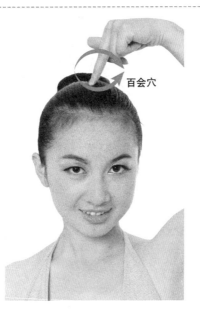

【取穴位置】百会穴在头顶正中线与两耳尖连线的交点处。

【操作手法】一般采取坐姿，将一手中指按于穴位上。先由轻到重的点按3～5下，再顺、逆时针方向各转揉20下，每天1～2次。注意手法要轻柔平缓。

【按摩功效】活血通络，促进面部脂肪的消解，同时也可滋润面色。

颊车穴

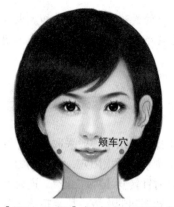

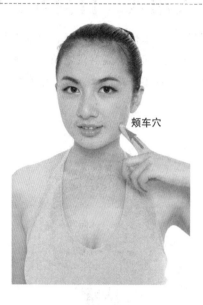

颊车穴

【取穴位置】颊车穴在下颌角前上方约一横指，按之凹陷处，当咀嚼时咬肌隆起最高点处。

【操作手法】一般采取正坐或仰靠姿势，先用示指斜向上按压颊车穴约半分钟，再顺时针点揉 10～20 下，稍缓，逆时针方向以相同的方法点揉，以局部有酸胀感为宜。

【按摩功效】降热通络，舒缓面部气血，提拉面部肌肉。

天突穴

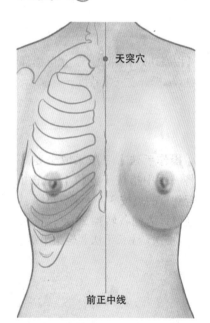

天突穴

前正中线

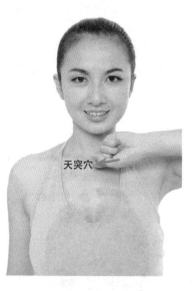

天突穴

【取穴位置】天突穴位于颈部，当前正中线上，胸骨上窝中央。

【操作手法】一般采取正坐的姿势，将示指先弯成钩状，然后将指关节抵在穴位上，往下点按 10～20 次。注意不要太过用力。

【按摩功效】疏通气血，平衡面部脂肪，有效促进脸部轮廓的显现。

第二章 女性孕产期不适特效穴

第一节 缓解早孕反应（外关穴、内关穴）

　　胎儿在母体内的生长速度非常快，尤其在怀孕初期，吸收孕妇的大量营养，孕妇本身的矿物质元素就会被急剧地消耗，造成生理功能的失调，胃酸分泌减少而产生恶心、呕吐、食欲不振的感觉，乳房在此时也比较敏感，经常会感到肿胀疼痛，还会发觉更加容易疲惫，困之多眠。

外关穴

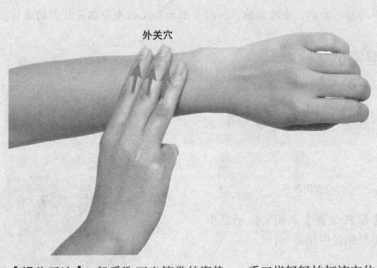

外关穴

（背面）

【取穴位置】外关穴在阳池穴与肘尖穴的连线上，腕背横纹上2寸，尺骨与桡骨之间。

【操作手法】一般采取正坐俯掌的姿势，一手三指轻轻拍打该穴位，每次10~20下，可稍用力。稍缓后，再顺时针转揉1~2分钟。转揉时，手法要平缓轻柔。

【按摩功效】补充阳气，调节气血，改善身体疲乏困倦的状态。

内关穴

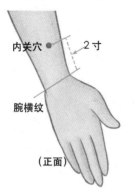

内关穴
2寸
腕横纹
（正面）

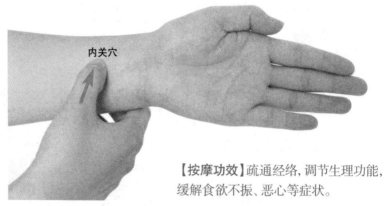

内关穴

【按摩功效】疏通经络，调节生理功能，缓解食欲不振、恶心等症状。

【取穴位置】内关穴在腕横纹上2寸，掌长肌腱与桡侧腕屈肌腱之间。

【操作手法】一般采取坐姿，用拇指点按该穴位10～20下，稍缓，转揉1～2分钟。按摩时，用力要适当。内关穴与外关穴相对，也可以用拇指与示指同时对两个穴位进行按摩。

第二节　胎位调整（至阴穴、足三里穴）

正常情况下，由于胎儿头部比胎体重，在母体内多是头下臀上的姿势。但是羊水过多或过少、运动量的缺乏等因素，都会给胎儿位置带来不稳定的影响。如果不及时纠正，分娩时胎位异常，则胎儿不易顺利产出，会造成难产，对母亲和胎儿的生命都是极大的威胁。

至阴穴

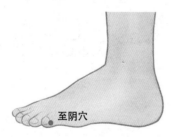

至阴穴

【取穴位置】至阴穴位于足小趾外侧趾甲角旁0.1寸。

【按摩功效】活血通络，增强阳气，促进胎儿在体内的回转，调整胎位。

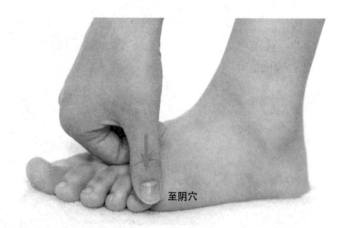

至阴穴

【操作手法】一般采取坐姿，屈膝，放平足底，用一手拇指指端点按该穴位10～20下，力度可稍大，以产生酸胀微痛感为宜。

足三里穴

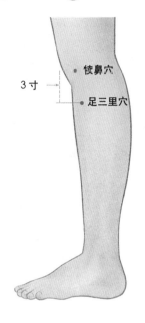

【取穴位置】足三里穴在小腿前外侧，犊鼻穴下3寸，距胫骨前缘一横指（中指）。

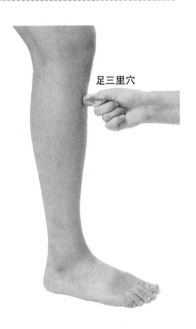

【操作手法】一般采取坐姿，用示指关节按压该穴位10～20下，稍用力，然后再转揉1～2分钟。转揉按摩手法要平缓轻柔。

【按摩功效】补中益气，增强气血在体内的运行，保持胎儿位置的稳定。

第三节 妊娠水肿（陷谷穴、肾俞穴）

孕妇在妊娠3～4个月后，胎儿进一步发育，子宫增大，就会压迫下肢，导致血液循环不畅，尤其是脚部容易出现水肿。在这一时期孕妇身体功能与往常不同，内分泌失调、肾功能紊乱、蛋白质营养供应不足等原因也会造成妊娠水肿。水肿加剧还会产生贫血、高血压等症状，不仅给孕妇带来危害，还会影响胎儿的健康生长。

陷谷穴

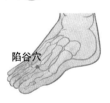

【取穴位置】陷谷穴在足背，第二、第三跖骨结合部前方凹陷处。

【操作手法】一般采取正坐的姿势，垂足，用拇指与示指捏按该穴位10～20下。稍缓，再以相同方法按摩另一脚该穴位。用力均匀，轻缓。

【按摩功效】理气清热，活血化瘀，消减水肿的症状。

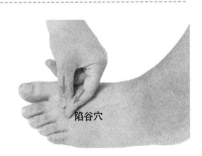

肾俞穴

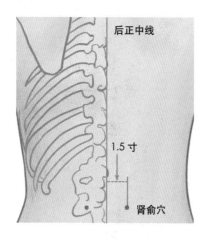

后正中线

1.5寸

肾俞穴

【取穴位置】肾俞穴在第二腰椎棘突旁开 1.5 寸处。

【操作手法】一般采取俯卧的姿势，将双手手掌搓热，掌心贴于此穴位上，停留 5 ~ 7 秒，再如此反复 3 ~ 5 分钟即可。

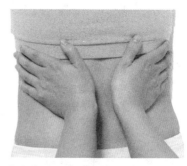

【按摩功效】增加肾脏的血流量，改善肾功能，排出水毒瘀滞。

第四节　孕期抑郁（足三里穴、行间穴）

怀孕期间孕妇体内激素发生变化，气血运行也会受到阻碍，心理情绪也会跟着变化，导致焦虑、急躁、抑郁沮丧、情绪低落，不仅会给自己的生活带来困难，还会造成夫妻不和睦，甚至会影响到整个家庭的和谐。而抑郁会导致食欲不振，营养摄入量不足，也会对之后的哺乳期造成一定的影响。

足三里穴

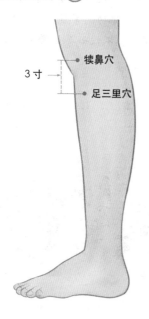

3寸

犊鼻穴

足三里穴

【取穴位置】足三里穴在小腿前外侧，犊鼻穴下 3 寸，距胫骨前缘一横指（中指）。

【操作手法】一般采取坐姿，屈膝，将一手示指、中指、无名指并拢，按于该穴位上，上下推揉，持续约 3 分钟。注意稍用力，力度要均衡。

【按摩功效】活血理气，增进食欲，舒缓心胸。

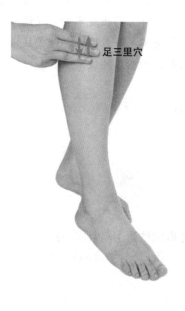

足三里穴

行间穴

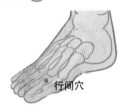

行间穴

【取穴位置】行间穴在足背侧，第一、第二趾间，趾蹼缘的后方赤白肉际处。

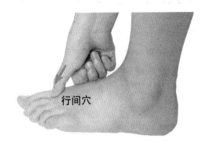

行间穴

【按摩功效】疏肝解气，镇静安神，平缓心绪。

【操作手法】一般采取正坐的姿势，放平足底，用大拇指指腹按压该穴位，持续5秒钟，松开。稍缓后继续以相同的方式按压10次左右。注意力度要适中，以有酸胀感为宜。

第五节 流产后暖肾（京门穴、肾俞穴）

女性流产后对子宫内膜造成损坏，加之阴道分泌物过多，极易感染细菌，使身体抵抗力下降。同时血液流失，导致气血不足，肾功能紊乱，肾气虚弱，容易腰膝酸软，体质虚弱疲乏，精神无力。若不及时进行保养治疗，会给自己的身体带来极大的伤害，严重者会影响女性的再次生育。

京门穴

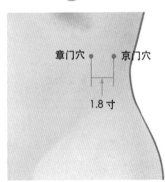

章门穴　　京门穴

1.8寸

【取穴位置】京门穴在侧腰部，章门后1.8寸，第十二肋骨游离端的下方。

【操作手法】一般采取正坐或者站立的姿势，握拳，示指伸出弯曲，将第二骨节按于此穴位上，旋转按揉3～5分钟。也可左右两侧同时进行，以产生酸胀感为准。

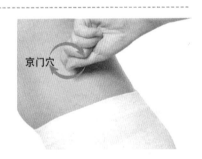

京门穴

【按摩功效】提升阳气，活血益肾，改善肾气虚弱的症状。

肾俞穴

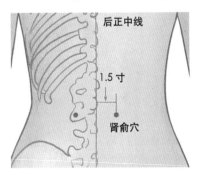

后正中线

1.5寸

肾俞穴

【取穴位置】肾俞穴在第二腰椎棘突旁开1.5寸处。

【操作手法】一般采取俯卧的姿势，双手拇指点按此穴位，10～20下。稍缓后，以相同手法按摩3次。力度可稍大，以产生酸胀感为宜。

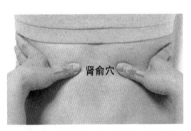

肾俞穴

【按摩功效】增加肾脏的血流量，促进血液循环，增强肾功能。

第六节 产后乳汁分泌不足（少泽穴、膻中穴、乳根穴）

大部分女性在产后精神上往往会出现焦虑、紧张的情绪，抑制了垂体释放催乳素，使乳汁分泌减少，同时又使乳腺收缩力减弱，影响乳汁的排出。再加上产后体质虚弱，没有进行适当的调理，营养未及时进行补充，导致乳汁分泌不足，婴儿营养吸收不畅，其生长就会受到影响。

少泽穴

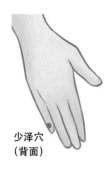

少泽穴
（背面）

【操作手法】微握拳，掌心向下，伸出小指，用另一手示指指端点按该穴位，10～20下，力度由轻到重，以产生酸胀麻痛感为宜。

【取穴位置】少泽穴在小指末节尺侧，距指甲角0.1寸。

【按摩功效】散湿降热，提升气血，强化乳腺功能，使乳汁分泌畅通。

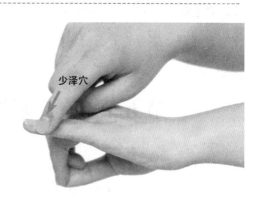

少泽穴

膻中穴

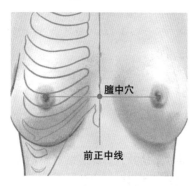

膻中穴

前正中线

【取穴位置】膻中穴在前正中线上，两乳头连线的中点。

【操作手法】一般采取仰卧的姿势，用手掌根从内向外进行推揉，20下左右，注意用力要均匀适中。

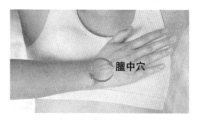

膻中穴

【按摩功效】活血通络，舒畅心胸，缓解情绪压力，促进乳汁的分泌。

乳根穴

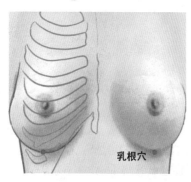

乳根穴

【取穴位置】乳根穴位于人体的胸部，乳头直下，乳房根部，第五肋间隙处。

【操作手法】一般采取仰卧的姿势，用中指指腹顺时针按揉该穴位，2～3分钟即可。注意按揉力度要适中。

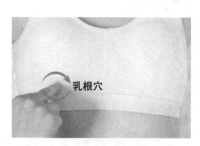

乳根穴

【按摩功效】通乳化瘀，改善乳房局部的血液循环，促进乳汁分泌。

第三章 男性强身健体特效穴

第一节　后天精气不足（足三里穴、涌泉穴）

中医学认为"肾藏精"，为先天之本，对人体的各个器官系统起到滋补、润养的作用，关系着人的生长发育。后天精气不足，肾功能出现障碍，会产生肾阴虚、肾阳虚，肾气虚弱就会影响整个身体功能的新陈代谢和生殖功能。尤其是对于男性，精气是其体内之根本，精气不足会导致身体疲弱无力，性功能障碍，给自己及家人带来痛苦。

足三里穴

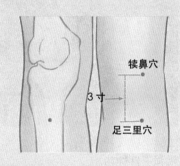

【取穴位置】足三里穴在小腿前外侧，犊鼻穴下3寸，距胫骨前缘一横指（中指）。

【操作手法】一般采取坐姿，手握空拳，用拳眼捶打该穴位，20～30下。力度适中，以感到麻胀酸痛为宜。

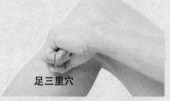
足三里穴

【按摩功效】补中益气，养肾固精，使肾气得到平衡，恢复精气。

涌泉穴

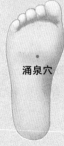
涌泉穴

【取穴位置】涌泉穴位于足底前部凹陷处，第二、第三趾趾缝纹头端与足跟连线的前1/3处。

【操作手法】采取坐姿，用拇指指腹按压该穴位，顺时针按揉20～30下，然后再以相同的方式按摩另一只脚，20～30下，交替重复2～3次。按揉时，可适当用力，以产生酸胀麻痛感为宜。

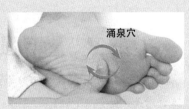
涌泉穴

【按摩功效】使人肾精充足，精力充沛，腰膝壮实不虚软。

第二节 补肾壮阳（命门穴、建里穴）

中医学认为，人体的正常生长主要基于气血的运行，人体体液都需要阳气来养护推动。阳气主要藏于肾脏中，肾是人的生命之源。对于男性来说，精气又是保障身体强壮的本元，补肾壮阳不仅能够强身健体，最重要的是能够提升男性性能力，对生殖起到保健的作用。

命门穴

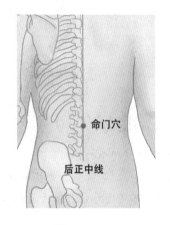

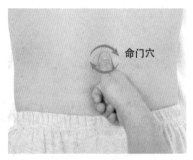

【取穴位置】命门穴位于人体的腰部，后正中线上，第二腰椎棘突下凹陷处。

【操作手法】一般采取俯卧的姿势，将拇指指腹按于该穴位上，用力下压按揉 10 ~ 20 下，随后减小力度至结束。下压用力时力度要适中，以轻微酸胀感为宜。

【按摩功效】促进气血流行，壮阳益肾，缓解虚损腰痛的症状。

建里穴

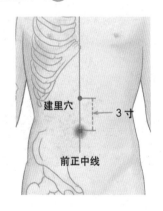

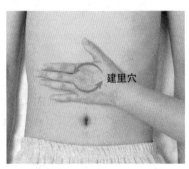

【取穴位置】建里穴在上腹部，前正中线上，脐上3寸。

【操作手法】一般采取仰卧或者站立的姿势。五指伸开，掌心贴于该穴位上，做逆时针环形按摩 10 ~ 20 下。按摩时，速度要缓慢，力度适中。

【按摩功效】强肾壮阳，补充阳气，增强男性性功能。

第三节 增强生命原动力（太溪穴、神门穴）

时代快速发展，竞争力越来越大，男性在家庭和社会中担当的责任也越重，来自各方面的压力也随之增大。拥有一个强健的身体，不仅能够保持充沛的体力，也可丰富精力，提高抗压能力，维护家庭、工作等各方面的和谐，同时可增强自身体质，促使身心健康。

太溪穴

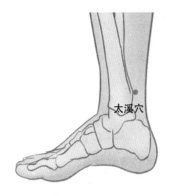

太溪穴

【取穴位置】太溪穴位于足内侧，内踝后方与脚跟骨筋腱之间的凹陷处。

【操作手法】可采取止坐的姿势，放平足部，用三指拍击该穴位，10～20下。拍击力度由轻到重，至产生酸胀麻痛感时停留2～3秒。稍缓，重复按摩3次。

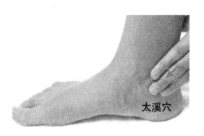

太溪穴

【按摩功效】通经活络，疏通脏腑，强身健体。

神门穴

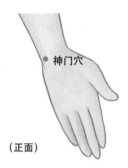

神门穴

（正面）

【取穴位置】神门穴位于腕部，腕掌侧横纹尺侧端，尺侧腕屈肌腱的桡侧凹陷处。

【操作手法】采取正坐的姿势，用拇指与示指捏揉该穴位，可稍用力，转揉10～20下。注意力度要均匀适中。

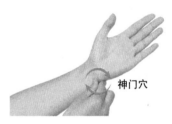

神门穴

【按摩功效】保持心脏元气，输送气血，供养全身，增强生命原动力。

第四节　强腰健肾添活力（腰眼穴、委中穴）

中医学认为，"腰为肾之府"，是肾脏所在的部位，肾脏是男人精气的根本，尤其中年过后，肾气多有不足，导致体质虚弱无力，腰痛酸软。使人看上去憔悴松散，缺乏活力。强腰健肾不仅能够增添活力，增强精气，对身体也会起到保健养生的作用。

腰眼穴

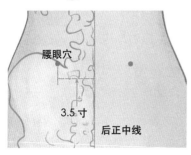

腰眼穴

3.5寸

后正中线

【取穴位置】腰眼穴在第四腰椎棘突下，旁开3.5寸的凹陷处。

【操作手法】可采取站立的姿势，两手握拳，用拇指指关节紧按该穴位，旋转按揉30～50次。力度适中，以产生酸胀感为宜。

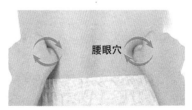

腰眼穴

【按摩功效】温煦肾阳，畅达气血，增添活力。

委中穴

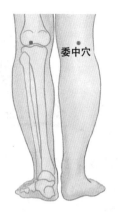

【取穴位置】委中穴位于腘横纹中点，股二头肌肌腱与半腱肌肌腱的中间。

【操作手法】可采取正坐屈膝的姿势，用拇指指端点按委中穴，连续按压 10 ~ 20 次，可稍用力，以有酸胀麻痛感为宜。

【按摩功效】舒筋通络，缓解腰背疼痛，强腰健肾。

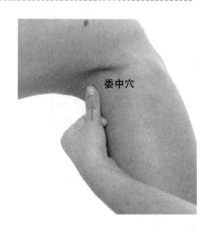

第五节　镇静降逆补阳气（脾俞穴、长强穴）

中医学认为，体内气血上升太过、下降不及容易使上行营养供应不足，下行毒素瘀滞，身体功能得不到通畅的运行，导致体内阳气缺失，使得男性缺少阳刚之气，身体水肿，精神不振，性欲低下。不仅影响自身身体的健康，还会给夫妻感情、家庭生活带来不必要的麻烦。

脾俞穴

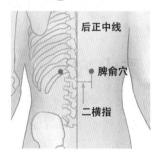

【取穴位置】脾俞穴在第十一胸椎棘突下，旁开二横指处。

【操作手法】可采取俯卧的姿势，两手握拳，拳背贴于穴位上，用拳背关节骨上下推搓，约 3 分钟。稍用力，以产生酸胀感为宜。

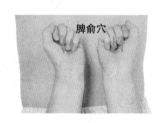

【按摩功效】补气壮阳，降除逆湿，镇静安神。

长强穴

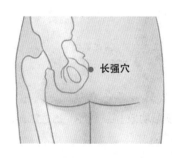

【取穴位置】长强穴在尾骨尖端下，尾骨尖端与肛门连线的中点处。

【操作手法】可采取俯卧的姿势，双脚微微分开，拇指指腹按于该穴位，旋转按揉 20 下左右。力度适中，双手交替按摩 2 ~ 3 次。

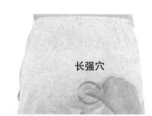

【按摩功效】活血通络，益气升阳，提升气血的运行。

第六节　开发潜能，增加真气（百会穴、三阴交穴）

中医学认为，真气是由先天肾中精气与后天呼吸饮食之气结合而生，为推动身体功能活动的动力，随经脉不断地运行全身而起到营养全身的作用。男性真气匮乏，气血运行不畅，大脑难以及时吸收营养，容易造成思维僵滞困顿，原本潜力没有得到有效发挥，从而影响工作、生活的顺利进行。

百会穴

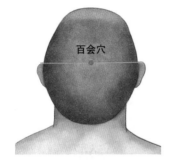

【取穴位置】百会穴在头顶正中线与两耳尖连线的交点处。

【操作手法】一般采取正坐的姿势，用手掌按于该穴位上，顺时针方向按摩 50 下，稍缓后，以逆时针方向做相同按摩，每日 2~3 次。按摩时，手法要轻柔平缓。

【按摩功效】醒脑开窍，调节机体平衡，开发大脑潜力。

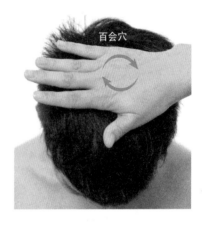

三阴交穴

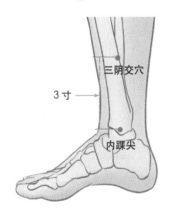

【取穴位置】三阴交穴在小腿内侧，足内踝尖上 3 寸，胫骨内侧缘后方。

【操作手法】一般采取坐姿，平放小腿，用示指关节按压此穴位，顺时针转揉约 5 分钟。力度适中，以有酸胀感为宜。

【按摩功效】改善睡眠质量，补充气血，促进思维发散。

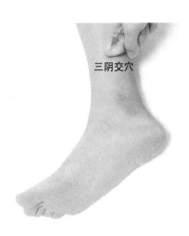

第七节　增强性欲（仙骨穴、关元穴）

随着工作压力增加、身体劳累、年龄增长，气血运行失调，肾功能出现障碍，使雄性激素分泌降低，使情绪紧张易怒，产生嗜睡，导致精气不足，新陈代谢紊乱，内分泌失调，致使性欲下降，勃起困难。性功能障碍会严重破坏夫妻感情，给生活带来不利的影响。

仙骨穴

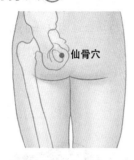

【取穴位置】仙骨穴位于尾骨上方3厘米处。

【操作手法】一般采取站立的姿势，用示指按压该穴位，持续3秒钟松开，稍缓后，以相同的方法重复10次。按压力度可稍大。

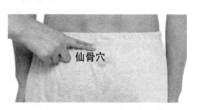

【按摩功效】有效促进性激素的分泌，增高性欲，清除疲惫。

关元穴

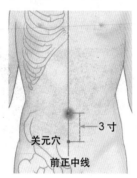

3寸
关元穴
前正中线

【取穴位置】关元穴在下腹部，前正中线上，脐下3寸处。

【操作手法】一般采取仰卧或者站立的姿势，掌心贴于该穴位上，上下推揉10~20下。推揉时幅度不要过大，速度要缓慢，力度适中。

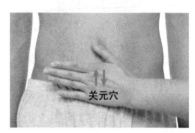

【按摩功效】益肾壮阳，增强男性性功能。

第八节 度过男性更年期（膻中穴）

男性随着年龄的增大，进入更年期时，新陈代谢减弱，肾气运行受阻，精血供应不足，加之社会压力大、精神紧张，以及抽烟酗酒等不健康的生活方式，使体内的雄性激素分泌失调，导致体力虚弱，情绪不稳定，产生抑郁、失眠等症状，也会使性功能减弱。在此阶段若不注意进行调理，容易给生活带来困扰。

膻中穴

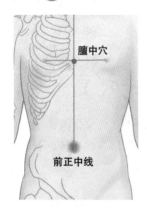

膻中穴
前正中线

【取穴位置】膻中穴在前正中线上，两乳头连线的中点处。

【操作手法】一般采取仰卧的姿势，将拇指按于该穴位上，上下搓摩20~30下。搓摩时，力度均匀适中。

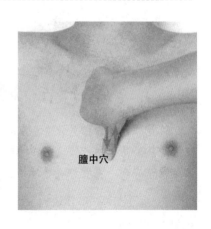

【按摩功效】活血通络，刺激雄性激素分泌，改善更年期综合征。

第四章 小儿保健特效穴

第一节 消除各种病痛（身柱穴、大椎穴）

儿童的身体功能与成人不同，身体发育不完善，体内气血不足，精气不旺，免疫系统尚未强固，容易受到外界细菌的侵害，致使小儿胃脾虚弱，阳气不通，营养吸收不足，引发感冒、厌食、腹泻等病症。儿童脏腑处在迅速发育的阶段，营养供应不及时，会严重影响儿童的身体发育。

身柱穴

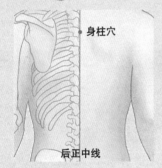

【取穴位置】身柱穴在第三胸椎棘突下的凹陷中。

【操作手法】一般采取俯卧的姿势，用示指指腹按揉该穴位，转揉 10 ~ 20 下。注意小儿骨骼比较脆弱，按揉时力度要小，手法应轻柔平缓。

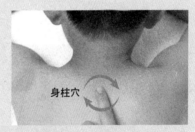

【按摩功效】补充阳气，调节气血运行，促进儿童健康成长。

大椎穴

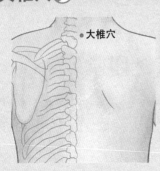

【取穴位置】大椎穴在第七颈椎棘突下的凹陷中。

【操作手法】一般采取俯卧的姿势，用拇指、示指和中指的指端提捏该穴位，约3分钟。提捏时可轻微用力，至儿童可承受为止。

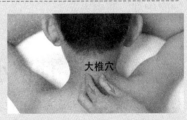

【按摩功效】促进气血畅通，将营养补充至脏腑，对儿童起到强身保健的作用。

第二节 调理孩子脾胃（足三里穴、神阙穴）

由于儿童处在发育时期，感知能力不强，经常出现饮食不节的情况，使脾胃吸收运化功能紊乱，导致气血津液生发受阻，营养供应不足，易产生感冒、贫血、食欲不振等症状。中医学认为，脾为小儿之本，脾胃虚弱就会影响儿童身体脏腑的正常运行，致使生长发育缓滞。

足三里穴

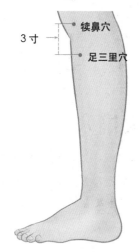

3寸

犊鼻穴

足三里穴

【操作手法】一般采取坐姿，用拇指指端掐按该穴位，上下推摩 20 ～ 30 下。推摩时可稍用力，力度要均匀。

【取穴位置】足三里穴在小腿前外侧，犊鼻穴下 3 寸，距胫骨前缘一横指（中指）。

【按摩功效】通经活络，补中益气，调节脾胃。

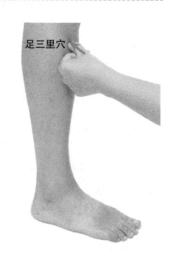

足三里穴

神阙穴

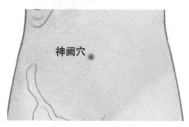

神阙穴

【取穴位置】神阙穴位于人体的腹中部，脐中央。

【操作手法】一般采取仰卧的姿势，将手掌贴于此穴位上，顺时针抚摩 20 ～ 30 次。注意速度放缓，力度要轻柔。

【按摩功效】调节体内气血，促进胃肠蠕动，养胃健脾。

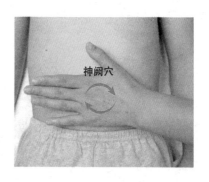

神阙穴

第三节 预防小儿伤风感冒（风门穴、印堂穴）

儿童机体发育不成熟，气血生发速度缓慢，营养不能及时运行到脏腑，体质虚弱导致免疫系统不完善，对外界环境适应和抵抗能力较差，呼吸道容易受到感染，引发伤风感冒、头痛发热等症状。感冒是儿童常见病，患病频率较大，不仅给父母带来麻烦，还会影响孩子的身体健康。

风门穴

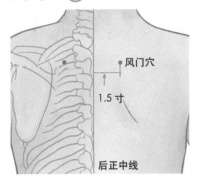

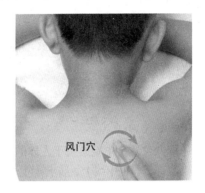

【取穴位置】风门穴位于背部，第二胸椎棘突下，旁开1.5寸。

【操作手法】一般采取俯卧的姿势，将示指放于中指上，回环按揉该穴位约5分钟。按揉时力度适中，速度平缓。

【按摩功效】促进气血的运化，清热解毒，预防感冒。

印堂穴

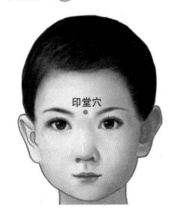

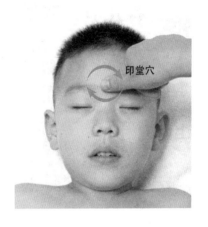

【取穴位置】印堂穴位于前额部，两眉头间连线与前正中线的交点处。

【操作手法】一般采取仰卧的姿势，将拇指指腹按于此穴位上，转揉约3分钟。注意力度适中。

【按摩功效】醒脑开窍、疏风止痛，增强抵抗力。

第四节 治疗小儿厌食（四缝穴、中脘穴）

由于新生父母对喂养儿童认知不正确，喂养不当，造成孩子饮食不节，积食气郁，气血生发运行受阻，其中的精微营养不能濡养脏腑，致使营养不良，损伤脾胃，吸收消化动力不足，产生食欲减退、贫血等多种症状。从而对儿童生长发育、营养状态和智力发展产生不良影响。

四缝穴

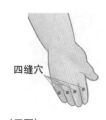

（正面）

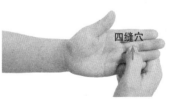

【取穴位置】四缝穴位于第二到第五指掌面，第一、第二节横纹的中央。

【操作手法】一般采取正坐的姿势，用拇指指端掐按该穴位，10下左右。掐按力度可稍大，以儿童可承受度为宜。

【按摩功效】调节阴阳平衡，健脾行气，缓解厌食症状。

中脘穴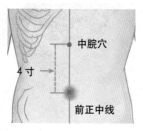

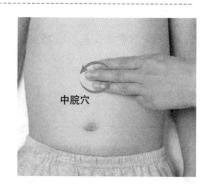

【操作手法】一般采取仰卧的姿势，将一手中间三指放于此穴位上，逆时针转揉10～20次。力度适中，速度均缓。

【取穴位置】中脘穴位于人体的上腹部，前正中线上，脐上4寸。

【按摩功效】疏导气血，促进肠胃蠕动，消食化积。

第五节　增加孩子的胃动力（上脘穴、下廉穴）

儿童自控能力不足，喜食多饮，偏好生凉甜腻的食物，冷热交替，腻食瘀滞，致使气血运行紊乱，阳气不足，胃肠吸收功能受到阻碍，产生上腹胀满、易饱、饭后腹胀、恶心、呕吐等消化不良症状。胃动力不足，影响孩子对食物营养的吸收，体质虚弱，容易生病，身体发育缓慢。

上脘穴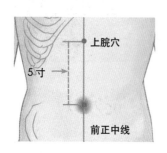

【取穴位置】上脘穴在上腹部，前正中线上，脐上5寸。

【操作手法】一般采取仰卧的姿势，将手掌放于此穴位上，顺时针转揉10～20次。力度适中，速度平缓。

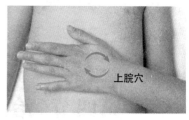

【按摩功效】调节气血运行，补中益气，加强胃肠蠕动。

下廉穴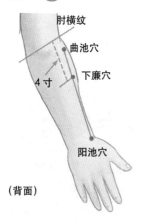

【取穴位置】下廉穴在前臂背面桡侧，阳溪穴与曲池穴连线上，肘横纹下4寸处。

【操作手法】一般采取正坐的姿势，将示指叠于中指按于此穴位上，顺时针按揉20～30下。可稍用力，以儿童可承受度为宜。

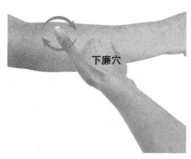

【按摩功效】通经活络，调理肠胃，消除胃动力不足的症状。

第六节 让孩子肺腑通畅（中府穴、肺俞穴）

中医学认为，肺的主要生理功能是主气司呼吸，通过肺的呼吸作用，吸清排浊，实现机体与外界环境之间的气体交换，以维持人体的生命活动。儿童脏腑发育不完善，比较脆弱，容易受到外界环境的刺激，导致肺腑不通畅，产生痰多、咳喘等症状。影响孩子的正常呼吸，容易引发炎症。

中府穴

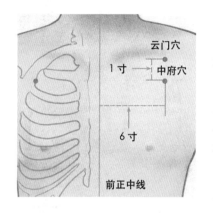

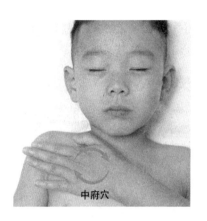

中府穴

【取穴位置】中府穴在胸前壁的外上方，云门穴下1寸，平第一肋间隙，距前正中线6寸。

【操作手法】一般采取仰卧的姿势，将手掌放于此穴位上，顺时针转揉10～20次。力度适中，速度均匀。

【按摩功效】肃降肺气，和胃健脾，止咳平喘。

肺俞穴

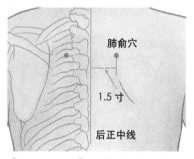

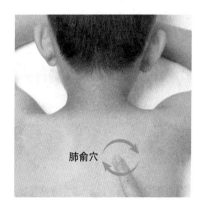

肺俞穴

【操作手法】一般采取俯卧的姿势，用示指指腹按揉该穴位，转揉20～30下。注意用力要适中。

【取穴位置】肺俞穴位于第三胸椎棘突旁开1.5寸处。

【按摩功效】调补肺气，补虚清热，保持呼吸畅通。

第七节 去除肠道寄生虫（大横穴、天枢穴）

孩子的玩具附有大量细菌，玩过之后不洗手，吃生冷不洁的食物，或者有吃手指、咬指甲的习惯，细菌便会侵入体内，寄生虫卵在肠道内寄生、发育，气血运行受到影响，儿童体内营养被分割，导致孩子营养不良，产生恶心、腹泻、阑尾炎等症状，使孩子身形消瘦，造成发育障碍。

大横穴

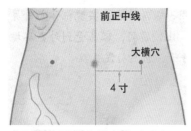

前正中线

大横穴

4寸

【取穴位置】大横穴在腹中部，脐中旁开4寸。

【操作手法】一般采取仰卧的姿势，将手掌放于此穴位上，按揉约5分钟。力度适中，按摩手法平缓。

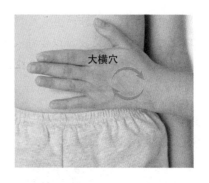

大横穴

【按摩功效】除湿散结，调节气血，调理脾胃。

天枢穴

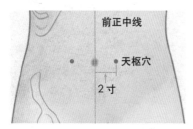

前正中线

天枢穴

2寸

【取穴位置】天枢穴在腹中部，平脐中，肚脐旁2寸处。

【操作手法】一般先采取仰卧的姿势，将示指、中指、无名指三指并拢放于此穴位上，回环转揉约5分钟。稍用力，手法缓柔。

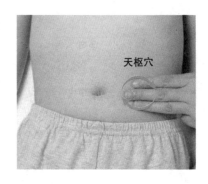

天枢穴

【按摩功效】润肠消食，消炎排毒，去除肠道寄生虫。

第八节　治疗小儿急惊风（前顶穴、委中穴）

　　孩子皮肤比较薄弱，外界的湿邪之气侵入体内，儿童自身精气不足，湿邪之气占为主导，使气血燥热，肝火旺盛，导致痰多、易受惊。加之饮食不节，瘀滞肠胃引发呕吐、腹痛、高热惊厥、手足抽搐等症状。小儿急惊风病症严重者，容易反复发作甚至呈持续状态，会对生命造成威胁。

前顶穴

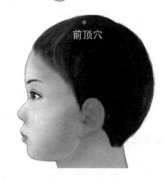

前顶穴

【取穴位置】前顶穴在头部，前发际正中直上3.5寸处。

【操作手法】一般采取正坐的姿势，将手示指按于前顶穴上，进行旋转按揉，约3分钟。力度可稍大，速度平缓。

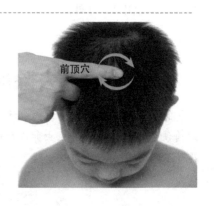

前顶穴

【按摩功效】补益肺气，疏导湿气，降痰祛火。

委中穴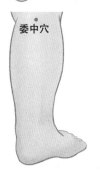

【取穴位置】委中穴位于腘横纹中点，股二头肌肌腱与半腱肌肌腱的中间。

【操作手法】可采取俯卧的姿势，将拇指放于该穴位上，用指端掐按10下左右。掐按力度可稍大，以儿童可承受度为宜。

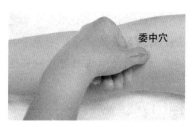

【按摩功效】舒筋通络，散瘀活血，清热解毒。

第九节 缓解小儿湿疹（血海穴、曲池穴）

中医学认为，小儿机体比较敏感，自身元气不足，脾虚湿重，火气生发，对母乳蛋白、牛奶蛋白过敏，容易在眉毛、两颊、头皮、耳郭周围等头面部位引起皮疹。湿痒难耐，抓挠可导致疱疹可破损，形成痂皮，严重者化脓感染，引起病变。

血海穴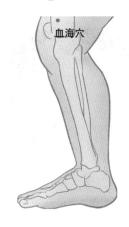

【取穴位置】血海穴在大腿内侧，髌底内侧端上2寸，股四头肌内侧头的隆起处。

【操作手法】小儿可俯卧，以左手掌心按于右膝髌骨上，回转按揉约3分钟，换另一侧进行按揉，按揉手法平缓，力度适中。

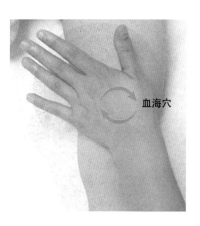

【按摩功效】运化脾血，健脾降湿，缓解过敏症状。

曲池穴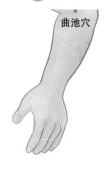

【取穴位置】曲池穴位于肘部，曲肘，横纹尽处，即肱骨外上髁内缘凹陷处。

【操作手法】可仰卧，侧腕，用拇指指端掐按该穴位，10～20下。小儿敏感度较强，力度需适中，速度不可过快。

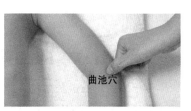

【按摩功效】祛湿降热，凉血排毒，缓解小儿湿疹症状。

第十节　主治小儿惊厥（神门穴、下关穴）

中医学认为，小儿是纯阳之体，由于外部湿浊之气侵入，气血生热，肝风盛行，体内阴阳之气失去平衡，导致脑部系统功能紊乱，产生面色潮红、肌肉微微抽动、呕吐、嗜睡等症状。如不及时加以治疗，惊厥持续状态可对脑部造成严重损害，导致智力低下，影响孩子的健康发育。

神门穴

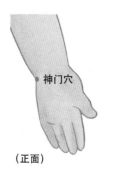

（正面）

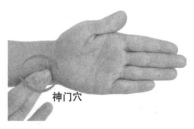

神门穴

【取穴位置】神门穴位于腕部，腕掌侧横纹尺侧端，尺侧腕屈肌腱的桡侧凹陷处。

【操作手法】可采取正坐的姿势，示指重叠于中指上，按于该穴位，回环点揉约3分钟。可稍用力，至小儿可承受为宜。

【按摩功效】镇静安神，调节神经，缓解生风受惊的症状。

下关穴

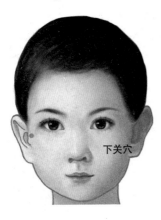

下关穴

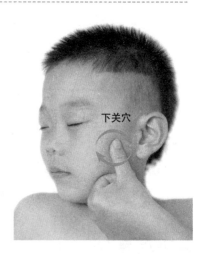

下关穴

【取穴位置】下关穴在面部耳前方，颧弓与下颌切迹所形成的凹陷中，张口时隆起。

【操作手法】一般采取仰卧的姿势，用拇指指端按揉该穴位，约10下，松开，稍缓，反复此动作3～4次。按揉时力度要适中。

【按摩功效】清热泻火，疏理肝气，有效治疗小儿惊厥。

第十一节　预防孩子驼背（后溪穴、灵台穴）

由于体内气血运行不畅，站立行走姿势不正确，进一步阻碍阳气向上的运行，背部薄弱的肌肉得不到强健，使肌肉松弛无力，胸部前面的韧带得不到提拉，导致脊柱变形，胸椎后凸，形成驼背的症状。驼背不仅给以后的生活带来不便，还会影响外在形象，造成精神压力，影响身心健康。

后溪穴

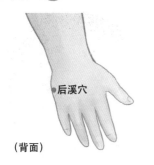

（背面）

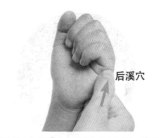

【取穴位置】后溪穴在第五指掌关节后尺侧的远侧掌横纹头赤白肉际处。

【操作手法】采取正坐的姿势，将拇指指端按于该穴位，掐按并持续约3秒钟。稍缓反复做2～3次。可稍用力，至儿童可承受为宜。

【按摩功效】加强气血运行，提拉肌肉，防止脊柱变形。

灵台穴

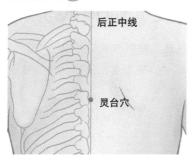

后正中线

灵台穴

【取穴位置】灵台穴在背部，第六胸椎棘突下的凹陷中。

【操作手法】一般采取俯卧的姿势，用掌根按于此穴位，回环转揉约5分钟。儿童骨骼脆弱，注意适度用力。

【按摩功效】益气补阳，促进背部气血运行，强健肌肉，预防驼背。

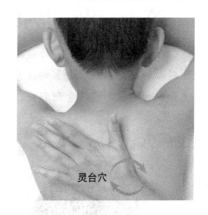

灵台穴

第十二节　保护孩子的耳朵（耳门穴、上关穴）

由于气血运行旺盛，肝火之气增强，内火强盛，由气血运行到面部，清热不畅，无法外散，就会影响耳朵内部神经机制的运行，加之对耳朵清洁不当，更容易诱发耳痛、耳鸣、中耳炎等症状。中医学认为，肾开窍于耳，耳朵一旦出现问题不仅影响孩子的听力，还会引发肾病等其他脏腑疾病。

耳门穴

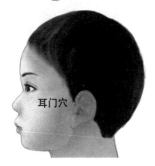

耳门穴

【取穴位置】耳门穴位于面部，当耳屏上切迹的前方，下颌骨髁状突后缘，张口有凹陷处。

【操作手法】可采取俯卧的姿势，将拇指指腹按于穴位上，按揉约5分钟。稍稍用力，至儿童可承受为宜。

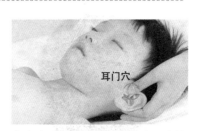

耳门穴

【按摩功效】调节阳气运行，清热降火，保护耳朵健康。

上关穴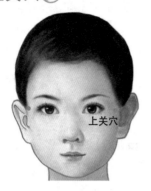

【取穴位置】上关穴在耳前，下关直上，颧弓的上缘凹陷处。

【操作手法】一般采取正坐的姿势，将示指放于两侧穴位上，点按15～30下。不可太过用力，以儿童可承受度为宜。

【按摩功效】疏通气血，补肾益气，预防中耳炎。

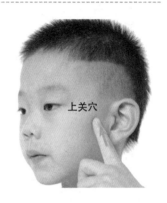

第十三节 帮孩子集中注意力（悬颅穴、脑户穴）

由于儿童元气不足，神经功能发育尚未完善，体内湿浊，气血不畅通。睡眠不足，情绪不安，缺乏耐心和安全感，也会影响注意力的集中。注意力出现障碍，将会导致学龄期儿童无法专注于学业，使知识的消化和吸收受到影响，会对以后的升学就业带来影响。

悬颅穴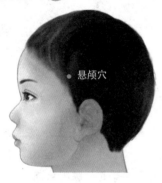

【取穴位置】悬颅穴在头部鬓发上，头维与曲鬓弧形连线的中点处。

【操作手法】可采取正坐的姿势，用示指按压该穴位，回转按揉约3分钟。按揉力度适中，速度均匀平缓。

【按摩功效】降浊除湿，促进脑部功能发育，增强自控力。

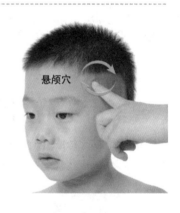

脑户穴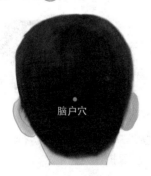

【取穴位置】脑户穴位于人体的头部，后发际正中直上2.5寸，风府穴上1.5寸，枕外隆凸的上缘凹陷处。

【操作手法】一般采取正坐的姿势，用拇指按压此穴位，旋转按揉20～30下。按揉速度平缓，力度适中。

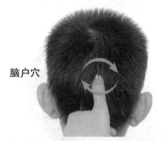

【按摩功效】明目醒脑，梳理头部气血，增强注意力集中性。

第十四节　缓解孩子眼睛疲劳（目窗穴、承泣穴）

儿童正处于生发时期，情绪多变，泪腺比较发达，经常哭泣流泪，牵引眼部肌肉运动，容易引起眼部疲劳。若加之经常用手搓揉，手表面的细菌进入眼睛，易造成眼部红肿，严重者易形成角膜炎、泪囊炎等症状，给以后的视力发展带来危险。舒缓眼部疲劳能够有效地预防眼部多种疾病的发生。

目窗穴

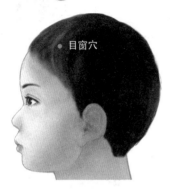

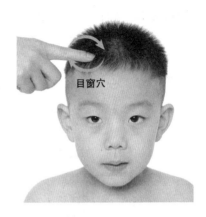

【取穴位置】目窗穴位于头部，前发际上 1.5 寸，头正中线旁开 2.25 寸处。

【操作手法】可采取正坐的姿势，将示指按于该穴位，回转按揉约 3 分钟。按揉力度适中，速度均缓。

【按摩功效】补充气血，调节眼部肌肉，舒缓眼睛。

承泣穴

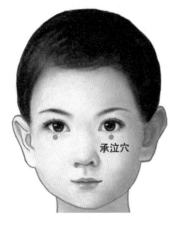

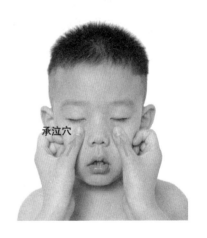

【取穴位置】承泣穴位于面部，瞳孔直下，眼球与眶下缘之间。

【操作手法】一般采取正坐的姿势，将双手拇指放于两侧穴位上，向眼角两侧推摩，约 3 分钟为宜。注意力度适中，速度均缓。

【按摩功效】疏导阳气，及时供应眼部营养，缓解眼睛肿痛、眼部疲劳的现象。

第十五节　治疗孩子肥胖症（滑肉门穴、三阴交穴）

随着生活水平的提高，物质营养充足，儿童喜零食及油腻不健康的食品，在正餐中经常会产生偏食的现象，对营养能量摄取不均衡，加之缺乏运动锻炼，使体内气血运行出现障碍，产生气虚，脂肪消耗缓慢，堆积瘀滞，导致肥胖。儿童过于肥胖容易使体质虚弱，引发糖尿病、呼吸性疾病等，影响孩子的健康成长。

滑肉门穴

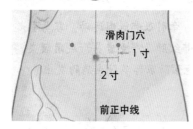

【取穴位置】滑肉门穴在上腹部，脐上1寸，距前正中线2寸。

【操作手法】可采取仰卧的姿势，将示指、中指、无名指三指并拢放于该穴位处，逆时针转揉20～30下。转揉力度要轻缓。

【按摩功效】强健脾胃，促进气血运行，可起到减肥的效果。

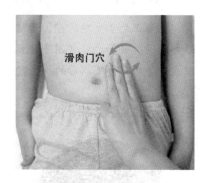

三阴交穴

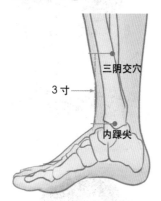

【取穴位置】三阴交穴在小腿内侧，足内踝尖上3寸，胫骨内侧缘后方。

【操作手法】一般采取坐姿，屈膝，将拇指指端放于此穴位上，持续点压约3秒钟，松开，稍缓后，反复此动作3～5次。点压力度可稍大。

【按摩功效】运化脾气，促进脂肪的消解，缓解肥胖症状。

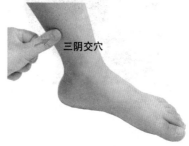

第五章 中老年养护特效穴

第一节 培元固本，益寿延年（关元穴、神阙穴）

中医学认为，气血是维持人体生命的本元。随着年龄的增长，脾胃运化功能减弱，阻碍营养吸收，精气津液生发缓慢，导致气血不足、运行不畅。气血虚弱，就会影响机体活动，会产生骨质疏松、腰腿酸痛、新陈代谢缓慢等现象，进而加速减弱体内脏腑功能的正常运行，引发各种疾病。

关元穴

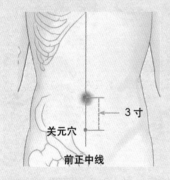

【取穴位置】关元穴在下腹部，前正中线上，脐下3寸。

【操作手法】可采取仰卧的姿势，示指放于中指上，持续按揉该穴位，7～10分钟。按揉力度可稍大。

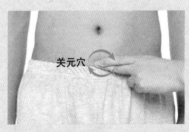

【按摩功效】补肾益气，调理脾胃，增强气血运行。

神阙穴

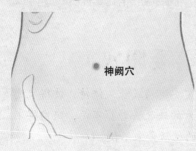

【取穴位置】神阙穴位于人体的腹中部，脐中央。

【操作手法】一般采取仰卧的姿势，双手重叠，掌心贴于该穴位上，顺时针转揉50下。转揉速度要平缓。

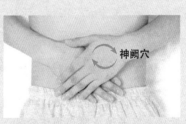

【按摩功效】疏通经络，振奋脏腑，延年益寿。

第二节　调节小肠功能（气海穴、大巨穴）

长期的压力与劳累，体内元气消耗加重，到中老年时期，气血亏损，脾胃等脏腑功能受到损坏，肠道吸收、消化功能失调，营养难以充分吸收，气血难以及时弥补，导致中老年人精力匮乏，体质虚弱，抵抗力下降，从而产生多种疾病，影响健康。而加强肠道的吸收功能有助于预防中老年疾病。

气海穴

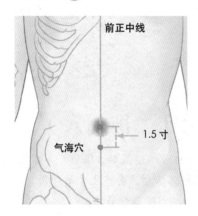

前正中线

1.5 寸

气海穴

【取穴位置】气海穴在体前正中线，脐下 1.5 寸处。

【操作手法】可采取仰卧的姿势，示指放于中指上，持续按揉该穴位，7 ~ 10 分钟。按揉力度可稍大。

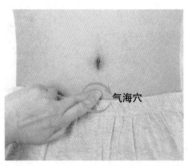

气海穴

【按摩功效】生发阳气，调理肠胃，促进营养物质的吸收。

大巨穴

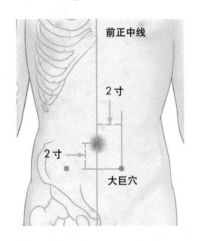

前正中线

2 寸

2 寸

大巨穴

【取穴位置】大巨穴在下腹部，脐下 2 寸，距前正中线 2 寸。

【操作手法】一般采取仰卧的姿势，示指与中指并拢按于该穴位上，回旋转揉 20 ~ 30 下。按揉时速度平缓，力度适中。

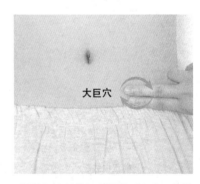

大巨穴

【按摩功效】加强胃肠蠕动，改善小肠的吸收消化功能。

第三节　消除肌肉酸痛（太白穴、委阳穴）

由于阻碍经络畅通，血液循环不畅，中老年神经系统反应迟缓，突然运动或长久僵持，使得肌肉紧张，容易造成肌肉损伤分裂，产生酸痛感。加之水、蛋白质和维生素的缺乏，营养不足，肌肉得不到及时的营养补充，内部机制愈合缓慢，便会持续酸痛，给中老年人的生活带来不便。

太白穴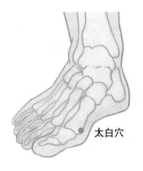

【取穴位置】太白穴在足内侧缘，第一跖趾关节后下方赤白肉际凹陷处。

【操作手法】可采取正坐的姿势，侧脚，用拇指指端掐按该穴位，停留约3秒，稍缓，重复此动作3～4次。掐按力度以可承受度为宜。

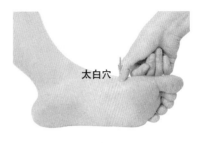

【按摩功效】调节经络，促进血液循环，缓解肌肉酸痛。

委阳穴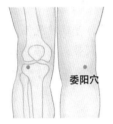

【操作手法】一般采取正坐屈膝的姿势，将示指指端按于穴位上，点揉约3分钟。力度适中，以产生酸胀麻痛感为宜。

【取穴位置】委阳穴在腘横纹外侧端，股二头肌肌腱的内侧。

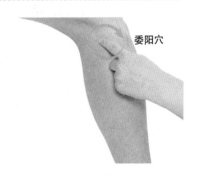

【按摩功效】舒筋活络，促进肌肉伸展，防止肌肉损伤分裂。

第四节　调理肠胃功能（足三里穴、中脘穴）

由于家庭生活、工作压力的增大，人们的精神时常处于紧张状态，尤其中老年人，气血不足，胃液分泌减少，因干涩而损伤胃黏膜，导致肠胃功能失调，造成消化不良，引发胃痛、胃炎等多种病症。肠胃功能紊乱，中老年人对食物营养吸收不足，导致消瘦、无力，体质虚弱，影响身体健康。

足三里穴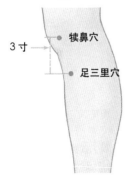

【取穴位置】足三里穴在小腿前外侧，犊鼻穴下3寸，距胫骨前缘一横指（中指）。

【操作手法】一般采取坐姿，以小鱼际搓揉该穴位，持续搓约30秒，以相同方法重复按摩3～4次。搓揉力度可稍大。

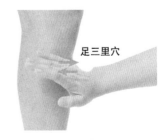

【按摩功效】补中益气，促进胃酸分泌，强化肠胃吸收消化功能。

中脘穴

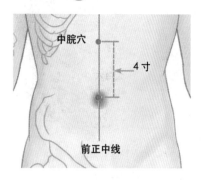

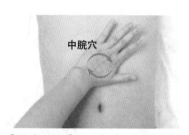

【取穴位置】中脘穴位于人体的上腹部，前正中线上，脐上4寸。

【操作手法】一般采取仰卧的姿势，将手掌按于此穴位上，回环转揉20～30次。按揉手法要平缓，速度均匀适中。

【按摩功效】疏导气血，养胃健脾，促进肠胃蠕动。

第五节　补气强身（气海穴、膻中穴）

中老年阶段，身体功能属于衰退时期，脏腑功能弱化，津液气血生发缓慢，导致精气不足，身体虚弱。若不经常进行锻炼，容易引发疾病，甚至影响生命的持续，给家庭及亲人带来痛苦。穴位按摩是行之有效的简便的保健方法，经常按摩相应的穴位，有助于强身健体，振奋精气，维持生命活动。

气海穴

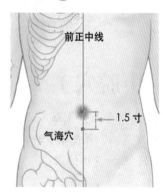

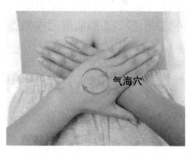

【取穴位置】气海穴在体前正中线，脐下1.5寸。

【操作手法】可采取仰卧的姿势，将双手重叠，掌心向下，按于该穴位上，旋转按揉约10分钟。按揉力度可稍大，速度要平缓。

【按摩功效】补中益气，通筋活络，强身健体。

膻中穴

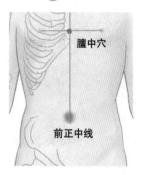

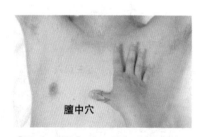

【取穴位置】膻中穴在前正中线上，两乳头连线的中点处。

【操作手法】一般采取仰卧的姿势，将拇指按于该穴位上，向左右两侧推摩约5分钟。推摩要速度均衡。

【按摩功效】活血通络，补充阳气，缓解体质虚弱的症状。

第六节　养心、镇静、宁神（百会穴、大椎穴、神门穴）

中医学认为，心神是人的生命活动的总称。以精血为物质基础，是血气阴阳两个方面共同作用的产物，由心主宰。心神不宁容易导致气血运行受阻，精血营养无法传递到脏腑，脏腑功能受到影响，无法维持机体正常运行，引发疾病，进而影响身体的健康。

百会穴

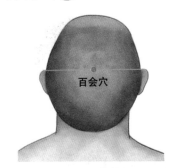

【取穴位置】百会穴在头顶正中线与两耳尖连线的交点处。

【操作手法】一般采取坐姿，将一手示指与中指并拢，按于穴位处，先顺时针按摩 20 ～ 30 下，再以相同手法逆时针按摩相同次数。每日 1 ～ 2 次。

【按摩功效】疏通经络，提升阳气，舒缓心绪。

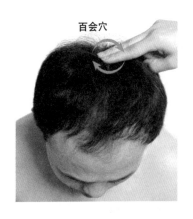

百会穴

大椎穴

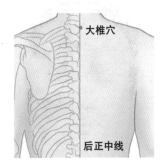

大椎穴

后正中线

【取穴位置】太椎穴在后正中线上，第七颈椎椎棘下的凹陷中。

【操作手法】采取俯卧的姿势，用拇指指腹按压该穴位，旋转按揉 30 下左右。按揉时力度稍大，以产生酸胀感为宜。

【按摩功效】促进体内阴阳平衡，镇静安神。

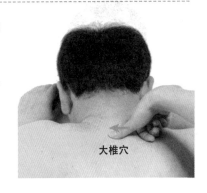

大椎穴

神门穴

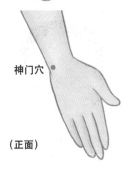

神门穴

（正面）

【取穴位置】神门穴位于腕部，腕掌侧横纹尺侧端，尺侧腕屈肌腱的桡侧凹陷处。

【操作手法】采取正坐或仰卧的姿势，用大拇指指端掐按该穴位，持续约 2 秒，松开，稍缓，以相同手法按摩 2 ～ 3 次。力度可稍大，以产生酸胀麻痛感为佳。

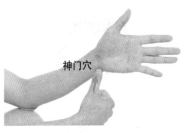

神门穴

【按摩功效】活血通络，促进气血运行，增强心脏活力。

第七节 保健老年人的耳目（攒竹穴、鱼腰穴、丝竹空穴、瞳子髎穴）

老年阶段生理功能逐渐衰退，阴阳失调，精气不足，气血运行缓慢，头部眼睛和耳朵内部气血阴浊湿重，神经反应敏感度降低，容易造成眼睛充血、视力模糊、听力下降等。耳目受损，不仅给老年人的生活带来不便，还会增加心理压力，影响心绪，产生抑郁症等。

攒竹穴

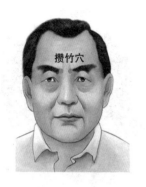

【取穴位置】攒竹穴位于面部，眉头陷中，眶上切迹处。

【操作手法】可采取正坐的姿势，将示指指端按于该穴位，按压20～30下。按压力度可稍大，以产生酸胀感为宜。

【按摩功效】补气益血，缓解眼部疲劳。

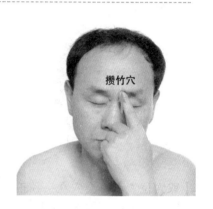

鱼腰穴

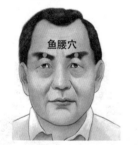

【操作手法】可采取正坐姿势，其余四指握拳，将示指伸出弯曲，用第二指关节顶压该穴位，30下左右。顶压力度适中，以产生酸胀感为佳。

【取穴位置】鱼腰穴位于额部，瞳孔直上，眉毛中。

【按摩功效】促进眼部血液循环，镇静安神。

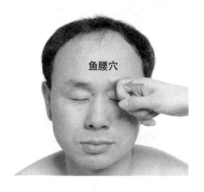

丝竹空穴

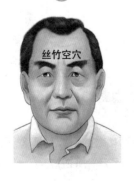

【取穴位置】丝竹空穴位于眉梢凹陷处。

【操作手法】可采取正坐或仰卧的姿势，将双手示指指腹按于此穴位上，点揉3～4分钟。力度适中，速度平缓。

【按摩功效】疏通经络，消除血液淤积，防止眼睛充血。

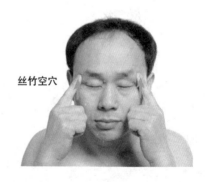

瞳子髎穴

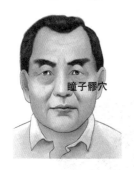

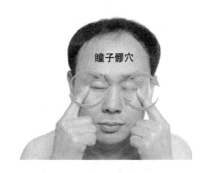

【取穴位置】瞳子髎穴位于面部，目外眦旁，眶外侧缘处。

【操作手法】可采取正坐的姿势，将双手示指指端按于此穴位上，点揉 3 ~ 4 分钟。力度适中，速度平缓。

【按摩功效】降浊除湿，调节阴阳，疏通耳目。

第八节　提高睡眠质量（睛明穴、太阳穴、四神聪穴、风池穴）

进入老年期以后，脏腑功能受到气血运化不足的原因而减退，肾功能衰弱，精气不足，致使神经系统出现障碍，导致不易入睡，睡眠过浅，容易惊醒，醒后不易再睡，以及早醒的症状。睡眠质量差，致使白天精神不振，体力虚弱，使身体衰老速度加快，影响健康。

睛明穴

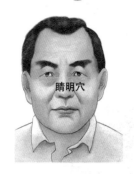

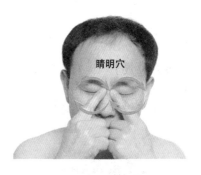

【取穴位置】睛明穴位于面部，目内眦角稍上方凹陷处。

【操作手法】一般采取坐姿，将双手示指指腹按于两侧穴位，闭眼，回环转揉 2 ~ 3 分钟。用力适中，速度均缓。

【按摩功效】促进气血运行，缓解眼部疲劳，镇静安神。

太阳穴

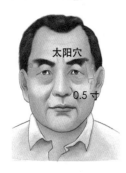

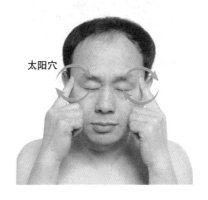

【取穴位置】太阳穴位于耳郭前面，在颞部（前额两侧），眉梢和外眼角的中点向后大约 0.5 寸的凹陷处。

【操作手法】一般采取坐姿，双手握拳，伸出示指，将示指指腹按于两侧太阳穴上，按揉约 3 分钟。按揉力度由轻到重，至产生酸胀感为宜。

【按摩功效】清肝明目，舒缓心绪，促进睡眠。

四神聪穴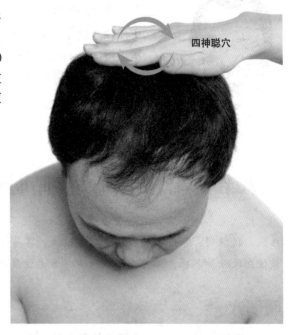

【取穴位置】四神聪穴共4穴，在头顶部，百会前后左右各1寸。

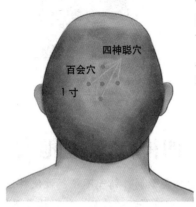

【操作手法】一般采取坐姿，将手掌贴于穴位上，回环按摩20～30下。不可用力过度，按摩速度应均匀平缓。

【按摩功效】活血通络，有效改善失眠症状。

风池穴

【取穴位置】风池穴在项部，枕骨之下，与风府相平，胸锁乳突肌与斜方肌上端之间的凹陷处。

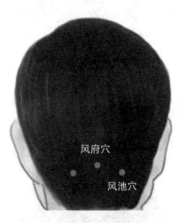

【操作手法】一般采取坐姿，将两手拇指按于两侧风池穴处，其余四指抱头，转揉50下。住按揉力度稍大，以有酸胀感为宜。

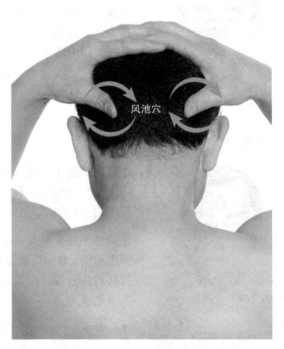

【按摩功效】补中益气，改善脑部功能，提高睡眠质量。

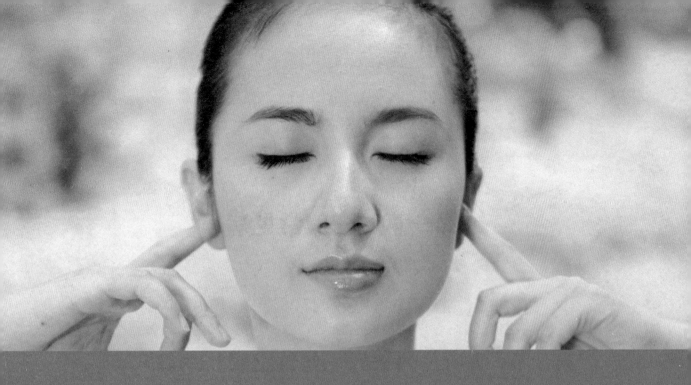

第三篇
常见病特效穴位按摩

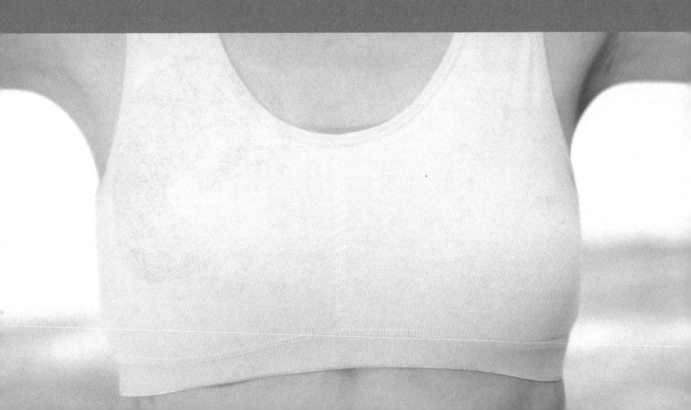

第一章　一般常见病

第一节　头痛（列缺穴、丝竹空穴、率谷穴）

头痛的类型众多，有偏头痛、紧张型头痛、颅脑外伤、全身性疾病引发的头痛等。中医学认为，头为元神居所，诸阳之会，体内脏腑失调，阴阳之气失衡，气血生发受阻，则会产生头痛的症状。另外，头部经常受湿寒风吹，使外邪侵犯，也会产生头痛、头胀的病症。

对症特效穴

1. 列缺穴： 在前臂桡侧缘，桡骨茎突上方，腕横纹上 1.5 寸处，肱桡肌与拇长展肌腱之间。

2. 丝竹空穴： 在面部，眉梢凹陷处。

3. 率谷穴： 在头部，耳尖直上入发际 1.5 寸，角孙穴直上方。

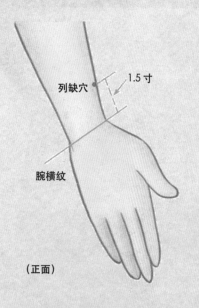

列缺穴　　1.5 寸
腕横纹
（正面）

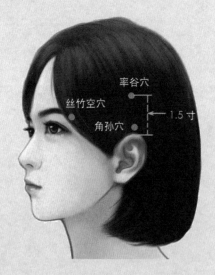

率谷穴
丝竹空穴
角孙穴
1.5 寸

快速取穴

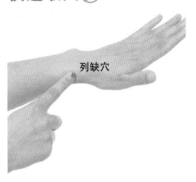

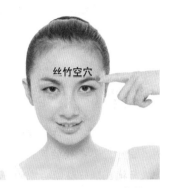

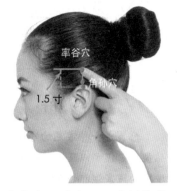

1. **列缺穴**：两手虎口自然交叉，一手示指按在另一手的桡骨茎突上，示指指尖到达的凹陷处即是。

2. **丝竹空穴**：采取正坐的姿势，两眉梢的尾端凹陷处即是。

3. **率谷穴**：采取正坐或侧伏的姿势，耳尖直上入发际1.5寸处，角孙穴直上方即是。

特效按摩

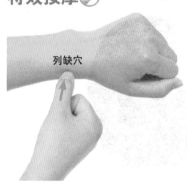

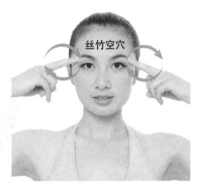

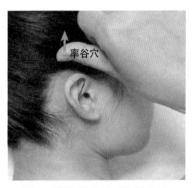

1. 用拇指指端掐按列缺穴，逐渐用力，做深压捻动，每次按摩约10分钟，以产生酸胀感为宜。列缺穴能够有效缓解头痛。

2. 用双手中指环形按揉两眉梢的丝竹空穴，力度适中，按摩7～10分钟。按揉此穴位，不仅可以降低头痛频率，还能够快速消除眼部疲劳。

3. 用一手拇指往上拨率谷穴，力度适中，以头痛有明显减轻为度，约5分钟，能有效地缓解偏头痛。

特效穴详解

1. 列缺穴属手太阴肺经，八脉交会穴之一，通任脉。有活血化瘀、利水通淋的功效，可以沟通表里，畅达任脉。除了可以缓解头痛外，对于头面部疾病以及骨折、伤痕等后遗症也非常有效。

2. 丝竹空穴属手少阳三焦经，是三焦经的终点之穴，有清头明目、散骨镇惊的功效。手少阳三焦经循行经过头侧部，因此，该穴对于治疗偏正头痛有很好的疗效。

3. 率谷穴为足少阳胆经穴，足太阳、足少阳之交会穴。春季肝气易动易伤，肝阳偏亢而导致偏头痛，经常按摩刺激率谷穴对于偏头痛、眩晕等有显著疗效。

小贴士

> 丝竹空穴配合穴位按摩工具，加上对眼部周围其他穴位的按摩，能促进眼部血液循环，改善微循环，对视力恢复及眼部保健效果显著。

第二节 感冒（大椎穴、风池穴）

感冒是一种常见的呼吸系统疾病，一年中以冬、春两季较为流行。祖国医学将感冒分为风寒型、风热型、暑湿型以及流行性感冒等类别。由于外界气候的变化，人体内部自身调节功能发生紊乱，外部环境中的风寒湿邪之气就会侵入体内，从而扰乱阻碍脏腑功能的发挥，导致鼻塞、流涕、头晕等感冒症状。

对症特效穴

1. **大椎穴**：在后正中线上，第七颈椎椎棘下的凹陷中。

2. **风池穴**：在颈后部，枕骨直下，与风府相平，胸锁乳突肌与斜方肌上端之间的凹陷处。

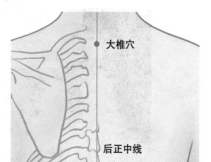

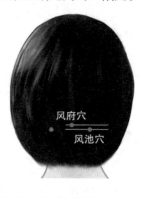

快速取穴

1. **大椎穴**：采取正坐的姿势，略低头，与肩平齐处出现的高突为第七颈椎棘突，棘突下的凹陷处即是。

2. **风池穴**：采取正坐或俯卧的姿势，在后颈部后头骨下，两条大筋外缘陷窝中，约与耳垂齐平处即是。

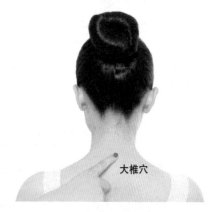

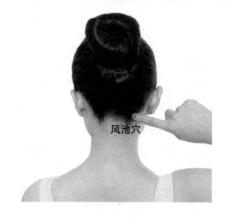

特效按摩

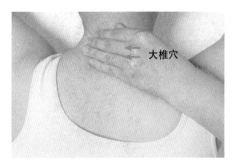

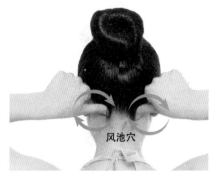

1. 采取俯卧的姿势，将空心掌放在大椎穴上，轻柔缓和地拍击，约5分钟，力量可由轻到稍重，每天1～2次。

2. 保持身体正直，双手拇指放在两侧风池穴处，环形按揉3～5分钟，力度适中，以出现酸胀感为宜，每天按摩1～2次。

特效穴详解

1. 大椎穴为督脉穴，是手足三阳与督脉之会。督脉调控全身的阳气，大椎穴是温经通阳的重要穴位，有解表清热、疏风散寒的功效，按摩搓热大椎穴能够振奋阳气，有效防治感冒。

2. 风池穴为足少阳胆经穴，是足少阳、阳维之会，也是风邪蓄积的地方，因此经常按摩刺激风池穴可以有效祛除外邪，达到清利头目的作用。除此之外，还有安神助眠的功效。

小贴士

年幼、年老和骨质疏松者在按摩大椎穴时，手法一定要轻柔，避免挫伤颈椎。

第三节　咳嗽（肺俞穴、定喘穴）

咳嗽是呼吸道疾病的一种常见症状。中医学认为，外部风邪之气侵入肺部，肺的宣发肃降功能降低，浊气阻塞气道，肺主呼吸功能受到影响，产生咳喘气逆的症状。久咳不治容易导致肺脾虚弱，严重者会出现支气管炎、肺炎、肺结核等病症。

对症特效穴

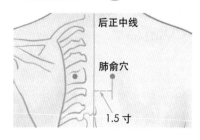

1. **肺俞穴**：在背部脊柱区，第三胸椎棘突下，后正中线旁开1.5寸。

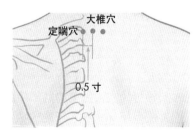

2. **定喘穴**：在颈部，第七颈椎棘突下，大椎穴旁开0.5寸处。

快速取穴 --

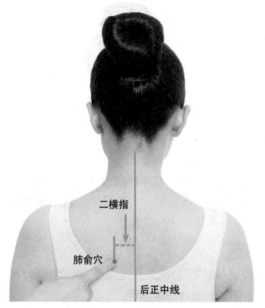

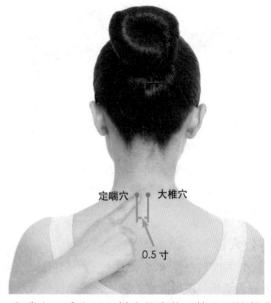

1.肺俞穴: 采取正坐或俯卧的姿势,位于人体背部,第三胸椎棘突的下方,左右旁开二横指处即是。

2.定喘穴: 采取正坐低头的姿势,第七颈椎棘突的下方,大椎穴左右旁开约0.5寸处即是。

特效按摩 --

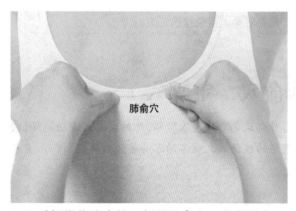

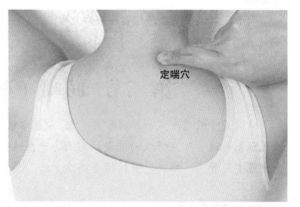

1. 双手拇指指腹点按两侧的肺俞穴,力度适中,以出现酸胀感为宜,每次约10分钟。

2. 示指叠中指放于穴位处,有节律地按压10～20下,稍用力,感到酸胀即可。按摩定喘穴,不仅能够防治咳嗽,还可以治疗落枕。

特效穴详解 ·--

　　1.肺俞穴是足太阳膀胱经穴,是主治肺部疾病的重要腧穴,具有解表宣肺、肃降肺气的作用,能够调节肺部气机,促进气血循环,有效缓解咳嗽、支气管炎等病症。还可对肺俞穴进行艾灸,治疗咳喘效果更显著。

2.定喘穴具有止咳平喘、通宣理肺的作用，可以升阳益气，调节机体阴阳，防治风寒侵袭，平定呼吸，有效预防支气管炎症。定喘穴结合中府穴进行按摩，咳喘等症状能够有效地得到抑制。

小贴士

> 肺俞穴的按摩同样适用于儿童，由于婴幼儿身体较小，家长可以用示指的指肚在肺俞穴处按顺时针或逆时针方向轻轻按压，每次2分钟，每天2~3次，能够帮助宝宝排痰。此方法既对孩子的身体有益，又可加深家长与孩子间的感情。

第四节　腹泻（神阙穴、涌泉穴）

腹泻一般分为急性腹泻与慢性腹泻两类。中医学认为，外感湿寒邪气，或者阳气虚弱，导致脾失健运，水谷运化失调，肠胃内分泌紊乱，吸收消化功能受阻，从而产生腹泻。夏季炎热，细菌滋生，加之贪吃生冷食物，刺激肠胃，引发肠胃炎症，尤其容易产生腹泻。

对症特效穴

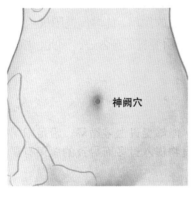

1.**神阙穴**：在腹中部，脐中央。

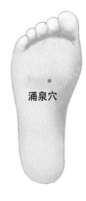

2.**涌泉穴**：在足底前部凹陷处，第二、第三趾趾缝纹头端与足跟连线的前1/3处。

快速取穴

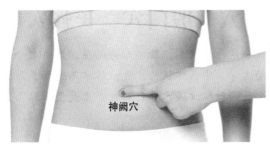

1.**神阙穴**：采取正坐或仰卧的姿势，腹部肚脐即是。

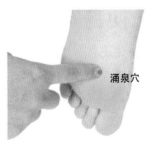

2.**涌泉穴**：在足底前部凹陷处，按压有酸痛感处即是。

特效按摩

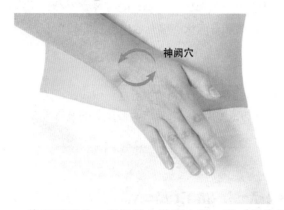

神阙穴

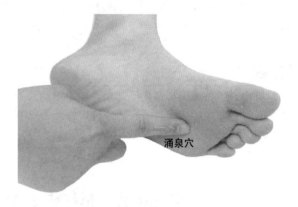

涌泉穴

1. 将双手搓热，掌根放在神阙穴处，逆时针按揉 360 下，以腹部发热、无不适感为宜。顺时针方向按揉可以缓解便秘。

2. 示指指腹搓涌泉穴，力度适中，约 10 分钟，以足底部有热感为宜。

特效穴详解

1. 神阙穴为任脉穴，是人体生命最隐秘最关键的要害穴，被称为"先天之本源，生命之根蒂"，有调和脾胃、复苏固脱的功效。除按摩外，灸神阙穴对于寒性腹泻有很好的疗效。

2. 涌泉穴为足少阴肾经穴，是肾经的首穴，具有散热生气、调节气血的作用，能够促进阳气生发，除寒降湿，防止受凉产生腹泻。肾经之气像源泉之水，源自足下，涌出后灌溉周身各处，因此，按摩此穴能够由下到上对全身进行整体的调节。

小贴士

除按摩外，我们还可以将生姜切成薄片贴在涌泉穴，生姜性温，能够促进血液循环，沿足阳明胃经脉络带动气机，将脾胃寒凉之气排出体外，对于治疗夏天生凉食物摄入过多而导致的腹泻有显著疗效。

第五节　便秘（天枢穴、支沟穴、殷门穴、长强穴）

便秘通常指排便次数少，排便费力。经常便秘，导致毒素淤积，脸部容易起痘，严重者会引发痔疮等病症，便秘多发于老年人、肥胖者、久坐少动者等。中医学认为，气血脉络不通畅，脏腑器官得不到及时滋养，肠胃消化吸收功能失调，导致食物滞结，津液水分耗损，产生大便干结、久滞不下的状况。

对症特效穴

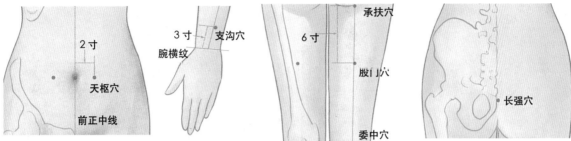

1. **天枢穴**：在腹中部，平脐中，肚脐旁2寸。
2. **支沟穴**：前臂背侧，腕背横纹上3寸，尺骨与桡骨之间。
3. **殷门穴**：在大腿后面，承扶穴与委中穴的连线上，承扶穴下6寸。
4. **长强穴**：在尾骨下方，尾骨端与肛门连线的中点处。

快速取穴

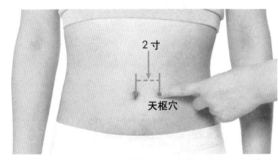

1. **天枢穴**：采取站立或仰卧的姿势，位于人体腹部，肚脐两侧2寸处即是。

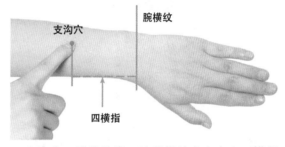

2. **支沟穴**：伸臂俯掌，腕背横纹中点直上四横指，前臂两骨之间的凹陷处即是。

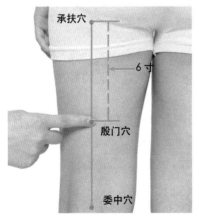

3. **殷门穴**：采取站立的姿势，承扶穴与委中穴的连线上，承扶穴下6寸处取穴。

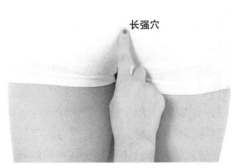

4. **长强穴**：采取俯卧的姿势，在尾骨端与肛门连线的中点处取穴。

特效按摩

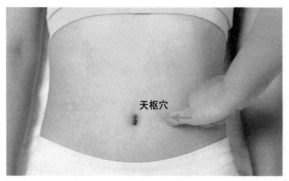

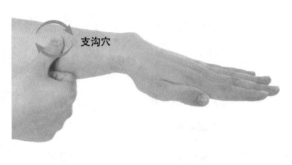

1. 采取站立的姿势，拇指掐按天枢穴，力度适中，约 10 分钟，以出现酸胀感为宜。

2. 一侧拇指指腹环形按揉对侧手臂的支沟穴，力度由轻到重，按揉 20 下左右，左右手交替按摩 1 ~ 2 次。

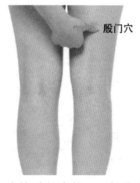

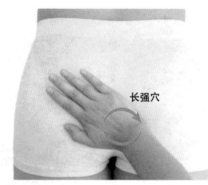

3. 采取站立或俯卧的姿势，用拇指指腹按压殷门穴，10 ~ 20 下，力度适中，速度均缓。

4. 采取俯卧的姿势，用掌根按揉长强穴，左右手各按揉 5 ~ 10 分钟，以出现发热和酸胀感向身体四周扩散为宜。

特效穴详解

1. 天枢穴属于足阳明胃经，是手阳明大肠经募穴。具有理气行滞、消食的功效，能够疏通肠腑，促进消化吸收，缓解便秘。同时还可降低精神压力，宽胸安神。天枢穴是大肠的募穴，对消炎止泻、通利大便功效显著。

2. 支沟穴为手少阳三焦经穴，按摩刺激此穴位能够清泄少阳，疏通三焦，使三焦腑气舒畅，恢复大肠的传导功能，从而达到治疗便秘的效果。

3. 殷门穴为足太阳膀胱经穴，有疏通筋脉、通经活络的作用，经常按摩此穴，不仅能够治疗便秘，还对腰背疼痛、坐骨神经痛等有很好的疗效。

4. 长强穴属督脉，古人对长强穴的解释为"循环无端之谓长，健行不息之谓强"，只有气血正常运行，才能保证健康。长强穴是调理人体气血升降的穴位，经常按摩可以改变大肠的收缩和舒张状态，从而改善便秘。

第六节　口臭（地仓穴、天枢穴、大横穴）

口臭也称为口气，是指从口腔或其他充满空气的空腔中如鼻、咽等所散发出的臭气，不仅会妨碍正常的人际交往，也严重地影响了人们的心理健康。中医学认为，三焦积热且体内湿气较重、肺胃郁热、胃火灼盛、肠腑实热等都会引起口臭，除各种炎症引起的口源性口臭和非口源性口臭外，生理方面也会由于喝酒、吸烟、吃刺激性食物以及精神紧张等引起单纯性短暂口臭。

对症特效穴

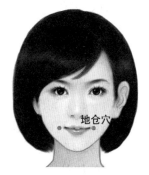
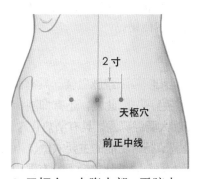
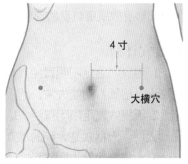

1. **地仓穴**：在面部，口角外侧，上直对瞳孔。

2. **天枢穴**：在腹中部，平脐中，肚脐两侧 2 寸处。

3. **大横穴**：在腹中部，距脐中 4 寸。

快速取穴

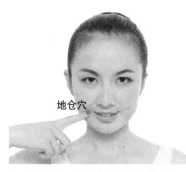
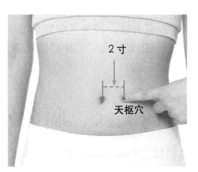
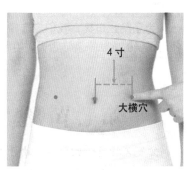

1. **地仓穴**：采取正坐的姿势，眼睛平视，口角外侧，上直对瞳孔处即是。

2. **天枢穴**：采取站立或仰卧的姿势，位于人体腹部，肚脐两侧 2 寸处即是。

3. **大横穴**：采取站立或仰卧的姿势，位于人体腹部，肚脐两侧 4 寸处即是。

特效按摩

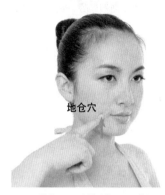

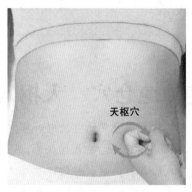

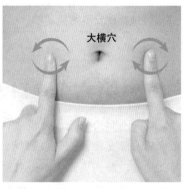

1. 口微闭，示指放于两侧地仓穴处，力度适中，点按地仓穴并微向上提，按摩 5～10 分钟，以出现酸胀感为宜。经常按摩该穴位，能够有效缓解口臭的现象。

2. 示指关节按揉天枢穴，力量由轻到重，按揉 20 下左右，以出现酸麻胀痛感为宜。此按摩法不仅能够治疗口臭，还可有效缓解便秘。

3. 双手示指指端同时按压两侧大横穴，做圆圈状按摩，20～30 下，力度轻缓，以产生酸胀感为宜。

特效穴详解

1. 地仓穴为足阳明胃经穴，是手足阳明与阳跷脉之会。具有调节胃经、分流阳热的功效，可以清热降火，缓解胃功能失常，消除口气。经常按摩此穴，还有抑制食欲、防止嘴角下垂的作用。

2. 天枢穴属足阳明胃经，是手阳明大肠经募穴。具有清热化湿、疏肝理气的作用，可以疏理肠胃，通利大便。天枢穴是大肠的墓穴，是调节肠腑功能的主要穴位，为治疗便秘、腹泻的特效穴。

3. 大横穴为足太阴脾经穴，是足太阴与阴维脉之会。具有温中、健脾、理肠的功效，按摩刺激此穴位，能够从根本上调理胃肠气火，从而消除口臭。除此之外，还能缓解腹部肥胖，比较适合在工作中久坐的人。

小贴士

为了防止口臭，我们应选择正确的刷牙方法，每天至少刷牙 2 次，并养成进食后漱口的习惯，还应使用正确的方法来清洁舌面，咀嚼富含纤维的食物或口香糖都能减轻口臭。

第七节　岔气（内关穴、膈俞穴、合谷穴）

岔气又称急性胸肋痛，由于在运动时，动作起伏过度或呼吸方式不正确，突然进气，导致胸肋部出现疼痛。中医学认为，岔气属于内伤范畴，体内气血运行受到阻碍，郁结积滞，致使脏腑受到损害，呼吸机痉挛，从而产生疼痛。在跑步或者做其他运动时，应当多加注意运动前的饮食和运动时的呼吸方式。

对症特效穴

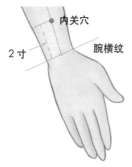 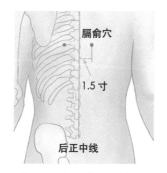 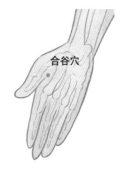

1. **内关穴**：在前臂掌侧，腕横纹上2寸，掌长肌腱与桡侧腕屈肌腱之间。

2. **膈俞穴**：在背部，位于第七胸椎棘突下，后正中线旁开1.5寸处。

3. **合谷穴**：在手背，第二掌骨桡侧的中点处。

快速取穴

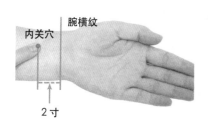 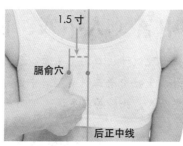 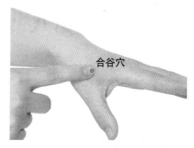

1. **内关穴**：采取正坐的姿势，仰掌，从手腕横纹的中央，往上2寸处即是。

2. **膈俞穴**：采取正坐或俯卧的姿势，第七胸椎棘突下，距后正中线1.5寸处即是。

3. **合谷穴**：一手拇指与示指张开，另一手的拇指关节横纹放在虎口处，拇指下压处即是。

特效按摩

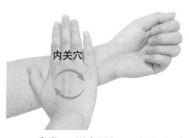 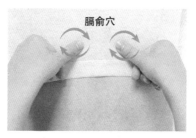 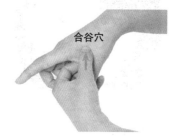

1. 一手掌心搓揉另一手的内关穴，力度适中，10～20下，以出现酸胀感为宜，左右手交替按摩2～3次。

2. 双手拇指指腹环形按揉膈俞穴，2～3分钟，每天1～2次，力度适中，以出现酸胀感为佳。

3. 一手拇指放在另一手合谷穴处，做一松一紧的按压，力度稍大，5～10分钟，以出现酸麻胀痛感为宜，两手可互换操作。

特效穴详解·

1. 内关穴为手厥阴心包经络穴，八脉交会穴，通于阴维脉。可以调理胸膈、疏通经络，维持体内脏腑、气血的平衡，能够迅速消除局部疼痛，治疗岔气。经常按摩该穴位，对心脏保健也有显著效果。

2. 膈俞穴为足太阳膀胱经穴，八会穴之一，具有散热化血、理气止痛的作用，能够调节膈肌气血，通调肺气，有效缓解胸肋疼痛。配合脾俞穴按摩，可以养血生血、健脾补心。

3. 合谷穴为手阳明大肠经穴，大肠经为多气多血之经，又与足阳明胃经相接，具有活络经血、调节脏腑的功效，按摩刺激此穴位能够改善气血运行异常，缓解疼痛感，对岔气有很好的疗效。

小贴士

合谷穴是养生的第一要穴，主治多种病症，尤其对生活中常出现的胃部不适、局部疼痛等症状有显著疗效。指压时应朝小指方向用力，并非垂直手背的直上直下按压，这样能够更好地发挥此穴位的效果。在按摩合谷穴时，注意体质较弱者，力度不宜过大，经期女性及孕妇不要按摩此穴。

第八节　中暑（人中穴、曲泽穴）

中暑是指在夏季，高温环境下，出现流汗、口渴、头晕、恶心、乏力、皮肤灼热、血压下降等一系列症状，分为先兆中暑、轻症中暑、重症中暑三种类型。中医称为"暑厥""暑风"等，由于脾胃虚弱、体内气血不足，暑热邪气乘虚而入，头脑神经失调，进而产生体虚、晕厥的现象。

对症特效穴 ----------------------------

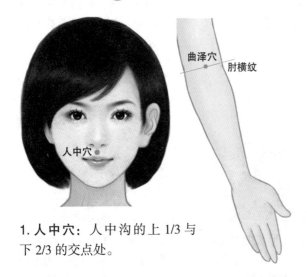

1. **人中穴**：人中沟的上 1/3 与下 2/3 的交点处。

2. **曲泽穴**：在肘横纹中，肱二头肌腱的尺侧缘。

快速取穴 ----------------------------

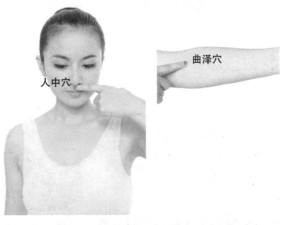

1. **人中穴**：位于鼻下，上嘴唇沟的上 1/3 与下 2/3 的交点处取穴。

2. **曲泽穴**：采取正坐的姿势，仰掌，微屈肘，在肘横纹上，肱二头肌腱的尺侧缘取穴。

特效按摩 -

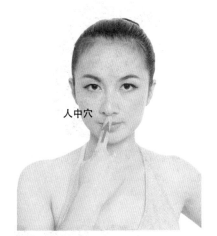

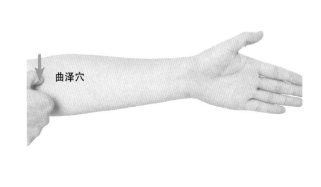

1. 用示指指尖按压人中穴，力度适中，约 5 分钟。除了做日常的保健按摩外，急救中暑者掐人中时应力度稍大，每分钟掐压 20 ～ 40 次，每次持续 0.5 ～ 1 秒。

2. 拇指指尖放于曲泽穴处，以适中力度垂直按压穴位，以出现酸胀疼痛感为宜，左右穴位分别按压，每次约 10 分钟。

特效穴详解 -

　　1. 人中穴又名水沟穴，属督脉，为手足阳明与督脉之会，具有调和阴阳、解痉通脉、醒脑开窍的作用，是急救昏厥的重要穴位。连续刺激能够升高血压，维持生命活力，在缺少医药的情况下，是治疗中暑的法宝。

　　2. 曲泽穴为手厥阴心包经穴，心包经属火，曲泽穴属水，有活血化瘀、疏通经络、清心泻火、除烦安神的作用。经常按摩刺激此穴位对于防治心胸烦热、头晕中暑效果显著。

小贴士

　　遇到重症中暑者时，除了立即将中暑者从高温环境转移到阴凉通风处掐人中外，还应迅速将中暑者送到就近医院，以免耽误治疗。

第九节　呃逆（天突穴、翳风穴）

　　呃逆即我们通常所说的打嗝，由于饮食过饱，进食过快，导致膈肌痉挛收缩，从而产生打嗝的现象。中医学认为，胃部受寒，阳气虚弱，气滞血瘀，使肺呼吸功能异常，宣发肃降的作用受阻，气逆不调，就会出现呃逆的状况。穴位按摩能够疏通气及，可以及时缓解打嗝症状。

对症特效穴

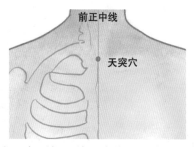

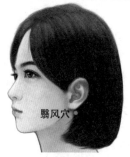

1. **天突穴**：在颈部，前正中线上，胸骨上窝中央。

2. **翳风穴**：耳垂后方耳根部，乳突与下颌角之间的凹陷处。

快速取穴

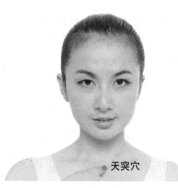

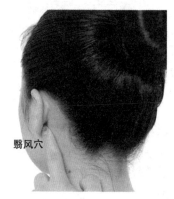

天突穴：采取正坐的姿势，手指从喉结向下移动，在左右锁骨内侧的凹陷处即是。

翳风穴：采取正坐或侧伏的姿势，耳垂微向内折，在乳突前方凹陷处取穴。

特效按摩

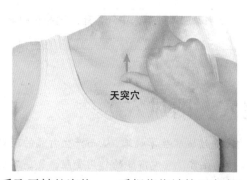

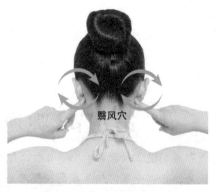

1. 采取平躺的姿势，一手拇指指端拨天突穴，由下往上轻轻拨，3～5分钟，以产生酸胀感为宜。

2. 双手示指缓缓用力按压左右两边翳风穴，做轻柔缓和的环形转动，20下左右，以出现酸胀疼痛感为度。

特效穴详解·

1. 天突穴属任脉，是阴维、任脉之会。具有宣肺平喘、降逆化痰、宽胸理气的功效，能够舒缓吸热生气，缓解胃寒，可以有效抑制打嗝，另外还可防治咳嗽、咽喉炎等病症。

2. 翳风穴为手少阳三焦经穴，是手足少阳之会。具有活血通络、益气补阳的作用，可以健脾利胃，通常经络气血的运行，调节气机，从而缓解呃逆不止的症状。此穴位的运行规律主要是向头部输送阳气，对于治疗眼耳口鼻面部疾患有很好的效果。

小贴士

日常出现打嗝的现象时，还可以采用站立姿势做深呼吸的方法，使劲吸气直到无法吸入为止，尽量长时间憋气，然后深呼出，如此反复几次，也能有效缓解打嗝症状。

第十节 贫血（太阳穴、风池穴、血海穴）

贫血是人体血红细胞减少，血红蛋白浓度降低的一种症状。贫血常出现头晕、失眠、记忆力减退等现象。中医学认为，贫血属于"虚症"范畴，心肝脾虚弱。主血、藏血、统血的功能受到阻碍，导致气机不调、气血亏损，体内脏腑无法得到滋养，从而致使身体神经紊乱，产生眩晕、无力、乏累的状况。血液为人体营养的根本，血液供应不足，将严重影响人体的健康。

对症特效穴

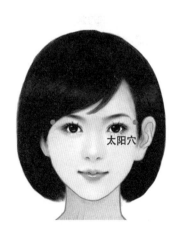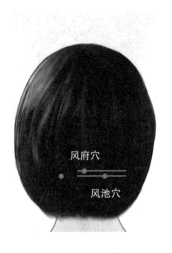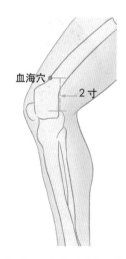

1. **太阳穴**：前额两侧，眉梢与目外眦之间，向后一横指的凹陷处。

2. **风池穴**：在项部，枕骨之下，与风府相平，胸锁乳突肌与斜方肌上端之间的凹陷处。

3. **血海穴**：大腿内侧，髌底内侧端上 2 寸，股四头肌内侧头的隆起处。

快速取穴

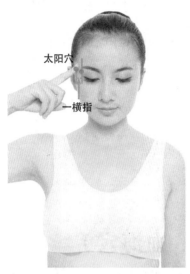
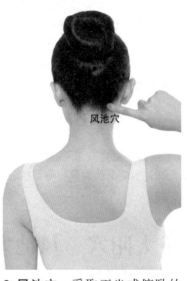
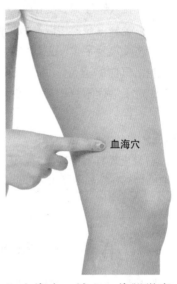

1. **太阳穴**：采取正坐的姿势，在头部侧面，眉梢与外眼角中间向后一横指的凹陷处即是。

2. **风池穴**：采取正坐或俯卧的姿势，位于后颈部后头骨下，两条大筋外缘凹陷处即是，约与耳垂齐平。

3. **血海穴**：站立，将腿微弯，在膝盖内侧有一个凹陷的地方，凹陷上方隆起的肌肉顶端即是。

特效按摩

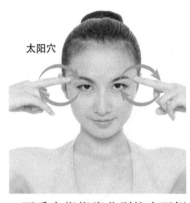
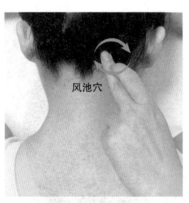
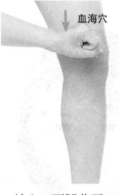

1. 两手中指指腹分别按在两侧太阳穴，顺时针与逆时针按揉相同的次数，力度适中，不可过度用力，3～5分钟，感觉酸胀即可。

2. 来取俯卧的姿势，示指叠中指放于一侧风池穴，环形按揉穴位，力度适中，约5分钟，以出现酸胀感为宜。

3. 站立，两腿分开，一手握拳，用拳侧叩击腿部的血海穴，力度不宜过大，约5分钟，以出现酸胀感为宜，应每天坚持。

特效穴详解·

　　1.太阳穴为经外奇穴，具有通经活络、醒脑安神的作用，能够促进头部血液循环，调节脑部神经，有效缓解头痛、头晕等症状。太阳穴位于颅骨薄弱部位，按摩时不可太过用力，以免损伤人体神经系统。

　　2.风池穴为足少阳胆经穴，是足少阳、阳维之会，有提升阳气、保肝健脾的功效，能够缓解肝脾虚弱，增强调节血液的功能。经常按摩风池穴，能够促进血液运行，缓解颈椎疲劳、肌肉紧张。

　　3.血海穴属足太阴脾经。具有运化脾血、养肝护血的功效，能够通调气血，防止气血亏损，有效缓解贫血的症状。女性在午饭前按摩血海穴，还能够有效祛除脸上的雀斑。

小贴士

　　由于女性生理的特殊性，更加容易发生贫血，平时应当多食用红枣、阿胶等补血益气的食物，咖啡、茶等易引起缺铁性贫血，不宜过量饮用。同时不要盲目减肥，以免营养供应不足，导致脏腑器官功能受损，产生贫血。

第十一节　呕吐（冲阳穴、太白穴、中脘穴）

　　呕吐是指胃内容物进入食管逆流出口腔的一种反射动作，常伴有上腹部不适、头晕、流涎、血压降低等症状。中医学认为，寒邪入侵，胃火上炎，冷热交替容易刺激肠胃，胆汁分泌失调，脾胃气逆，从而引发呕吐、恶心的症状。经常饮酒、有胃病者，应当注意日常对胃部的保健与养护。

对症特效穴

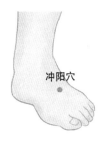

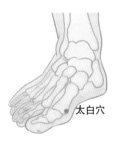

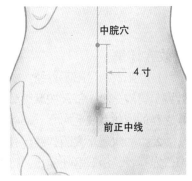

1.冲阳穴：在足背最高处，拇长伸肌腱与趾长伸肌腱之间，足背动脉搏动处。

2.太白穴：在足内侧缘，足大趾本节（第一跖趾关节）后下方赤白肉际凹陷处。

3.中脘穴：在上腹部，前正中线上，脐上4寸处。

快速取穴

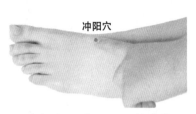

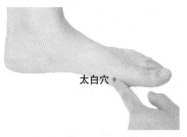

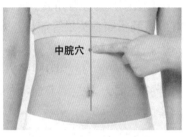

1. **冲阳穴**：采用正坐的姿势，平放足底，在足背最高处，足动脉搏动处即是。

2. **太白穴**：采取正坐或仰卧的姿势，平放足底，在足内侧缘，第一跖骨小头后下方凹陷处即是。

3. **中脘穴**：采取正坐或仰卧的姿势，在上腹部，前正中线上，肚脐与心窝连线的中点处即是。

特效按摩

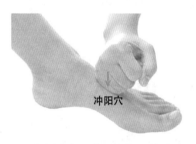

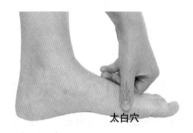

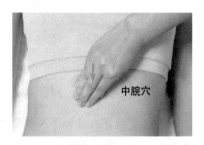

1. 平放足底，握空拳，将拳侧放在冲阳穴的位置，以适度力量按揉，20～30下，继续按揉另一侧冲阳穴，交替按摩1～2次，以出现酸胀感为宜。

2. 采取坐姿，用拇指按压、转揉太白穴，力度适中，约5分钟，以局部感到胀痛感为宜，换另一侧，以相同方法按压。

3. 空心掌拍在中脘穴上，以腹腔内产生热感为佳，4～6分钟，力度不可过大，以免出现疼痛感和恶心。

特效穴详解

1. 冲阳穴为足阳明胃经穴。具有调和脾胃、通络安神的功效，能够祛除胃部寒气、温和胃脏，有效调节胃液分泌。每天按摩刺激冲阳穴，能够让足阳明胃经之气运行顺畅，暖胃护胃，改善腹泻、呕吐之类的消化系统毛病。

2. 太白穴属足太阴脾经。有健脾利湿、益气升阳的作用，能够促进阳气生发，平衡体内阴阳，调节气血运行，缓解呕吐症状。脾经为少气多血之经，经常按摩太白穴，能有效缓解脾虚引起的腹泻、呕吐。

3. 中脘穴属任脉，为任脉、手太阳与少阳、足阳明之会，是胃之募穴，八会穴之腑会，能够直接调控胃腑气血，有和胃健脾、补中益气的功效。刺激中脘穴，能有效缓解胃部胀痛、积食、呕吐等病症。

人在呕吐后应该暂时禁食，使肠胃得到休息，恢复正常的功能，并在 1～2 周内不要食用生冷、煎炸油腻以及黏食等不易消化的食物。

第十二节　哮喘（天突穴、中府穴、膻中穴）

哮喘又称支气管哮喘，是一种长期反复发作的慢性疾病，常见症状有胸闷、咳嗽咳痰、呼吸困难等，少数患者还有胸痛的表现，多发生于冬春两季以及气候骤变时，严重影响着人们的身心健康。中医学认为，肺、脾、肾三脏功能失调，痰饮内伏，外邪侵入，导致肺部宣发肃降功能失调，引动伏痰，气机升降受阻，呼吸困难，引发哮喘。

对症特效穴

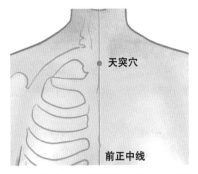

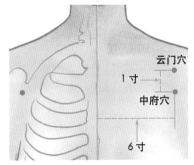

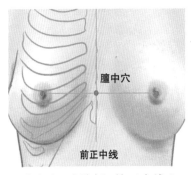

1. **天突穴**：在颈部，前正中线上，胸骨上窝中央。

2. **中府穴**：在胸前壁的外上方，云门穴下 1 寸，平第一肋间隙，距前正中线 6 寸处。

3. **膻中穴**：在胸部，前正中线上，平第四肋间，两乳头连线的中点处。

快速取穴

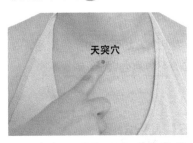

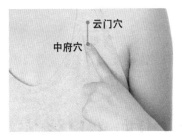

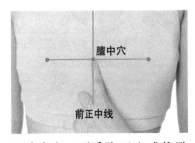

1. 天突穴：采取正坐或仰靠的姿势，手指从喉结向下移动，在左右锁骨内侧的凹陷处即是。

2. 中府穴：两手叉腰立正，锁骨外端下缘的三角窝处为云门，此窝正中垂直往下，平第一肋间隙处即是。

3. 膻中穴：可采取正坐或仰卧的姿势，前正中线上，两乳头连线的中点处即是。

特效按摩

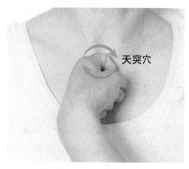
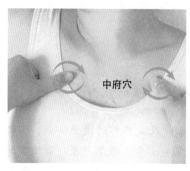
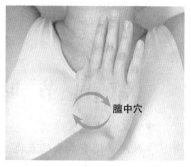

1. 一手握拳，四指上下搓揉天突穴，每次20下左右，按压时力度不可过大，以有酸胀感为宜。

2. 两手拇指分别环形按揉两侧中府穴，20～30下，然后再向上推摩该穴位，10～20下，推摩幅度不要过大，按揉时以产生酸胀感为宜。

3. 用拇指或手掌大鱼际部在膻中穴的位置顺时针旋转按搓，约3分钟，以局部出现热感为宜。

特效穴详解

1. 天突穴属任脉，是阴维、任脉之会。具有宣肺止咳、调和气机的作用，能够使肺气畅通，降湿消痰，能够有效缓解哮喘。哮喘是与肺有关的常见疾病，哮喘患者在感觉喘不过气时可通过按摩天突穴来缓解不适。

2. 中府穴属手太阴肺经，是肺的募穴。具有肃降肺气、清泻肺热、健脾补气的功效，能够调节脏腑功能，促进气机的正常运行，防治咳嗽、气喘等病症。经常按摩中府穴，对缓解肩部疼痛也有很好的疗效。

3. 膻中穴属任脉，是心包募穴，八会穴之气会，具有调理人身气机的功效。哮喘多由肺失宣降，气机升降不利所致，经常按摩，能够宽胸理气、止咳平喘、舒畅心胸。在烦躁生闷气时按摩膻中穴，还能够舒缓情绪，减轻烦恼。

小贴士

怎样有效预防哮喘呢？在日常生活中，我们需要保持良好的家庭环境卫生，加强室内空气流通，在体力许可的情况下应加强锻炼，提高呼吸道的体抗力，在饮食方面应多吃清淡有营养的食物。

第十三节　肺出血（尺泽穴、孔最穴）

肺出血是指肺部在受到炎症的刺激影响下，经常咳嗽导致肺部出血并淤积在此，或者是由肺部挤压伤伴挫伤、肋骨骨折引发的肺部毛细血管破裂出血。常表现为呼吸急促、胸胁疼痛、身体乏力以及反复咳血等。中医学认为，外邪入侵，肺气燥热失宣，气血运行受到障碍，导致气滞血瘀，满溢而出。

对症特效穴

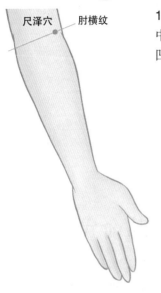

1. **尺泽穴**：在肘横纹中，肱二头肌腱桡侧凹陷处。

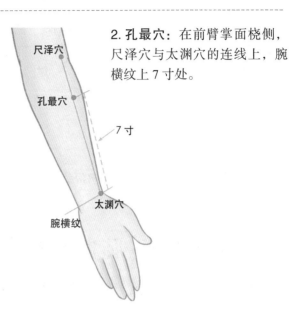

2. **孔最穴**：在前臂掌面桡侧，尺泽穴与太渊穴的连线上，腕横纹上7寸处。

快速取穴

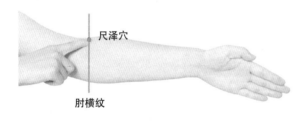

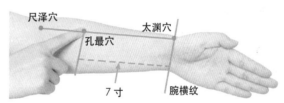

1. **尺泽穴**：采取正坐伸臂的姿势，在肘窝横纹上，大筋外侧凹陷处即是。

2. **孔最穴**：伸前臂仰掌，在桡侧，尺泽穴与太渊穴的连线上，距腕横纹7寸处即是。

特效按摩

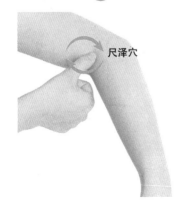

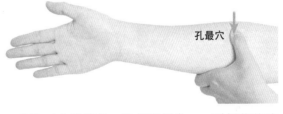

1. 用拇指指腹轻轻按揉尺泽穴，力度不可过大，每侧按揉约5分钟，以出现酸胀感为宜。

2. 采取正坐的姿势，伸前臂仰掌，一手拇指指腹按、揉另一手臂孔最穴，力度适中不可过大，约10分钟，以出现酸胀感为宜。换另一侧，以相同手法按摩。

特效穴详解

1.尺泽穴为手太阴肺经穴。有轻宣肺气、清热止血的功效，能够调节肺功能，促进宣发肃降功能的正常运行，有效藏血互血，在按摩刺激下，能够使肺气不壅滞于胸，缓解肺部出血的症状。

2.孔最穴属手太阴肺经。有宣肺解表、肃降肺气、凉血止血的功效，能够消除肺部燥热、润肺止咳，防止久咳导致肺出血。除按摩外，针灸此穴，也是治疗肺部疾患的良好方法。

小贴士

孔最穴除了可以治疗肺部出血、咳嗽、气喘、咽喉肿痛等疾病外，还有帮助戒烟的功效。经常按摩再加上合理的饮食，持之以恒就能够帮助人戒掉烟。

第十四节 肺炎（大椎穴、身柱穴、肺俞穴）

肺炎是一种常见的多发的感染性疾病，四季皆可发病，多发于冬春两季，是指肺泡和肺间质的炎症，并伴有呼吸急促、发热、干咳、痰有血丝以及胸胁疼痛等症状，肺炎可由病毒、细菌以及吸入性异物等引起，根据病程可分为急性肺炎，迁延性肺炎以及慢性肺炎。中医学认为，肺炎是在人体正气不足、表卫不固时，感受到了风热、风寒之邪，风邪侵入体内，伤及肺卫所致，在治疗时应注重宣降肺气、止咳平喘、清除痰饮等。

对症特效穴

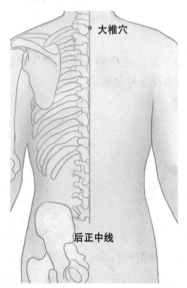
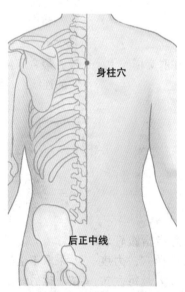
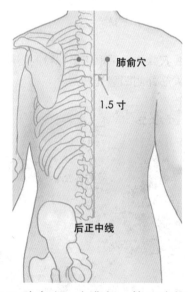

1.大椎穴：后正中线上，第七颈椎椎棘下的凹陷中。

2.身柱穴：在背部，后正中线上，第三胸椎棘下的凹陷中。

3.肺俞穴：在背部，第三胸椎棘突下，后正中线旁开1.5寸处。

快速取穴

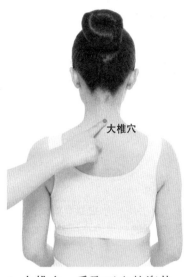

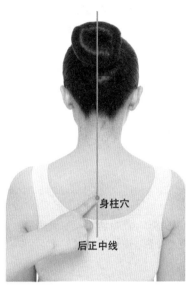

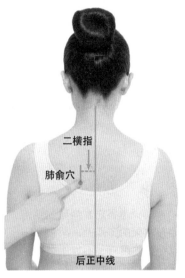

1. 大椎穴：采取正坐的姿势，略低头，与肩平齐处出现的高突为第七颈椎棘突，棘突下的凹陷处即是。

2. 身柱穴：采取俯卧的姿势，在后正中线上，第三胸椎棘突下凹陷处即是。

3. 肺俞穴：采取正坐或俯卧的姿势，位于人体背部，第三胸椎棘突的下方，左右旁开二横指处即是。

特效按摩

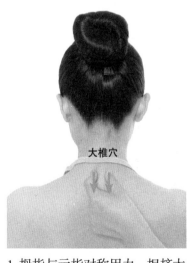

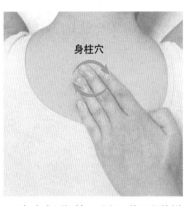

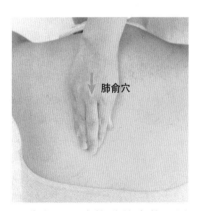

1. 拇指与示指对称用力，捏挤大椎穴，力度适中，每次约10分钟，每天1~2次。

2. 除大拇指外，用四指环形搓揉身柱穴，力度适中，30~40下，以出现酸胀感为宜。

3. 采取正坐或俯卧的姿势，用空心掌轻轻拍肺俞穴，力度适中，5~10分钟，以局部出现热感为宜。

特效穴详解·

1. 大椎穴为督脉穴。具有益气壮阳、祛风散寒的作用。颈部的大椎穴是人体阳气汇聚的地方，按摩搓热后能够振奋人体阳气，驱散入侵的寒气，并改善肺呼吸功能，能够防治气管炎、肺炎、肺气肿等病。

2. 身柱穴属督脉。有扶正祛邪、补足正气的功效，能够促进身体气血运行，散发阳气，治疗因正气不足、肺卫不固导致的肺炎，脑力不足产生的眩晕等。此穴最大的作用就是强身健体，增强体质。

3. 肺俞穴属足太阳膀胱经，是肺的背俞穴，有解表宣肺、肃降肺气的作用，善于治疗肺经及呼吸道疾病，如支气管炎、肺结核、肺炎等，能够有效调节肺脏经气，改善肺部功能。除此之外，对于牛皮癣、慢性湿疹等皮肤病也有疗效。

小贴士

肺炎患者忌食辛辣油腻的食物，以免影响脏腑功能，加重病情，适量多饮水并吃些水果是有好处的，但在水果的选择上，需注意的是不宜吃桃、杏、橘子等甘温的水果，防止生痰；性寒的水果也不可过量食用，以免损伤阳气，不宜于康复。

第十五节 慢性咽炎（廉泉穴、俞府穴）

咽炎分为急性咽炎与慢性咽炎，急性咽炎的反复发作是导致慢性咽炎的主要原因。慢性咽炎常表现为咽部不适、干燥口渴、异物阻塞、咽部痒感等，常在晨起时出现刺激性咳嗽及恶心干呕。中医将慢性咽炎归属喉痹范畴，气血虚损，肺、胃等脏腑失调，津液布散失常，气血结于咽喉，导致咽部干燥，发生病变。

对症特效穴

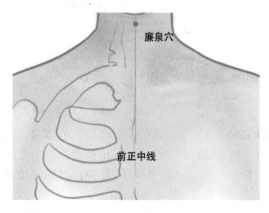
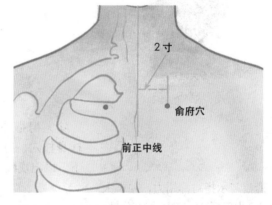

1. **廉泉穴**：在颈部，前正中线上，结喉上方，舌骨上缘凹陷处。

2. **俞府穴**：在胸部，锁骨下缘，前正中线旁开2寸处。

快速取穴

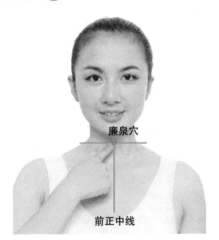

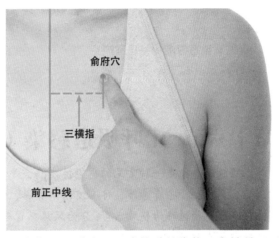

1.**廉泉穴**：采取正坐的姿势，略仰头，在颈部，前正中线与喉结正上方横皱纹交叉处即是，按压本穴时可以感觉到舌根。

2.**俞府穴**：采取正坐或仰卧的姿势，在锁骨正下方，距正中线左右三横指宽处即是。

特效按摩

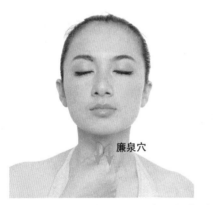

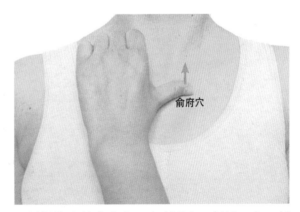

1.用拇指与示指提捏廉泉穴处皮肤，力度适中，3～5分钟，有微胀感即可。

2.用拇指上拨俞府穴，力度适中，每日2次，每次约5分钟，以出现酸胀感为宜。

特效穴详解

1.廉泉穴为任脉穴，是阴维任脉之会，有消肿止痛、清利咽喉的功效。慢性咽炎在用嗓过度、熬夜和烟酒刺激等情况下容易加重，采用轻揪廉泉穴的方式能够通经活络、活血化瘀，尤其适用于在辛辣食物刺激下引起的咽炎。

2.俞府穴是人体足少阴肾经上的主要穴道之一，肾经气血由此回归体内，经常按揉能够清热补肾，调动肾经气血。只要气血运行顺畅，不结于咽喉，就可以缓解慢性咽炎带来的咽部不适感。在遇到有人气喘发作时，按压俞府穴也可以起到一定的治疗效果。

小贴士

> 慢性咽炎患者应保持居室内空气新鲜以及适宜的温度与湿度，这是防治慢性咽炎的有效措施，饮食应以清淡、易消化为主，避免辛辣食物刺激咽部，还需注意休息，不要讲话太多，粉尘多的地方要尽量少去。

第十六节　上呼吸道感染（风门穴、中府穴、巨阙穴）

上呼吸道感染是一种常见的感染性疾病，是指从鼻腔到喉部之间的急性炎症的总称，在气候突变时流行，多发生于冬春季节，伴有流清水鼻涕、咳嗽、打喷嚏、咽喉疼痛、低热、高热等症状。中医将上呼吸道感染通称为伤风感冒，分为风热感冒与风寒感冒两类，体内阴阳不调，风热、风寒邪气侵肺，导致肺部气血运行障碍，生发肃降功能失调，使毒素瘀滞，从而产生病症。

对症特效穴

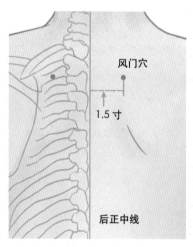

1. **风门穴**：在背部，第二胸椎棘突下，旁开1.5寸。

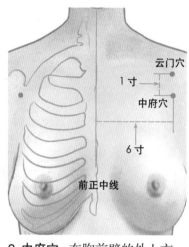

2. **中府穴**：在胸前壁的外上方，云门穴下1寸，平第一肋间隙，距前正中线6寸。

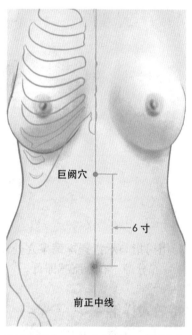

3. **巨阙穴**：在上腹部，前正中线上，脐上6寸。

快速取穴

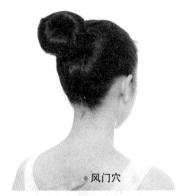

1. **风门穴**：采取正坐或俯卧的姿势，第二胸椎棘突下，左右旁开二横指宽处即是。

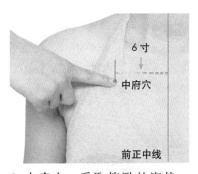

2. **中府穴**：采取仰卧的姿势，在胸壁的外上部，平第一肋间隙，距前正中线6寸处即是。

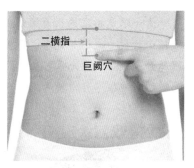

3. **巨阙穴**：采取仰卧的姿势，位于人体的腹中部，左右肋骨相交处向下二横指宽处即是。

特效按摩

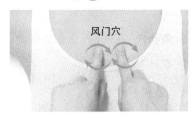

1. 两手示指指腹分别环形按揉两侧风门穴，力度适中偏大，每次按摩约15分钟，以局部出现酸胀感及发红为度。

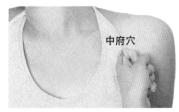

2. 按摩时，示指关节按压中府穴，力度适中，约10分钟，以出现酸麻胀感为宜。

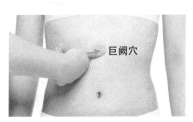

3. 用拇指指端按压、按揉巨阙穴，力度适中，每日1~3次，每次按摩约15分钟，以出现酸胀感及热感为宜。

特效穴详解

1. 风门穴属足太阳膀胱经，为督脉、足太阳之交会穴。具有痛经活络、清头明目的作用，能够祛除风寒、调节阴阳，有效治疗感冒、呼吸不畅等病症。

2. 中府穴是手太阴肺经穴。有轻泻肺热、肃降肺气的功效。经常按摩能够有效缓解由上呼吸道感染引起的咳嗽、流涕等症状，另外还能够预防哮喘。

3. 巨阙穴属任脉。具有宽胸理气、活血化瘀的功效，能够清除毒素、清理气道，防止肺燥感染，对于治疗呼吸道疾病效果显著。巨阙穴是心之募穴，对治疗心悸、胸闷、心痛等心部疾患也有很好的效果。

小贴士

流行性感冒的病毒致病能力强且流行范围较广，而一般感冒仅表现为上呼吸道感染，由细菌引起，我们不能将二者混为一体，应在区分后分别对症治疗。

第十七节 青光眼（颊车穴、阳白穴、角孙穴）

青光眼是指眼内压力间断或持续升高，超过眼球能耐受程度的一种眼病，会带来视神经萎缩、视野缩小、视力减退等危害，严重者会导致失明。睡眠不足、过度劳累以及情绪紧张等因素，都会引起眼压升高，导致青光眼。在中医学中属"五风"内障范畴，多由肝气郁结、肝肾阴虚、肝阳上亢所致，通过适当地按摩可以使青光眼患者视神经萎缩的情况有所好转。

对症特效穴

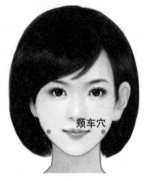 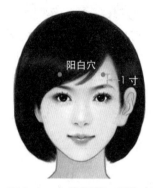 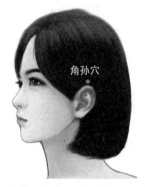

1. **颊车穴**：在面颊部，下颌角前上方约一横指，当咀嚼时咬肌隆起，按之凹陷处。

2. **阳白穴**：在前额部，瞳孔直上，眉上1寸。

3. **角孙穴**：在头部，折耳郭向前，耳尖直上入发际处。

快速取穴

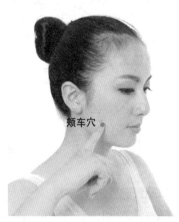 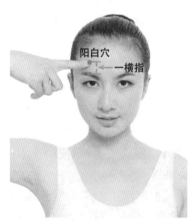 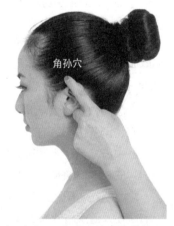

1. **颊车穴**：采取正坐的姿势，在耳垂斜下方，下颚骨后方边缘，开口时面部肌肉凹陷处即是。

2. **阳白穴**：采取正坐的姿势，从眉中央往上约一横指，在骨骼上方凹陷处，用力指压，头部有疼痛感处即是。

3. **角孙穴**：采取正坐的姿势，将耳朵全部折向前方将耳孔盖住，耳尖最上方处即是。

特效按摩

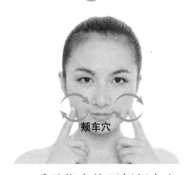

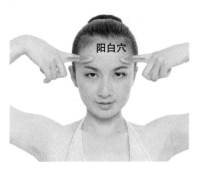

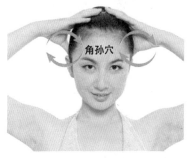

1. 双手示指点按两侧颊车穴 5 分钟，再沿顺时针方向按揉 5 分钟，沿逆时针方向按揉 5 分钟，力度适中不可过大，以局部有酸胀感并向整个面部发散为宜。

2. 双手示指指腹同时点按两侧阳白穴，慢慢地点击，速度缓和不宜太快，力度适中自己掌握，按摩约 5 分钟，以出现酸胀感为宜。

3. 双手拇指分别放在同侧角孙穴处，其余四指抱头，适当用力环形按揉约 3 分钟。在按摩完角孙穴后会打嗝，说明起到了一定的作用。

特效穴详解

1. 颊车穴属足阳明胃经。具有祛风清热、痛经活络的作用。能够舒缓肝部气血，促进阴阳平衡，疏通眼部血液循环，预防眼部疾患。经常按摩颊车穴，还能够调节面部神经，有效预防面瘫、口齿歪斜等症状。

2. 阳白穴属足少阳胆经，是足少阳、阳维脉之交会穴。有生气壮阳、疏肝理气的作用，能够补肾益气，缓解因肝肾阴虚而导致的青光眼。阳白穴配合睛明穴、太阳穴，对治疗眼睛红肿疼痛有良好的效果。

3. 角孙穴属手少阳三焦经，是手太阳，手、足少阳之交会穴。青光眼由肝气郁结所致，按摩此穴位能够有效地疏泄肝气、舒缓身体疲劳、缓解焦虑的情绪，对于头晕头痛、失眠、神经衰弱、眼部疲劳等有很好的疗效。

小贴士

人们在选择墨镜时一定要仔细挑选，不要贪图便宜而购买劣质墨镜，长期戴劣质墨镜，会对视力造成严重的伤害。青光眼患者应远离墨镜，在任何时候都不要佩戴。

第十八节　夜盲症（肾俞穴、肝俞穴、脾俞穴）

夜盲症，顾名思义就是指白天视力正常但在夜间或光线昏暗的情况下视力很差或完全看不见东西，行动困难，分为暂时性夜盲、获得性夜盲以及先天性夜盲。夜盲症俗称"雀蒙眼"。中医学认为，气血不足、脾胃虚弱、营养消化吸收功能受到阻碍，导致气血不足，肝虚血亏，肝开窍于目，肝脏受损，就会影响眼部的健康。

对症特效穴

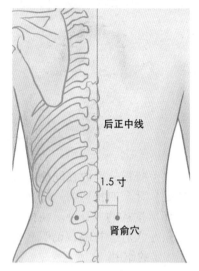
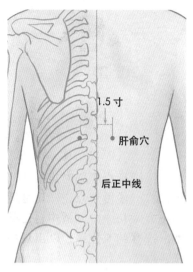
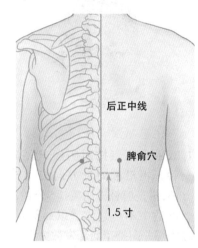

1. 肾俞穴：在脊柱区，第二腰椎棘突下，后正中线旁开1.5寸。

2. 肝俞穴：在背部，第九胸椎棘突下，后正中线旁开1.5寸。

3. 脾俞穴：在背部，第十一胸椎棘突下，后正中线旁开1.5寸。

快速取穴

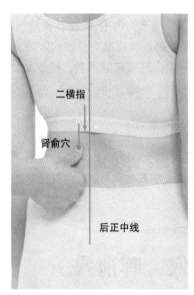
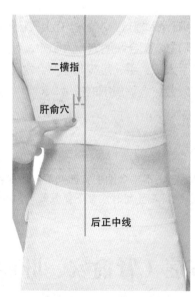
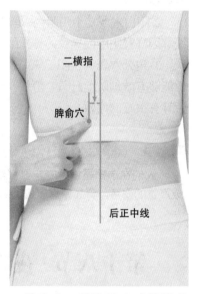

1. 肾俞穴：采取站立或俯卧的姿势，位于人体腰部，第二腰椎棘突下，左右二横指宽处即是。

2. 肝俞穴：采取站立或俯卧的姿势，在第九胸椎棘突下，左右二横指宽处即是。

3. 脾俞穴：采取站立或俯卧的姿势，在第十一胸椎棘突下，左右二横指宽处即是。

特效按摩

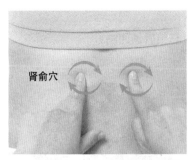

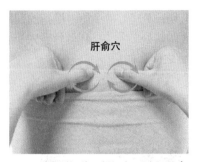

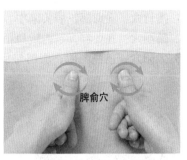

1. 双手示指指腹分别放在腰部两侧肾俞穴处按揉，力度适中，约10分钟，以局部出现酸胀感为宜。

2. 双手拇指分别按在两侧肝俞穴处，力度由轻到重以能承受为度做旋转运动，每次按摩10~30分钟，以出现酸胀感为宜。

3. 双手拇指在两侧脾俞穴处，环形按揉约5分钟，力度适中，以出现酸胀感为宜。

特效穴详解

1. 肾俞穴为足太阳膀胱经穴，有补肾益阳的功效。人的健康与否都与肾气的强弱有关，对于防病和治病，中医都很重视肾气得调补，肾俞穴为肾的保健要穴，按摩刺激对于各类肾脏疾病有很好的疗效。

2. 肝俞穴属足太阳膀胱经，是肝的背俞穴。肝藏血，主疏泄，若肝气郁结会导致肋部疼痛，血不养目则视力下降，按摩肝俞穴能够疏肝理气、养血明目，对于各类肝脏疾病以及视力下降等症都有很好的疗效。

3. 脾俞穴属足太阳膀胱经，是脾的背俞穴。具有健脾和胃、疏肝理气的功效，能够促进气血运化，滋养肝脏，调节肝部气机，有效缓解青光眼。脾和胃被称为气血生化之源，是养生保健的重要穴位。

小贴士

夜盲症患者应在白天加强锻炼，多做户外运动，并合理安排饮食，多吃富含维生素A的食物，例如，苹果、鸡蛋、动物肝脏等，对于一些病情较严重的患者来讲，在夜间应安静卧床休息，少活动。

第十九节 红眼病（攒竹穴、睛明穴、太阳穴、丝竹空穴）

红眼病又被称为急性结膜炎，是由细菌感染引起的一种常见的流行疾病，多发生于春、夏、秋三季。本病的特点是传染性强、发病较急、刺激症状重，并伴有剧烈疼痛、畏光流泪、眼睑红肿、结膜充血以及视力减退等症状，有自愈趋势。中医学认为，红眼病属于"暴风客热"范畴，是由于感染风邪、热毒，侵袭人体眼部引起的，在治疗时应从疏散风邪、清肝泻火方面入手。

对症特效穴 ☯ --

1. **攒竹穴**：在面部，眉头陷中，眶上切迹处。
2. **睛明穴**：在面部，目内眦角稍上方凹陷处。
3. **太阳穴**：前额两侧，眉梢与目外眦之间，向后

约一横指的凹陷处。
4. **丝竹空穴**：在面部，眉梢凹陷处。

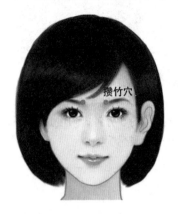
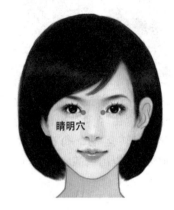
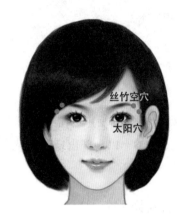

快速取穴 ☯ --

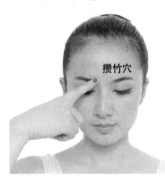

1. **攒竹穴**：位于左右眉内侧，边缘凹陷处即是。

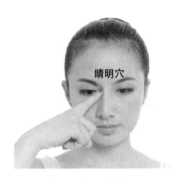

2. **睛明穴**：用手指按住眼角，摸到骨骼凹陷处，按下鼻子有痛感处即是。

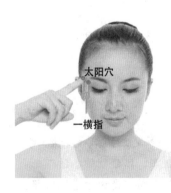

3. **太阳穴**：采取正坐的姿势，在头部侧面，眉梢与外眼角中间向后一横指的凹陷处即是。

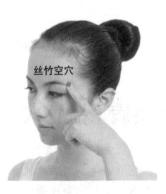

4. **丝竹空穴**：采取正坐的姿势，两眉梢的尾端凹陷处即是。

特效按摩

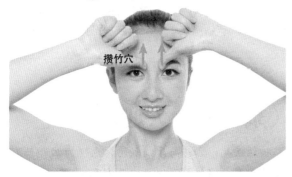

1. 双手拇指分别按在两侧攒竹穴处，力度由轻到重，点按 2 分钟后向上直推至前发际处，用力以能承受为度，按摩约 3 分钟。

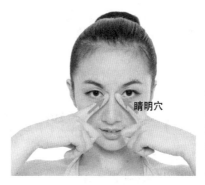

2. 端坐，用两手示指分别按压内侧睛明穴，力度适中，约 5 分钟，以微微感到不适为度。

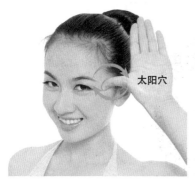

3. 用拇指按揉太阳穴，做轻柔缓和的环形运动，约 3 分钟，出现酸胀感即可。切忌用力过度按摩太阳穴，可能会导致头痛。

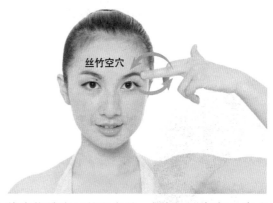

4. 将中指放在丝竹空穴处，慢慢地、轻轻地向内侧进行推揉，力度不能过大，按摩约 5 分钟。

特效穴详解

1. 攒竹穴属足太阳膀胱经。具有吸热生气、清风泻火的功效，能够生发气血，调节气机，疏通经络，清热排毒，缓解眼部疲劳、迎风流泪的症状。经常按摩此穴位还能有效预防假性近视，养护视神经。

2. 睛明穴属足太阳膀胱经，为手、足太阳，足阳明，阳跷，阴跷五脉之会。具有降温除浊的作用，能够消炎杀菌，通调眼部气血，有效预防红眼病症。由于此穴距离眼球较近，在按摩时一定要将手洗干净后再进行按摩，防止细菌进入眼睛。

3. 太阳穴为经外奇穴，是人体头面部的重要穴位，在长时间用脑、休息不足时，太阳穴会感觉到胀痛，这是大脑处于疲劳状态的信号。按摩太阳穴能够加强头侧面部的血液循环，可以缓解头痛、偏头痛以及眼睛疲劳，是治疗头痛、眼疾等病症的有效穴位。

4. 丝竹空穴属手少阳三焦经，是三焦经的终点之穴，人体内的寒湿水气由此汇入三焦经，经常按摩能够疏通三焦，缓解红眼病引发的眼部疼痛，驱散风邪，明亮双目。

小贴士

红眼病是通过接触来进行传染的，最常见的是眼－手－眼的传播。我们在预防红眼病时，饮食应清淡，要避免强光的刺激，养成良好的个人卫生习惯，少去游泳馆等公共场所，不和别人共用毛巾，严禁用脏手揉眼睛。

第二十节 三叉神经痛（翳风穴、大迎穴）

三叉神经痛有时也被称为"脸痛"，是最常见的脑神经疾病，容易与牙痛混淆，表现为面部三叉神经分布区内反复发作阵发性剧烈痛，该病的特点为发病骤发、骤停，顽固性以及剧烈疼痛。中医学认为，三叉神经痛是三阳经筋受邪所致，以肝胆风热、阳明热盛、瘀血阻络三型多见。

对症特效穴

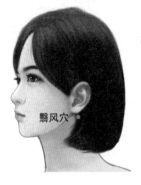

1. **翳风穴**：耳垂后方耳根部，乳突与下颌角之间的凹陷处。

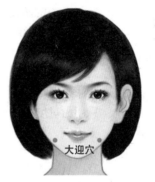

2. **大迎穴**：在下颌角前方，咬肌附着部的前缘，当面动脉搏动处。

快速取穴

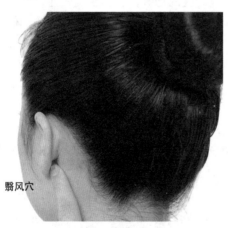

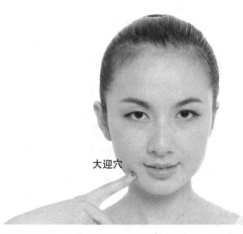

1. **翳风穴**：采取正坐或侧伏的姿势，耳垂微向内折，在乳突前方凹陷处取穴。

2. **大迎穴**：采取正坐或仰靠的姿势，在头部侧面下颌骨部位，嘴唇斜下、下巴骨凹陷处即是。

特效按摩

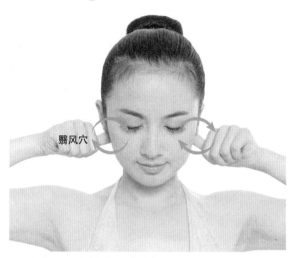

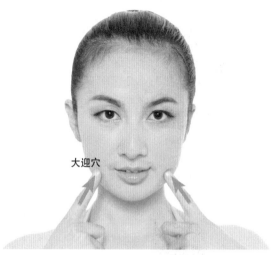

1. 采取正坐略低头的姿势，双手拇指分别放在两侧翳风穴处，力度适中，顺时针方向按摩 3 分钟，再逆时针方向按摩 3 分钟。

2. 双手示指指腹按在大迎穴处，由轻到重按压两侧大迎穴，3 ~ 5 分钟，有轻微胀感即可。

特效穴详解·

1. 翳风穴属手少阳三焦经，为手足少阳的交会穴。有活血化瘀、祛风通络的作用，能够调节脑部神经，促进血液循环，有效舒缓面部肌肉，祛风止痛。

2. 大迎穴为足阳明胃经穴，有接受胃经气血物质并向头部输送的作用，在按摩和刺激下，能够活血通络、醒脑镇痛。通则不痛，只要气血运行顺畅，不在体内瘀滞，就能缓解头面部疾病带来的疼痛感。

小贴士

三叉神经痛患者在日常生活中要饮食规律，选择质软、易咀嚼、有营养的食物，不吃刺激性食物，漱口刷牙时动作要轻柔，不用太冷或太热的水洗脸，避免触及疼痛触发点。

第二十一节　眩晕（百会穴、涌泉穴）

眩晕是由于脑部神经失调、视力模糊，导致站立不稳、头晕目眩的一种临床症状。分为一般性眩晕和旋转性眩晕。中医认为，气血循环不畅，供血不足，导致脏腑功能紊乱，营养无法及时有效吸收，阳气生发不足，无法上行补充头部气血，致使脑部神经出现短暂麻痹，从而产生眩晕的症状。严重者会出现恶心、呕吐、多汗、头痛、头胀等症状。

对症特效穴

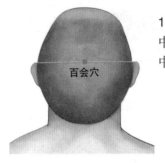

1. **百会穴**：在头顶正中线与两耳尖连线的中点处。

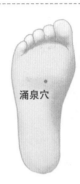

2. **涌泉穴**：在足底前部凹陷处，第二、第三趾趾缝纹头端与足跟连线的前 1/3 处。

快速取穴

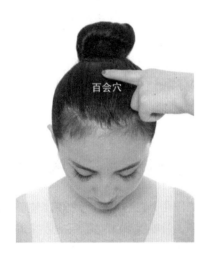

1. **百会穴**：采取正坐的姿势，两耳尖连线与头正中线的交点处即是。

2. **涌泉穴**：在足底前部凹陷处，按压有酸痛感处即是。

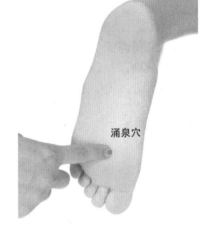

特效按摩

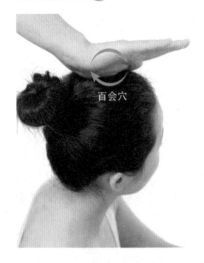

1. 用手掌按揉百会穴，沿顺时针方向按摩 2 分钟，再沿逆时针方向按摩 2 分钟，力度适中，以出现酸胀感为宜。

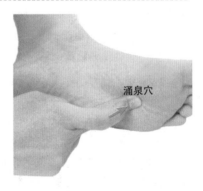

2. 热水泡脚后，用示指叠中指按压涌泉穴，力度适中，按摩约 10 分钟，换另一只脚进行按摩，以出现酸胀热感为宜。

特效穴详解·

1. 百会穴为督脉穴，别名"三阳五会"，位于头顶部，能通达全身阴阳脉络，是各经脉气血汇聚的地方，有调节机体阴阳平衡的作用。时常按摩百会穴，能够提升体内阳气，增加脑部血液流量，平肝熄风，清热开窍，从而改善眩晕。

2. 涌泉穴属足少阴肾经，是人体全身最卜部的腧穴，肾经经气发源于此并涌出灌溉全身各处。按摩刺激涌泉穴，能够促进血液循环，补肾固元，从而疏通脑部气血，醒神开窍，缓解眩晕。

小贴士

眩晕患者在日常生活中要保持心情舒畅，避免出现紧张及焦虑的情绪，饮食应少盐。在眩晕发作时应在安静的室内卧床休息，不宜单独外出，以免发生意外。

第二十二节　鼻出血（上星穴、太溪穴、涌泉穴）

鼻出血是临床常见的症状，出血量多少不一，引发鼻出血的原因众多，可由鼻部本身疾病或全身疾病引起。大部分少量出血能够自行停止，但严重出血可能会导致休克并引发贫血。中医认为，肺部阳气过足，肺阴失降下，胃火上炎，脾肾虚弱，导致气血上逆，引发鼻出血。

对症特效穴

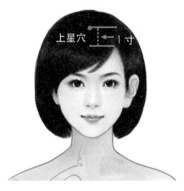

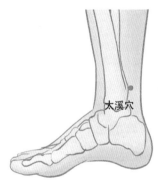

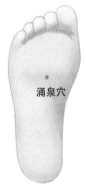

1. 上星穴： 在头部，前发际正中直上1寸。

2. 太溪穴： 在足内侧，内踝后方，内踝尖与跟腱之间的凹陷处。

3. 涌泉穴： 在足底前部凹陷处，第二、第三趾趾缝纹头端与足跟连线的前1/3处。

快速取穴

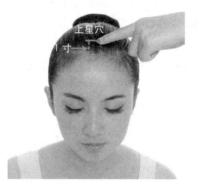

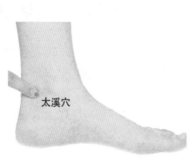

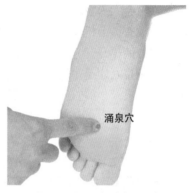

1. 上星穴：采取正坐的姿势，前发际正中直上 1 寸处即是。

2. 太溪穴：采取正坐的姿势，平放足底，在足内侧内踝后方与脚跟骨筋腱之间的凹陷处即是。

3. 涌泉穴：在足底前部凹陷处，按压有酸痛感处即是。

特效按摩

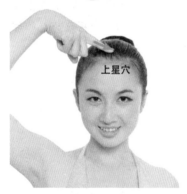

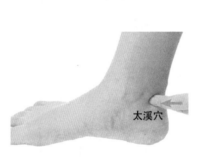

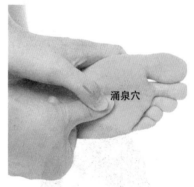

1. 用示指指腹向下按压上星穴 3 分钟，力度适中，再沿顺时针方向按揉 5 分钟。

2. 用示指叠中指按压太溪穴，力度可由轻到重，持续按住 10 秒钟，放开，再按住，反复 50 次，以局部出现酸胀感为宜。

3. 双手拇指叠在一起，点、按脚底涌泉穴，约 15 分钟，以出现热感和酸胀感为宜。

特效穴详解

1. 上星穴为督脉穴，上既代表头部，也有上升的意思，星是指精气聚集的地方，上星穴可主治风热上冲头部引起的一系列症状。鼻出血多发生在天气干燥的时候，冬春季节应当经常按摩此穴，防止脏腑燥热上冲，伤及鼻部毛细血管，引发出血症状。

2. 太溪穴属足少阴肾经，是肾经的原穴。有滋阴补肾、除燥降火的功效。经常按摩太溪穴，不仅能够增强肾功能，对于阴虚火旺导致的鼻出血也有很好的功效。

3. 涌泉穴属足少阴肾经，是人体最下部的穴位，也是肾经起始的穴位。经常按摩刺激足底涌泉穴，有滋补肾气、降虚火、镇静安神等功效，还能有效地止住鼻出血。

对于轻度鼻出血，我们可以采用指压法，即用手指捏紧鼻翼部位，压迫鼻中易出血区，通常 5~10 分钟即可止血。若 10 分钟后仍然血流不止，可能表示出血严重，需要及时到医院就医。

第二十三节　扁桃体炎（商阳穴、曲池穴、内庭穴）

扁桃体炎分为急性扁桃体炎与慢性扁桃体炎两种。急性扁桃体炎表现为发热、扁桃体肿大、咽部有疼痛感等，当气候变化、身体虚弱、抵抗力差时，细菌侵袭口咽部位，极易引发扁桃体炎。中医将扁桃体炎称为"乳蛾""喉蛾"，认为是由脾胃蕴热，风热湿毒入侵，上袭喉部导致的。

对症特效穴

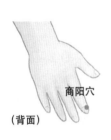

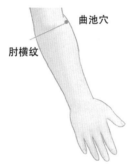

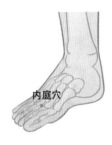

1. **商阳穴**：在手示指末节桡侧，距指甲角 0.1 寸。

2. **曲池穴**：曲池穴位于肘部，曲肘时，横纹尽处，即肱骨外上髁内缘凹陷处。

3. **内庭穴**：在足背，当第二、第三趾趾间，趾蹼缘后方赤白肉际处。

快速取穴

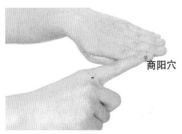

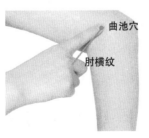

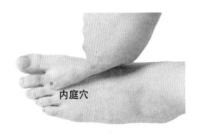

1. **商阳穴**：在示指末节桡侧，距指甲角 0.1 寸处即是。

2. **曲池穴**：采取正坐侧腕屈肘的姿势，肘横纹尽处，肱骨外上髁内缘凹陷处即是。

3. **内庭穴**：采取正坐平放足底的姿势，在第二、第三趾趾缝间的纹头处取穴。

特效按摩

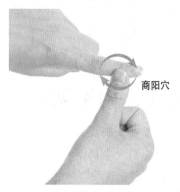

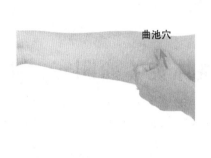

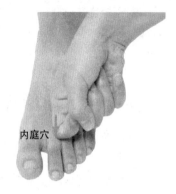

商阳穴

曲池穴

内庭穴

1.用一手拇指指腹沿顺时针方向按揉另一手商阳穴，力度适中，约3分钟，以出现酸胀感为宜，两手可互换按摩。

2.用拇指指腹点按曲池穴，可适度用力，约5分钟，以出现酸胀感为宜，再以同样手法按摩另一侧曲池穴。

3.用示指关节以适中的力度按、压内庭穴，约3分钟，以出现酸胀感为宜，换另一侧脚的内庭穴继续按摩3分钟。

特效穴详解

1.商阳穴属手阳明大肠经，是手阳明大肠经的井穴。具有清热降火、消炎抑菌的作用，能够疏通经络、祛除外邪，从而达到清降胃热、排毒利咽的功效。

2.曲池穴属手阳明大肠经，是大肠经五腧穴中的合穴，合穴一般位于肘关节及膝关节，大肠经的经气在此处最为旺盛，排毒的功效十分强大。按摩刺激曲池穴能够排出五脏六腑的毒素，将邪气驱除，从而消除扁桃体炎症。

3.内庭穴属足阳明胃经，是足阳明胃经的荥穴，最大的作用就是清泄肠胃湿热。过量食用辛辣温热的食品，就会造成胃中火气较大，引发口腔溃疡、牙痛、扁桃体炎等症状，此时按摩刺激内庭穴，能够有效地将胃里面过盛的火气降下来。

小贴士

对于扁桃体炎的预防与治疗，我们可以从以下几方面入手：注意劳逸结合并加强锻炼；少吸烟少喝酒，减少刺激；积极治疗邻近器官的疾病，如各类鼻部疾病等。

第二十四节　腹痛（上巨虚穴、下巨虚穴、曲泉穴）

腹痛是指从肋骨以下到腹股沟以上部分的疼痛，涉及胃、肠、胆胰等许多部位，可由多种原因引起，可分为急性腹痛和慢性腹痛。对于急性剧烈的腹痛，需到医院及时就诊，以免耽误治疗。慢性腹痛大多是由肠胃疾病引起的。天气骤变、寒气侵袭、暴饮暴食、情志不畅等原因都会导致气血瘀滞，经脉不通，身体脏腑气机不利，从而引发疼痛。

对症特效穴

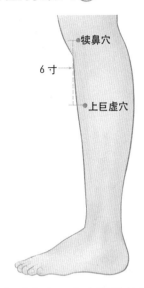
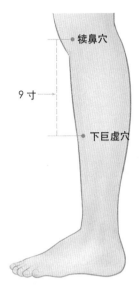
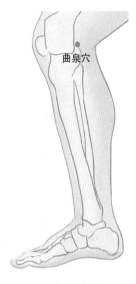

1. 上巨虚穴：在小腿前外侧，犊鼻穴下6寸，距胫骨前缘一横指。

2. 下巨虚穴：在小腿前外侧，犊鼻穴下9寸，距胫骨前缘一横指。

3. 曲泉穴：在膝内侧，屈膝，膝关节内侧面横纹内侧端，股骨内侧髁的后缘，半腱肌、半膜肌止端的前缘凹陷处。

快速取穴

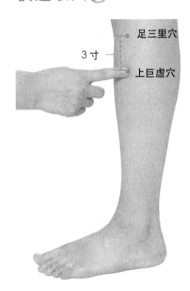
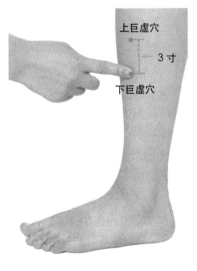
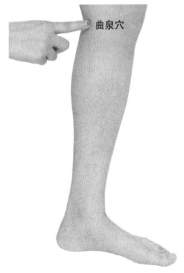

1. 上巨虚穴：采取正坐屈膝的姿势，在足三里穴下3寸处取穴。

2. 下巨虚穴：采取正坐屈膝的姿势，在上巨虚穴下3寸处取穴。

3. 曲泉穴：采取正坐屈膝的姿势，在膝内侧横纹端凹陷处即是。

特效按摩

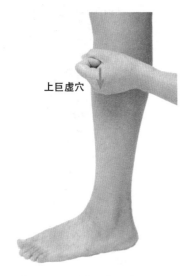

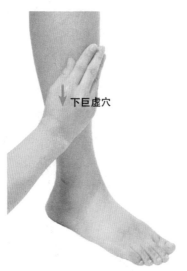

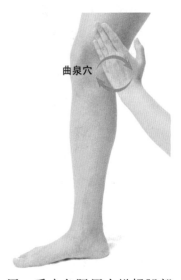

1.采取正坐或侧卧的姿势，一手握拳，敲击上巨虚穴，力度适中，7～10分钟，以出现酸胀感为宜，交替另一侧穴位，以相同手法按摩1～2次。

2.采取正坐或侧卧的姿势，用空心掌轻拍下巨虚穴，约5分钟，以出现酸胀感为宜，换另一侧以同样手法按摩。

3.用一手小鱼际用力搓揉腿部曲泉穴，力度适中，约10分钟，换另一侧腿部穴位以同样手法按摩。

特效穴详解·

1. 上巨虚穴属足阳明胃经，是大肠的下合穴。具有消炎排毒、活血通络的功效，能够调节气机，预防腹部痉挛而导致的疼痛病症。

2. 下巨虚穴属足阳明胃经，是小肠的下合穴。能够促进气血运行，调节新陈代谢，缓解气血郁结，开通经络，有效治疗腹痛、便秘等症状。

3. 曲泉穴属足厥阴肝经，是足厥阴肝经的合穴，合穴主治六腑病症，有补益肾脏、升清降浊等功效。腹痛通常与身体脏腑气机不利有关，按摩曲泉穴，能够调节体内各脏腑的功能，气机通畅了，就能够有效地缓解腹痛。除了治疗腹痛外，经常按摩还有助于缓解膝部疼痛。

小贴士

为了预防腹痛，在天气寒冷时我们需要注意腹部的保暖，食用易消化的食物，不能暴饮暴食。在饭后1小时进行运动为宜，运动前应先热身，做好准备活动，防止在运动时发生腹痛。

第二十五节 痢疾（脾俞穴、上巨虚穴、曲池穴）

痢疾也称为"肠辟""滞下"，是一种急性肠道传染病，以发热、腹部有压痛感、腹泻、大便脓血为特征，并伴有恶心、呕吐、全身不适等症状，多发生在夏、秋两季。儿童的发病率较高。中医通常将痢疾分为湿热型、寒湿型、疫毒型、阴虚型、虚寒型、休息痢型六类，外感湿热与疫毒，脾失健运，胃肠受损，气血瘀滞，郁结生痢毒，引发痢疾。

对症特效穴

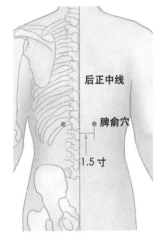 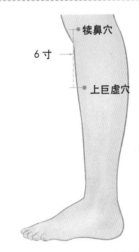 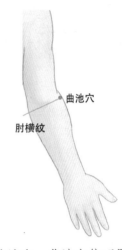

1. **脾俞穴**：在背部，第十一胸椎棘突下，旁开1.5寸。

2. **上巨虚穴**：在小腿前外侧，犊鼻穴下6寸，距胫骨前缘一横指。

3. **曲池穴**：曲池穴位于肘部，曲肘时，横纹尽处，即肱骨外上髁内缘凹陷处。

快速取穴

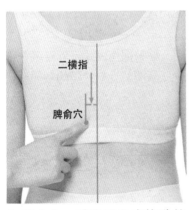 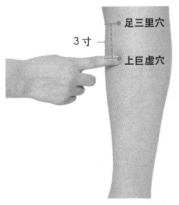 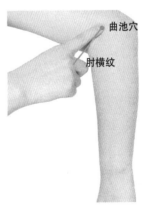

1. **脾俞穴**：采取正坐或俯卧的姿势，在背部第十一胸椎棘突下，左右旁开二横指宽处即是。

2. **上巨虚穴**：正坐屈膝的姿势，在足三里穴下3寸处取穴。

3. **曲池穴**：采取正坐侧腕屈肘的姿势，肘横纹尽处，肱骨外上髁内缘凹陷处即是。

特效按摩

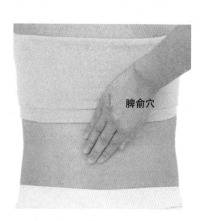

脾俞穴

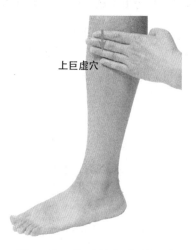

上巨虚穴

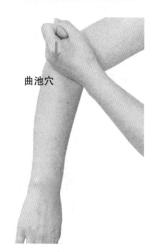

曲池穴

1. 采用正坐或俯卧的姿势，用空心掌轻拍脾俞穴，约10分钟，以出现酸胀感为宜。

2. 用一手四指（除拇指外）轻拍上巨虚穴，力度适中，以出现麻热感为宜，约10分钟，换另一腿以同样手法轻拍即可。

3. 一手握拳，拳侧叩击另一侧曲池穴，10下左右，力度可稍大，再旋转按揉约10分钟，以出现酸胀感为宜，换另一侧穴位以同样手法叩击，按摩。

特效穴详解

1. 脾俞穴是足太阳膀胱经穴。脾主食物的运化、吸收与代谢，当脾的运化功能失常时，就会出现食欲不振、消化不良、泄泻等症状。脾俞穴对于脾引起的病症有很好的疗效，经常按摩刺激，能够补脾生血，帮助运化。

2. 上巨虚穴属足阳明胃经，也是大肠的下合穴，有通经活络、调和肠胃的功效。若大肠运化功能失常，再加上外感湿热等原因，就会导致痢疾。按摩上巨虚穴能够调理肠胃气机，行气化瘀，对于痢疾有很好的疗效。

3. 曲池穴是手阳明大肠经合穴，经气极为旺盛，有清热解毒的作用。脏腑损伤以及外邪侵袭，都是导致痢疾的原因，按摩曲池穴能够有效地调理全身气血、补益肝肾，从而调节受损脏腑的功能，还可以迅速排出体内毒素，防治痢疾。

小贴士

我们在防治痢疾时，一定要注意个人卫生，饭前便后要洗手，碗筷要消毒，喝开水不喝生水，吃熟食，少吃凉拌菜，在夏季时要防止苍蝇蚊虫叮爬食物。得病后要及时就医。

第二十六节 胃下垂（中脘穴、幽门穴、建里穴）

正常人的胃相对处在上腹腔的位置，而胃下垂是指在站立时，胃的下缘到达盆腔，位置较低。轻度胃下垂者一般没有不适的感觉，中度胃下垂以及严重者会出现肠胃饱胀、消化不良的感觉，并伴有恶心、便秘等症状，在饭后快步走路时会感到肚子疼。中医将胃下垂分为中气下陷型、脾胃阴虚型、脾肾阳虚型三类，认为是由脾胃气虚、饮食不调以及过度劳累等导致，在日常保健多加注重保养脾胃。

对症特效穴

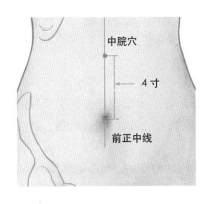
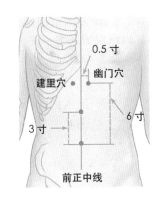

1. **中脘穴**：在上腹部，前正中线上，脐上 4 寸。

2. **幽门穴**：在上腹部，脐上 6 寸，前正中线旁开 0.5 寸。

3. **建里穴**：在上腹部，前正中线上，脐上 3 寸。

快速取穴

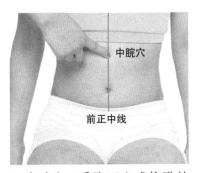
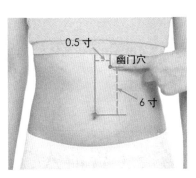
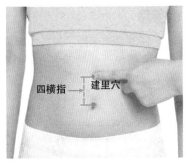

1. **中脘穴**：采取正坐或仰卧的姿势，在上腹部，前正中线上，肚脐与心窝连线的中点处即是。

2. **幽门穴**：采取正坐或仰卧的姿势，在肚脐上方 6 寸，左右旁开 0.5 寸处即是。

3. **建里穴**：采取正坐或仰卧的姿势，在肚脐正上方四横指处取穴。

特效按摩

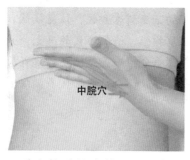

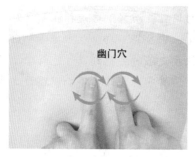

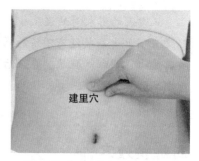

1.采取仰卧的姿势，以小鱼际左右横搓中脘穴，约10分钟，以出现酸胀热感为宜。

2.双手示指指腹同时环形按揉两侧幽门穴，力度适中，约15分钟，以出现酸胀感为宜。

3.用示指与拇指捏建里穴，力度适中，约5分钟，以出现酸胀感为宜。

特效穴详解·

1.中脘穴属任脉，是任脉上重要的穴位之一，也是胃经的募穴，对胃及十二指肠疾病有很好的疗效。经常按摩中脘穴，能够疏导三焦之气，调节并促进人体的肠胃功能，使胃的蠕动增强，防治胃下垂。

2.幽门穴属足少阴肾经，为足少阴、冲脉之会，位于胃部，有升清降浊的作用。按摩刺激幽门穴，能够补中益气、健胃健脾，对于胃下垂有很好的疗效。

3.建里穴是任脉穴，有和胃健脾的功效。经常按摩刺激，能够增强胃的蠕动，促进胃的吸收，还能够升清气，降浊气，提升脏腑，使胃恢复到正常位置，从而防止胃下垂。

小贴士

> 胃下垂患者除了进行按摩外，还可以采用蹲着吃饭的姿势，并在饭后继续蹲15分钟左右。采用蹲着的姿势能够使胃部下方的器官起到垫托胃部的作用，减少胃内负荷，缓解胃胀不适，从而有效治疗胃下垂。

第二十七节　慢性肠炎（胃俞穴、梁丘穴、关元穴）

肠炎是细菌、病毒等引起的肠道炎症。按照病程的时间长短，分为急性肠炎和慢性肠炎。急性肠炎在夏、秋两季发病率较高，病程短。慢性肠炎患者会出现消化不良、腹痛、腹泻等症状，严重者甚至会出现黏液便或脓血便。中医认为，脾胃虚弱，肠道毒素瘀滞，气血运行受阻，肾阳虚衰，阴寒积盛，从而产生炎症。

对症特效穴

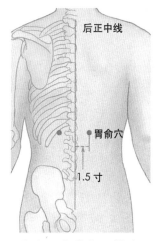

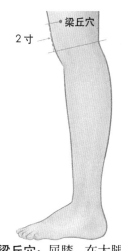

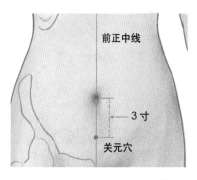

1. **胃俞穴**：在背部，第十二胸椎棘突下，旁开1.5寸。

2. **梁丘穴**：屈膝，在大腿前面，髂前上棘与髌底外侧端的连线上，髌底上2寸。

3. **关元穴**：关元穴在下腹部，前中线上，脐下3寸。

快速取穴

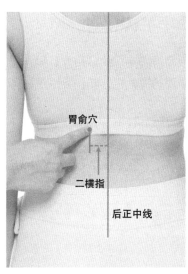

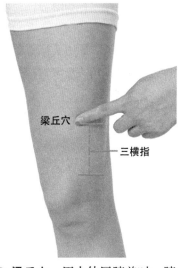

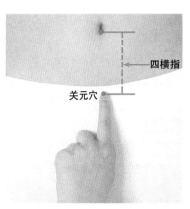

1. **胃俞穴**：采取正坐或俯卧的姿势，在背部第十二胸椎棘突下，左右旁开二横指宽处即是。

2. **梁丘穴**：用力伸展膝盖时，膝盖骨外侧上方三横指处即是。

3. **关元穴**：采取正坐或仰卧的姿势，前正中线上，肚脐下四横指处即是。

特效按摩

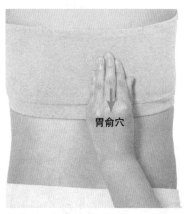

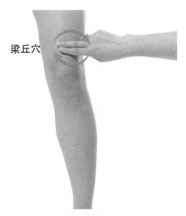

梁丘穴

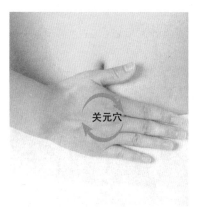

关元穴

胃俞穴

1. 用一手空心掌轻拍胃俞穴，力度适中，约10分钟，以出现酸胀感为宜。

2. 示指与中指并拢，点揉梁丘穴，力度适中，约10分钟，以出现酸胀感为宜，换另一侧腿部穴位以同样手法按摩。

3. 采取仰卧的姿势，一手手掌心放于关元穴上，顺时针按揉10～20次，局部感到酸胀即可。注意用力要轻柔。

特效穴详解·

1. 胃俞穴属足太阳膀胱经，是胃经之气输注在背部的穴位，有清热排毒的功效，治疗慢性肠胃疾病效果显著。在按摩和刺激下，能够健脾助运化、和胃降逆，保证食物的消化吸收功能正常进行，改善消化不良等症状。

2. 梁丘穴是足阳明胃经的郄穴，为此经气血汇集深入的地方，是治疗胃肠疾病的常用穴。梁丘穴最能够反映胃肠功能是否正常，经常按摩刺激，可以激发胃经气血，调理肠胃气机，防止肠络瘀滞导致慢性肠炎。

3. 关元穴是属任脉，是足三阴、任脉之会，小肠募穴，有培补元气、导赤通淋的功效。通过按揉和震颤关元穴，可减轻腹痛和消化不良的症状。

小贴士

慢性肠炎患者在日常生活中要加强锻炼，增强自己的体质，注意饮食卫生，不喝生水，不吃腐败变质的食物，养成饭前便后洗手的好习惯。

第二十八节 慢性胃炎（中脘穴、足三里穴、公孙穴）

慢性胃炎是指由多种病因引起的胃黏膜的慢性炎症，有多种分类，随着年龄的增长发病率也逐渐增高。一般表现为上腹饱胀、腹痛、嗳气、反酸、恶心、呕吐等不良症状，在食用一些刺激性食物后将会加重。中医认为，脾胃不和、饮食不调与情志不畅，是诱发胃炎的主要原因。

对症特效穴

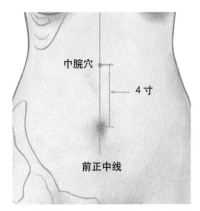

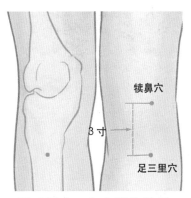

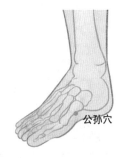

1. **中脘穴**：在上腹部，前正中线上，脐上4寸。

2. **足三里穴**：在小腿前外侧，犊鼻穴下3寸，距胫骨前缘一横指。

3. **公孙穴**：足内侧缘，第一跖骨基底部的前下方。

快速取穴

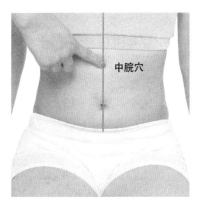

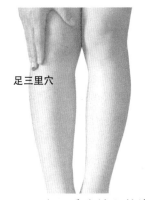

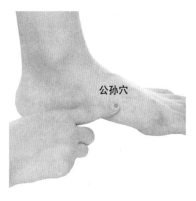

1. **中脘穴**：采取站立或仰卧的姿势，在上腹部，前正中线上，肚脐与心窝连线的中点处即是。

2. **足三里穴**：采取站立的姿势并弯腰，同侧手的虎口围住髌骨上外缘，其余四指向下伸直，中指指尖处即是。

3. **公孙穴**：采取正坐垂足或仰卧位，在脚内侧第一趾跟后，沿脚掌骨按压，有痛感处即是。

特效按摩

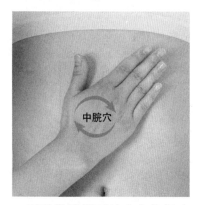

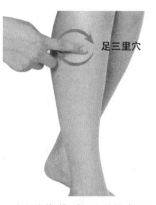

足三里穴

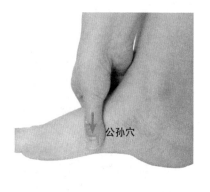

公孙穴

1. 用手掌沿顺时针方向按揉中脘穴，力度适中，约15分钟，以出现酸胀热感为宜。

2. 用示指指腹环形按揉足三里穴100次，力度适中，以出现酸胀感为宜。

3. 足底平放，用拇指指端垂直按压公孙穴，力度适中，约10分钟，换另一侧脚部穴位以同样手法按摩，以局部出现酸胀感为宜。

特效穴详解

1. 中脘穴属任脉，是胃的募穴，八会穴之腑会，有和胃健脾等功效，主要治疗各种胃腑疾病。经常按摩刺激，能够疏通三焦之气，使气血运行顺畅。肠胃功能好了，更有益于营养物质的吸收与代谢。

2. 足三里穴属足阳明胃经，是足阳明胃经的合穴，胃经经气在此注入。按摩刺激足三里穴，不仅能够补脾健胃，协调脾胃的运化功能，增强消化与吸收，还能够消除疲劳、延年益寿，是养生保健的要穴。

3. 公孙穴属足太阴脾经，即是足太阴脾经的络穴，又是八脉交会穴之一。公孙穴有"第一温阳大穴"之称，经常按摩刺激，有开胃健脾的功效，对于腹胀、腹痛、胸痛、胃痛等症状有明显的功效。

小贴士

慢性胃炎患者应该如何调养呢？饮食是很关键的一方面，慢性胃炎患者应养成良好的饮食习惯，食用一些有营养、易消化的食物，在吃东西时要细嚼慢咽，可以缓解粗糙食物对胃黏膜的刺激。

第二章　妇科常见病

第一节　月经不调（中脘穴、志室穴）

月经不调是一种常见的妇科疾病，表现为月经周期异常、出血量异常、经期腹痛及全身症状等。中医认为，月经不调主要是由于气血失调导致血海蓄溢失常，肝气郁结、肾气虚弱所致，女性日常保健应当多注意调养肝肾脏腑，调节气血。

对症特效穴

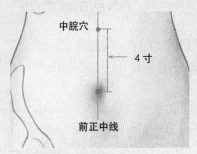
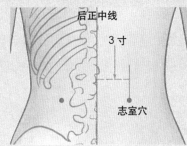

1. 中脘穴：在上腹部，前正中线上，脐上4寸。

2. 志室穴：在腰部，第二腰椎棘突下，旁开3寸。

快速取穴

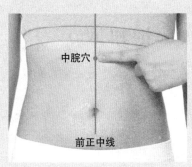

1. 中脘穴：采取正坐或仰卧的姿势，在上腹部，前正中线上，肚脐与心窝连线的中点处即是。

2. 志室穴：采取站立或俯卧的姿势，在腰部，第二腰椎棘突下，左右旁开四横指处即是。

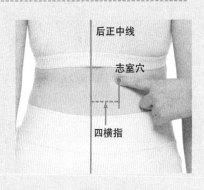

特效按摩

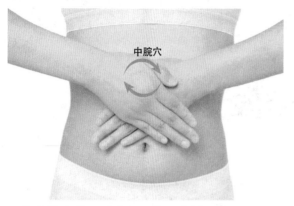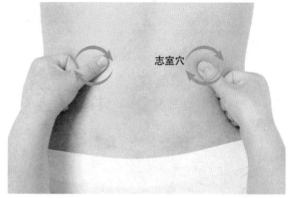

中脘穴

志室穴

1.按摩前先将双手掌心搓热，右手叠在左手上按摩中脘穴，按顺时针方向缓慢揉动5分钟，再换逆时针方向揉动5分钟，以腹部出现热感为宜，力度不宜过大，以免出现疼痛感。

2.双手拇指分别放于左右两侧志室穴，按揉约10分钟，力度适中，以出现酸胀感为宜。自我按摩时可将双手扶腰，拇指分别按揉两侧穴位。指压志室穴，还能够防止腰部脂肪的产生，拥有美好的腰部线条。

特效穴详解·

1.中脘穴为任脉穴，是任脉、手太阳与少阳、足阳明之会，胃之募穴，八会穴之腑会，能够调节经脉之气。月经不调与脾胃、肝、肾都有关系，按摩刺激中脘穴能够补脾养胃、补肾益气、舒肝养血，使气血运行通畅，从而调节月经。

2.志室穴为足太阳膀胱经穴，是位于腰部的穴位。肾阳不足会导致经血瘀滞、月经推迟，而志室穴有补肾益阳、调通气血的功效，通过按摩刺激能够使肾气充足，气血通畅，让月经准时到来。

小贴士

女性在月经期间一定要避免受寒，作息有规律，不要过度劳累，多吃补血和滋补性食物，并保持良好的心态，这些措施都能有效地预防月经不调。

第二节 痛经（关元穴、三阴交穴、地机穴）

痛经是常见的妇科疾病之一，是指女性在经期出现的下腹部疼痛，并伴有腰背疼痛、面色发白、恶心、呕吐、全身无力甚至晕厥等症状，痛经不仅与身体素质有关，还和生活习惯、心情、精神压力等有关。中医认为，痛经是经期的气血运行遇到了障碍所致，不通则痛，再加上外感风寒、气血虚弱、情志不畅等原因，都会使痛经加剧。

对症特效穴

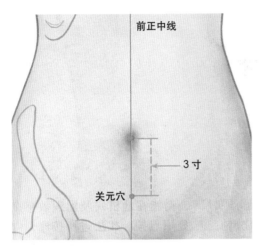

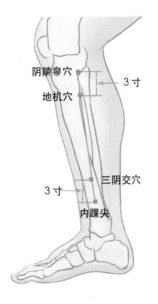

2.三阴交穴: 在小腿内侧, 足内踝尖上 3 寸, 胫骨内侧缘后方。

3.地机穴: 在小腿内侧, 内踝尖与阴陵泉穴的连线上, 阴陵泉穴下 3 寸。

1.关元穴: 在下腹部, 前正中线上, 脐下 3 寸。

快速取穴

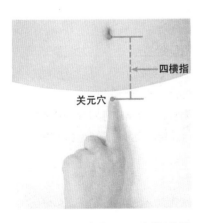

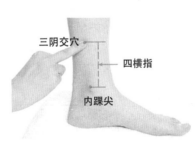

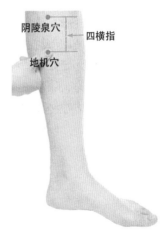

1.关元穴: 采取正坐或仰卧的姿势, 前正中线上, 肚脐下四横指处即是。

2.三阴交穴: 采取正坐的姿势, 内踝尖上四横指, 胫骨内侧后缘处即是。

3.地机穴: 采取正坐的姿势, 小腿内侧, 阴陵泉与内踝尖的连线上, 阴陵泉下四横指处即是。

特效按摩

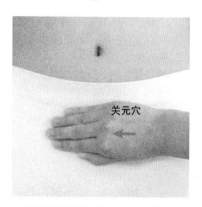

关元穴

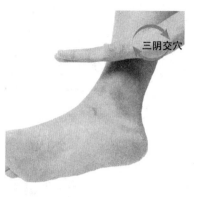

三阴交穴

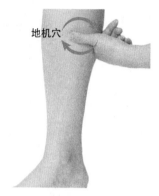

地机穴

1. 将双手手掌搓热，在关元穴处用左掌或右掌空心掌轻拍，约5分钟，以局部出现热感为宜。此按摩的最佳时机是在月经前后3~5天，经期不适宜做此按摩。

2. 采取坐姿，用一手小鱼际顺时针按揉三阴交穴，约10分钟，换另一侧按揉，力度适中，不可用力过大，以出现酸胀感为宜。若感觉手指按揉比较累，也可以使用筷子头代替手指进行按揉。

3. 拇指在地机穴及周围敏感点处用点按、揉法进行按摩，力量由轻到重，以能忍受为度，出现酸胀感为宜，约10分钟，换另一侧用同样手法按揉。

特效穴详解

1. 关元穴属任脉，是足三阴、任脉之会，小肠募穴。有培元固本的功效。按揉刺激关元穴，能够加速血液循环，使血液流通顺畅，有效缓解痛经。

2. 三阴交穴为足太阴脾经穴，是足太阴脾经、足少阴肾经、足厥阴肝经交会处。此穴是脾、肾、肝三经经过的地方，除了健脾、补肾、调肝外，还能够调节三经气血，让其舒畅运行，从而缓解痛经。按摩三阴交穴时应在经期前后按摩，经期禁按；孕妇禁止按摩，有引发流产的危险。

3. 地机穴为足太阴脾经郄穴，是本经经气聚集的部位，有解痉镇痛、行气活血的功效。在按摩和刺激下，能够调理经气，使气血运行流畅。痛经的原因主要是气血运行不畅，因此按摩地机穴能够达到治疗痛经的效果。

小贴士

女性在经期一定要注意保暖，防止寒气入体，避免接触和食用寒凉之物，以免加剧痛经；不宜食用辛辣之物，以免刺激出血；注意休息，不可过度劳累，同时应也避免强烈的精神刺激，保持愉悦的心情。

第三节 闭经（次髎穴、关元穴、三阴交穴）

闭经是女性常见的妇科疾病，根据发病原因分为生理性闭经和病理性闭经两大类。时节的转换、身体的劳累，甚至是心情的变化都会使月经不正常以致闭经。中医认为，闭经是由于肝肾缺乏、气血亏虚以及血脉流通不畅所致，因此对于此病的治疗应以通经为目的，遵循"血滞宜通，血枯宜补"的原则。

对症特效穴

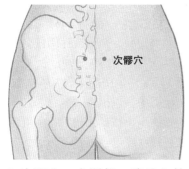

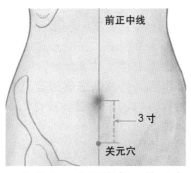

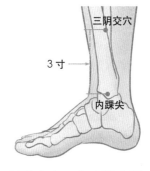

1. 次髎穴：在骶部，髂后上棘内下方，第二骶后孔处。

2. 关元穴：在下腹部，前正中线上，脐下3寸。

3. 三阴交穴：在小腿内侧，足内踝尖上3寸,胫骨内侧缘后方。

快速取穴

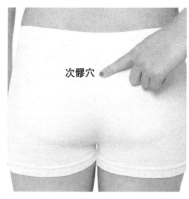

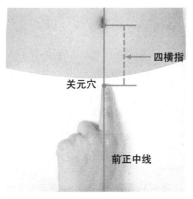

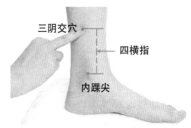

1. 次髎穴：采取站立或俯卧的姿势，在骶部，髂后上棘与第二骶椎棘突之间（即第二骶后孔处）即是。

2. 关元穴：采取正坐或仰卧的姿势，前正中线上，肚脐下四横指处即是。

3. 三阴交穴：采取正坐的姿势，内踝尖上四横指，胫骨内侧后缘处即是。

特效按摩 ··

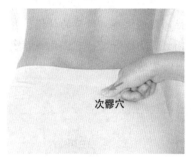

次髎穴

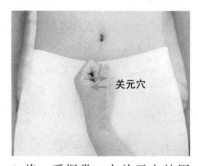

关元穴

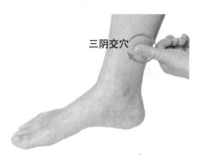

三阴交穴

1. 采取正坐或俯卧的姿势，用拇指按揉次髎穴，力度适中，约10分钟，以出现酸胀痛感为宜。

2. 将一手握拳，在关元穴处用拳侧左右搓，约5分钟，以局部出现热感及酸胀感为宜，然后反方向同手法继续按揉约5分钟。

3. 采取坐姿，拇指按揉同侧腿部三阴交穴，约10分钟，换另一侧，以同样手法按揉约10分钟，力度适中，以出现酸胀感为宜。若感觉手指按揉比较累，也可以使用按摩锤进行敲打。

特效穴详解 ·

1. 次髎穴为足太阳膀胱经穴。具有补肾益气、痛经活络的功效，能够被提升肾脏阳气，暖腰祛寒，活血化瘀，有效缓解痛经的症状。次髎穴内接子宫，能够起到舒缓子宫紧张的作用，是治疗妇科疾病的重要穴位之一。经常按摩刺激，会使此处的痛点逐渐减轻，缓解病症。

2. 关元穴属任脉，是足三阴、任脉之会，小肠募穴，古人称之为"人身元阴元阳交关之处"，有固本培元、补益下焦的功效，经常按揉和震颤关元穴能够加速血液循环，对于治疗闭经有很好的疗效。

3. 三阴交穴为足太阴脾经穴，是足太阴脾经、足少阴肾经、足厥阴肝经交会之处。具有化气生血、滋养肝肾的作用。经常按摩能够使气血充足且运行通畅，保养子宫和卵巢，治疗闭经。长期坚持还能够紧致肌肤，延缓衰老。

小贴士

> 女性在预防闭经方面，要避免精神过度刺激，稳定情绪，合理饮食，加强营养，平时可加强体育锻炼，增强体质。尤其要在经期注意保暖，使腰部以下不受寒，注意劳逸结合。

第四节　乳腺增生（膻中穴、太冲穴、内关穴）

乳腺增生是以乳房疼痛和乳房肿块为特征的一种常见的乳房疾病，少数患者还会出现乳房溢液的情况。中医将乳腺增生称为"乳癖"，肝脾郁结，气血受阻，导致气滞痰浊，肾脏功能出现紊乱，精气不足，导致内分泌失调，从而产生肿块，不通则痛。

对症特效穴

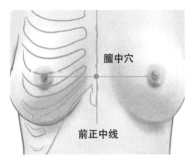

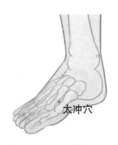

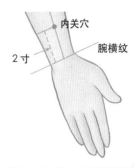

1. **膻中穴**：在胸部，前正中线上，平第四肋间，两乳头连线的中点。

2. **太冲穴**：在足背侧，第一跖骨间隙的后方凹陷处。

3. **内关穴**：内关穴在前臂掌侧，腕横纹上2寸，掌长肌腱与桡侧腕屈肌腱之间。

快速取穴

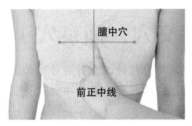

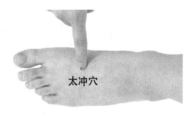

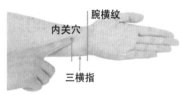

1. **膻中穴**：采取正坐或仰卧的姿势，前正中线上，两乳头连线的中点处即是。

2. **太冲穴**：采取正坐的姿势，在足背侧用手指沿第一、第二趾夹缝向上移压，压至能感觉到动脉映手处即是。

3. **内关穴**：仰掌，从手腕横纹的中央，往上三横指宽处即是。

特效按摩

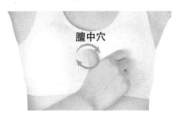

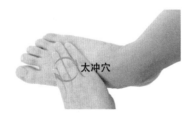

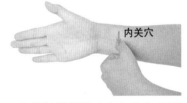

1. 将拇指指腹放在膻中穴处，其余四指握空拳或轻扶身体，有节奏地做轻柔缓和的回旋揉动，约10分钟，以出现酸胀感为宜。

2. 用一手四指（除拇指外）对太冲穴进行搓揉，或用牙签的圆头一端点按该穴，力度可稍大，约10分钟，换另一只脚用同样手法按摩，以产生酸胀痛感为宜。

3. 左手拇指指端垂直点按右手臂内关穴，示指压在外关上，力度适中，按摩约10分钟，以产生酸胀感向腕部发散为宜。再换左手进行按摩，反复操作。

特效穴详解

1. 膻中穴为任脉穴，是心包募穴、八会穴之气会，具有调理人身气机的功效。乳腺增生是由气滞血瘀而形成肿块，经常按摩此穴，能够调节乳房的经脉气血，消肿散结，缓解乳腺增生。

2. 太冲穴属足厥阴肝经，是肝经的原穴，有调控该经总体气血的功效。人在生气发怒时，肝会受到影响，因此太冲穴会有压痛感。乳腺增生与气机郁滞、情志不畅有关，经常按摩太冲穴能够化解胸中怒气，舒缓情绪，疏泄肝火，调畅气机，对治疗女性乳腺增生有很好的疗效。

3. 内关穴为手厥阴心包经穴，是八脉交会穴，通于阴维脉，依次联络上、中、下三焦，有清心除烦、疏通经气的功效。经常按摩刺激，可以有效缓解乳房肿块带来的疼痛，并能活血化瘀，消肿散结，使气机通畅。

小贴士

> 乳腺增生对于女性的心理危害较大，由于缺乏对此病的正确认识，导致心情的紧张和焦虑，都会使病症加重，因此女性朋友们应注意少生气，保持乐观开朗的心情，从而缓解乳腺增生并使之消退。

第五节　经前期综合征（关元穴、三阴交穴、涌泉穴）

经前期综合征是指育龄妇女在月经前1~2周内反复出现一系列的体质、精神以及行为等方面的症状，如易腹痛、腹泻、头痛、疲劳、困倦嗜睡、身心不安、精神紧张、抑郁忧伤等。中医认为，肝气郁结、疏泄不畅，使气血瘀滞，脾肾虚弱受损，阴阳失调，脏腑功能紊乱，从而导致腹痛、情绪多变等现象。

对症特效穴

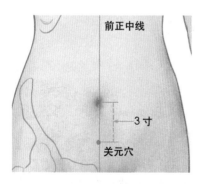

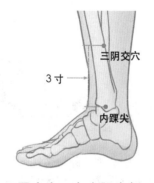

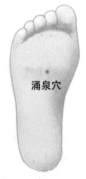

1. **关元穴**：在下腹部，前正中线上，脐下3寸。

2. **三阴交穴**：在小腿内侧，足内踝尖上3寸，胫骨内侧缘后方。

3. **涌泉穴**：在足底前部凹陷处，第二、第三趾趾缝纹头端与足跟连线的前1/3处。

快速取穴

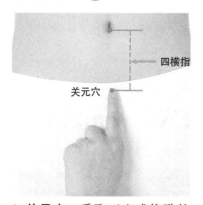

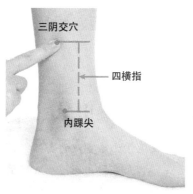

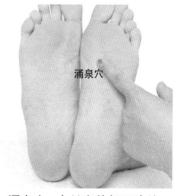

1. **关元穴**：采取正坐或仰卧的姿势，肚脐下四横指宽处即是。

2. **三阴交穴**：采取正坐的姿势，内踝尖上四横指，胫骨内侧后缘处即是。

3. **涌泉穴**：在足底前部凹陷处，按压有酸痛感处即是。

特效按摩

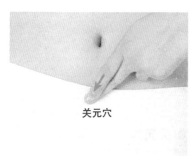

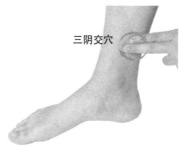

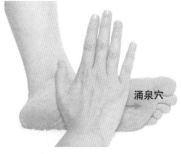

1. 将示指与中指相叠，力度适中点按关元穴，约3分钟，以出现酸胀感为宜。

2. 示指与中指并拢，顺时针按摩三阴交穴，力度适中，以出现酸胀感为度，约10分钟，换另一侧以同样手法按摩。

3. 用手掌向脚趾方向擦涌泉穴，约5分钟，以出现热感为宜，再换另一侧以同样手法按摩。

特效穴详解·

1. 关元穴属任脉，是全身元气所在之处，若人的元气虚弱，则各脏腑功能减弱，容易生病。女性在经前期按摩关元穴，能够温养肝肾，固本培元，养血止痛，有效缓解女性在经前期出现的腹痛、精神紧张等一系列症状。

2. 三阴交穴是足太阴脾经穴，是足厥阴肝经、足太阴脾经。三阴交穴是治疗妇科疾病的一个重要穴位，按压该穴，能够同时调补肝、脾、肾三脏，固本培元，保证身体各功能正常，缓解经前期的疲劳状态。

3. 涌泉穴是足少阴肾经穴，女性在经前期感到身心不安、精神疲惫、紧张的时候，可以通过按摩涌泉穴来缓解症状。刺激涌泉穴能够对肾、肾经以及全身起到整体性的调节作用，使全身气血运行顺畅，恢复脏腑的正常功能，镇静安神，缓解女性在经前期的紧张情绪。

小贴士

女性在月经前期应尽量放松自己的心情，自己独处时多听一些舒缓的音乐，读自己感兴趣的书，多与同伴沟通聊天，参加一些体育活动，这些方法都能够淡化对月经的关注，转移不良情绪，有助于减轻经前期综合征的症状。

第六节 子宫脱垂（足三里穴、百会穴、关元穴）

子宫脱垂是一种妇科常见疾病，多发生于已婚多产的女性，表现为子宫从正常位置沿着阴道下降，子宫颈外口到达坐骨棘水平以下，甚至子宫全部脱出阴道口外。子宫脱垂患者会出现小腹胀痛、腰酸、下身重坠、排尿困难、白带增多、阴道局部糜烂等症状。中医认为，子宫脱垂是因为分娩时太过用力，损伤胞络或产后过早劳动，气虚下陷导致的。

对症特效穴

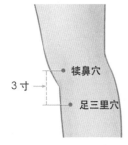

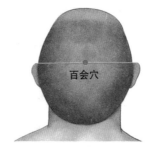

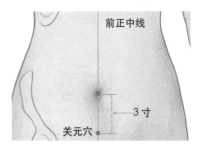

1. **足三里穴**：在小腿前外侧，犊鼻穴下3寸，距胫骨前缘一横指。

2. **百会穴**：在头部，前发际正中直上5寸，或两耳尖连线的中点处。

3. **关元穴**：在下腹部，前正中线上，脐下3寸。

快速取穴

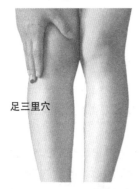

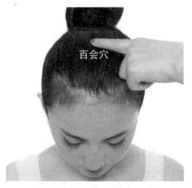

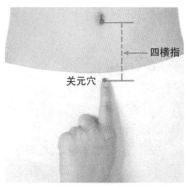

1. **足三里穴**：采取站立的姿势并弯腰，同侧手的虎口围住髌骨上外缘，其余四指向下伸直，中指指尖处即是。

2. **百会穴**：采取正坐的姿势，两耳尖连线与头正中线的交点处即是。

3. **关元穴**：采取正坐或仰卧的姿势，肚脐下四横指宽处即是。

特效按摩

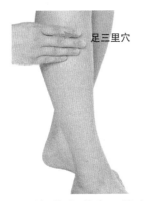

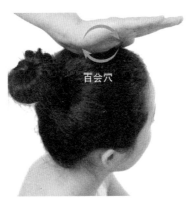

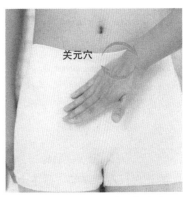

足三里穴

百会穴

关元穴

1. 用拇指与其余四指拿捏同侧腿部足三里穴，力度适中，约10分钟，以出现酸胀感为宜，再换另一侧以同样手法按摩。

2. 用手掌大鱼际沿顺时针方向按揉百会穴，力度要轻，约3分钟。

3. 用一手小鱼际搓揉关元穴，5～10分钟，以局部出现酸胀感为宜。

特效穴详解

1. 足三里穴是足阳明胃经的合穴，是胃经经气注入的地方，在中医中是强壮滋补的重要穴位。

经常按摩刺激足三里穴，能够促进人体新陈代谢，疏通全身经络，有益于气血津液的生成与分布，让人精神焕发，对于女性的子宫脱垂有很好的疗效。

2. 百会穴属督脉。具有畅达阴阳、升阳举陷的作用。在按摩和刺激下能够维持人体阴阳平衡，提升体内的阳气，把下垂的脏腑托起来，是治疗子宫脱垂、胃下垂的特效穴位。

3. 关元穴是任脉穴，对于泌尿、生殖系统疾病的治疗有很好的效果。按摩刺激关元穴，能够培肾固本，调气回阳，能够有效缓解气虚下陷所致的子宫脱垂。

小贴士

　　子宫脱垂患者需要注意的是避免参加重体力劳动，避免下蹲、跳跃等动作，积极治疗咳嗽与便秘等伴随症，防止腹内增压使子宫向下脱垂，增强骨盆底部肌肉的锻炼，定期到医院复查。

第七节　功能失调性子宫出血（关元穴、太冲穴、然谷穴、血海穴）

　　功能失调性子宫出血是由于指卵巢功能失调而引起的子宫出血，简称"功血"，通常表现为月经周期失常，经期延长，经量过多以及不规则阴道出血等，长时间出血还会导致贫血症状。中医认为，脾运不化，肾气亏损，血气郁结，导致脏腑功能失调，进而引发病症。

对症特效穴

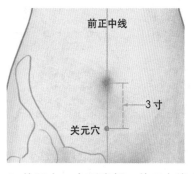
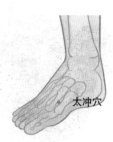
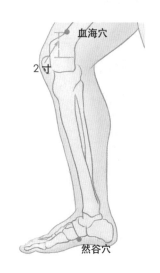

1. **关元穴**：在下腹部，前正中线上，脐下3寸。
2. **太冲穴**：在足背侧，第一跖骨间隙的后方凹陷处。
3. **然谷穴**：在足内侧缘，足舟骨粗隆下方，赤白肉际处。
4. **血海穴**：在大腿内侧，髌底内侧端上2寸，股四头肌内侧头的隆起处。

快速取穴

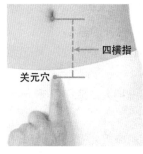
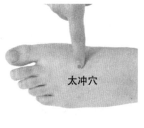
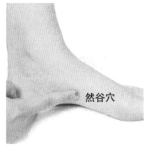
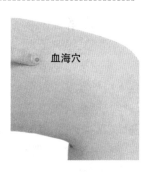

1. **关元穴**：采取正坐或仰卧的姿势，肚脐下四横指处即是。
2. **太冲穴**：采取正坐的姿势，在足背侧用手指沿第一、第二趾夹缝向上移压，压至能感觉到动脉映手处即是。
3. **然谷穴**：平放足底，在足内侧，足舟骨粗隆下缘凹陷处即是。
4. **血海穴**：坐在椅子上将腿绷直，在膝盖内侧有一个凹陷的地方，凹陷上方隆起的肌肉顶端即是。

特效按摩

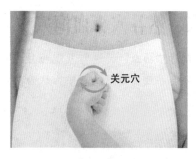

1.用一手示指关节沿顺时针方向揉擦关元穴，力度适中，以局部出现酸胀感和热感为宜。

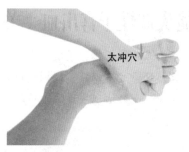

2.一手握拳，拳侧叩击足部太冲穴，约10分钟，速度平缓，每天1～2次。

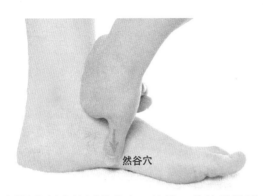
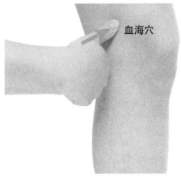

3.用拇指用力按压然谷穴，持续2秒钟后松开，再按，重复30次左右，以局部出现酸胀感为宜，自我按摩时两侧穴位可同时进行按摩。

4.用拇指指腹点按血海穴50次左右，力度适中，以局部出现酸胀感为宜，两侧穴位可先后按摩，也可以同时进行。

特效穴详解

1.关元穴属任脉，是治疗泌尿、生殖系统疾病的有效穴位，其主要功能有调气回阳、培肾固本。在按摩和刺激下，能够调补气血，消积化滞，除了治疗功能失调性子宫出血外，对于女性子宫脱垂也有很好的疗效。

2.太冲穴是足厥阴肝经的腧穴，也是肝经的原穴，有疏肝理气的功效。肝藏血，主疏泄，因此经常按摩太冲穴能够使血归肝，调理体内气血之病，缓解功能失调性子宫出血。

3.然谷穴属足少阴肾经，是荥穴。荥穴属火，肾经属水，因此然谷穴最大的作用就是平衡水火。在按摩和刺激下能够增强脾胃功能，补肾益气、清热利湿，不仅对功能失调性子宫出血有很好的疗效，也是调理糖尿病的有效穴位。

4.血海穴属足太阴脾经，有调经统血的功效。女性"以血为本"，气血充足并运行畅通，才能使激素正常分泌，保证月经正常。按摩刺激血海穴，不仅能够活血化瘀，还能促生新血，从而缓解功能失调性子宫出血症状。

小贴士

青春期和育龄女性在预防功能失调性子宫出血方面，要注意保养身体，不参加重体力劳动和剧烈运动，保证充足的睡眠，多吃蔬菜和水果，增加营养，注意经期卫生，避免产生思想上的压力。

第八节　白带增多（命门穴、阴陵泉穴）

白带增多是指白带的量明显增多，并出现色、质、气味异常的症状，分为生理性白带增多与病理性白带增多两类，病理性白带增多可由炎症或异物刺激引起。中医认为，脾肝虚郁，肾气不足，导致体内湿热，内分泌失调，出现白带增多的症状。

对症特效穴

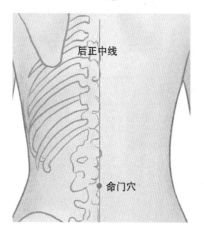

1. **命门穴**：在腰部，后正中线上，第二腰椎棘突下的凹陷处。

2. **阴陵泉穴**：在小腿内侧，胫骨内侧髁后下方的凹陷处。

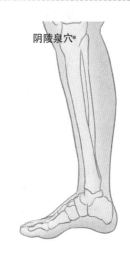

快速取穴

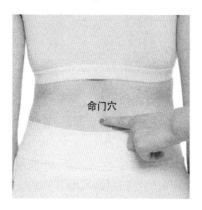
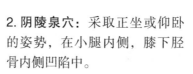

1. **命门穴**：采取俯卧或站立的姿势，在人体腰部，第二腰椎棘突下的凹陷处，按压时会有强烈的痛感。

2. **阴陵泉穴**：采取正坐或仰卧的姿势，在小腿内侧，膝下胫骨内侧凹陷中。

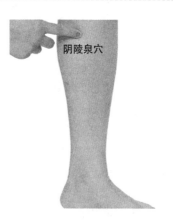

特效按摩

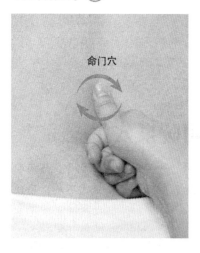

1. 用拇指指腹环形按揉命门穴，力度要轻，约15分钟，以出现酸胀痛感为度。

2. 双手拇指指尖同时向阴陵泉穴方向用力，按压约10分钟，以出现酸胀感为宜，再换另一侧以相同手法按摩。

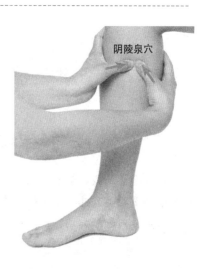

特效穴详解 ·

1. 命门穴属督脉，有温补阳气、补肾壮阳的作用。对于有肾虚引起的各类泌尿生殖系统病症有极好的疗效。经常按摩刺激命门穴可以治疗白带增多、不孕不育、月经不调等病症；无病时按摩还能强身健体，是人体养生保健的大穴。

2. 阴陵泉穴是足太阴脾经上的重要穴位之一。脾的一项重要功能就是运化水湿，若水湿驻留体内不化，就会引发一系列疾病。刺激阴陵泉穴，能够补肾固精，健脾利湿，促进新陈代谢，帮助消除体内多余水分。

小贴士

治疗白带增多可采取的方法有：保持外阴部清洁干燥，不要用手抓挠，不食用辛辣等有刺激性的食物，勤换内裤，内裤不与其他衣物混合洗，避免交叉感染。

第九节 带下（带脉穴、白环俞穴、气海穴、三阴交穴）

带下是中医病名，是妇女的常见病与多发病，指带下的量明显增多，色、质、气味都发生异常，并伴有局部或全身症状的一种病症，表现为白带增多、赤白相间、绵绵不断、腰部酸疼、疲倦，或有脓浊样、有臭味等。中医认为，思虑过度，气滞郁结，脾脏运化功能失调，导致胃肠吸收消化受阻，湿热下注，产生病症。

对症特效穴

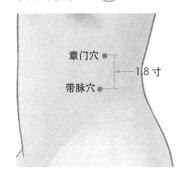

1. 带脉穴：在侧腹部，章门穴下1.8寸，第十一肋骨游离端下方垂线与脐水平线的交点上。

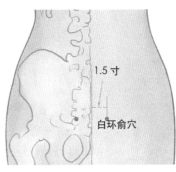

2. 白环俞穴：在骶部，骶正中嵴旁1.5寸，平第四骶后孔。

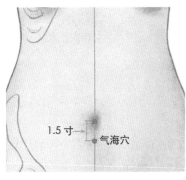

3. 气海穴：在下腹部，前正中线上，脐下1.5寸。

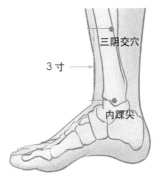

4. 三阴交穴：在小腿内侧，足内踝尖上3寸，胫骨内侧缘后方。

快速取穴

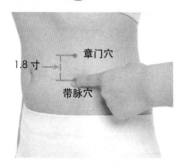

1. 带脉穴：站姿或侧卧取穴，在章门穴下1.8寸，与脐水平线相交处即是。

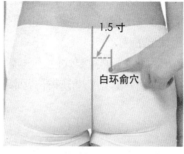

2. 白环俞穴：采取站立或俯卧的姿势，平第四骶后孔，骶正中嵴旁开1.5寸处即是。

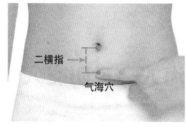

3. 气海穴：采取仰卧或站立的姿势，在人体的下腹部，肚脐下二横指宽处即是。

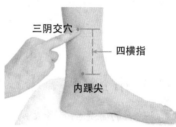

4. 三阴交穴：正坐或仰卧，内踝尖上四横指，胫骨内侧后缘处即是。

特效按摩

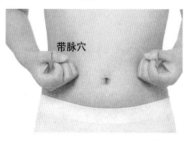

1. 双手握空心拳，在左右两侧带脉穴处敲击30下左右，力度适中不要过大。

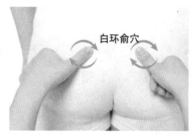

2. 双手拇指环形按揉两侧白环俞穴，力度适中，约5分钟，以出现酸胀感为宜。

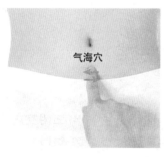

3. 用示指指腹左右推摩气海穴，约5分钟，以出现酸胀感为宜。

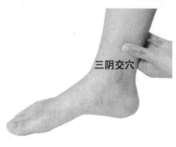

4. 用拇指指腹与其余四指拿捏三阴交穴，力度适中，反复50次，再换另一侧以同样手法按摩50次。

特效穴详解

1. 带脉穴是足少阳与带脉的交会穴。按摩带脉穴，能够调理经气、固摄带脉，治疗带下病，让女性重现好气色。

2. 白环俞穴属足太阳膀胱经，有益肾固精、调经止带的功效，在按摩和刺激下，除了能够治疗带下病，还可益肾强腰，舒筋活络。

3.气海穴属任脉。有补益元气，温养、强壮身体的功效。按摩刺激气海穴，能够补益人体之气，从而推动血的正常运行，主要用于治疗生殖、泌尿方面的疾病。

4.三阴交穴属足太阴脾经，是足太阴脾经、足厥阴肝经、足少阴肾经的交会穴。可以补脾益气、舒肝养血、固本益肾，同时调整三脏功能，对各类妇科疾病如月经不调、带下、产后恶露不尽等，都可以通过按摩三阴交穴进行调整治疗。

小贴士

女性在防治带下病时，应在月经结束后用药冲洗阴道处，勤换内裤，并将换洗的内裤进行煮沸消毒。

第十节 慢性盆腔炎（气海穴、关元穴、血海穴）

慢性盆腔炎是指女性盆腔生殖器官及周围结缔组织、盆腔腹膜发生的慢性炎症，多为急性盆腔炎，表现为不同程度的下腹隐痛、坠胀，腰部酸痛。慢性盆腔炎是不孕症的常见病因，对于未生育的女性来说预防本病尤为重要。中医认为，盆腔炎是因湿热邪毒侵袭盆腔，气血瘀滞所致。

对症特效穴

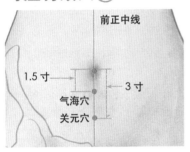

1.**气海穴**：在下腹部，前正中线上，脐下1.5寸。

2.**关元穴**：在下腹部，前正中线上，脐下3寸。

3.**血海穴**：在大腿内侧，髌底内侧端上2寸，股四头肌内侧头的隆起处。

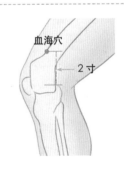

快速取穴

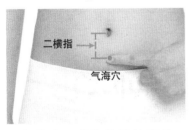

1.**气海穴**：采取仰卧的姿势，在人体的下腹部，肚脐下二横指处即是。

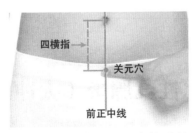

2.**关元穴**：采取正坐或仰卧的姿势，前正中线上，肚脐下四横指处即是。

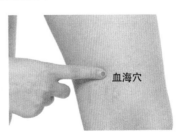

3.**血海穴**：坐在椅子上将腿绷直，在膝盖内侧有一个凹陷的地方，凹陷上方隆起的肌肉顶端就是血海穴。

特效按摩

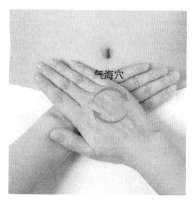
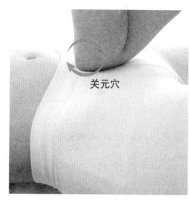
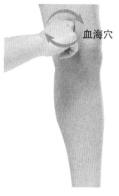

气海穴

关元穴

血海穴

1. 双手手掌交叠，将掌心放在气海穴处，沿顺时针方向按摩约10分钟，力度适中可稍大，以能忍受为度，出现酸胀感及热感为宜。

2. 将手肘放于关元穴处点揉10分钟，力度适中，以出现酸胀感为宜。

3. 示指关节用力均匀地环形按摩血海穴，力度由轻到重，约5分钟，再换另一侧以同样手法按摩。

特效穴详解

1. 气海穴属任脉。有通气海，散热结的作用。血液需要人体之气的推动才能够正常运行，按摩刺激气海穴，可以调节人体全身之气，只要人体之气充足，血液才能顺畅流通，不出现瘀滞。

2. 关元穴属任脉，是治病保健的要穴。按摩关元穴，能够补虚益损，益气壮阳，温通经络，防止气血在盆腔处瘀滞。长期坚持按摩可以有效缓解女性慢性盆腔炎症。

3. 血海穴是足太阴脾经穴，有健脾化湿、补血养血的功效。在按摩和刺激下，能够通经活络，活血化瘀，使气血运行顺畅，防止瘀血在盆腔积滞导致盆腔炎。

小贴士

慢性盆腔炎患者要注意个人卫生与性生活卫生，平时保持外阴部的清洁，经期严禁房事，防止分娩及人工流产后感染，饮食应清淡，避免生冷食品，要注意劳逸结合，并在治愈后防止慢性盆腔炎复发。

第十一节　急性乳腺炎（太冲穴、膻中穴）

急性乳腺炎是由细菌感染引起的一种乳房急性化脓性炎症，多发生于哺乳期女性，主要表现为乳房肿胀、疼痛，皮肤微红，乳汁分泌不畅等。中医认为本病属于"乳痈"范畴，是由于女性怀孕后血热内蕴，经络阻塞，郁结积滞，导致结肿成痈，产生炎症。

对症特效穴

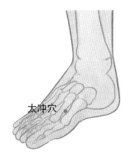

1. **太冲穴**：在足背侧，第一跖骨间隙的后方凹陷处。

2. *膻中穴*：在胸部，前正中线上，平第四肋间，两乳头连线的中点。

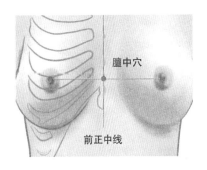

快速取穴

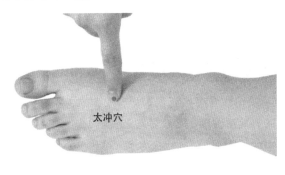

1. **太冲穴**：采取正坐的姿势，在足背侧用手指沿第一、第二趾夹缝向上移压，压至能感觉到动脉映手处即是。

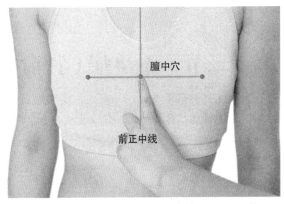

2. **膻中穴**：采取正坐或仰卧的姿势，前正中线上，两乳头连线的中点处即是。

特效按摩

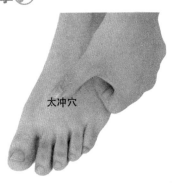

1. 用拇指指腹点按太冲穴 30 次左右，力度可由轻到重，以能忍受为度，局部出现酸胀感为宜，再换另一侧以相同手法按摩。

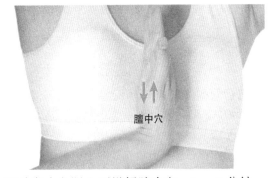

2. 用手掌小鱼际上下搓揉膻中穴，3～5 分钟，力度适中不要太大，以出现酸胀感为宜。

特效穴详解·

1. 太冲穴属足厥阴肝经，是肝之原穴，有疏肝理气、平肝潜阳的功效。按摩刺激太冲穴，能够调理体内气血，让气血运行顺畅无阻，使血归肝而不上逆，防止在乳房处结肿成痈，阻塞经络形导致乳腺炎。

2. 膻中穴属任脉，对于气虚气弱之症有很好的疗效。急性乳腺炎多由经络阻塞所致，按摩膻中穴，能够调节乳房处的经脉气血，使气血运行顺畅，从而缓解急性乳腺炎引起的心痛及胸痛。在心情烦闷、焦虑的时候按摩膻中穴，能够使气机顺畅，烦闷感也会慢慢消失。

小贴士

> 怎样防治急性乳腺炎呢？产后哺乳期女性应做好自我护理，常用温水清洗乳头，保持乳头清洁，每次哺乳时尽可能将乳汁排空，少吃刺激性的食物，并养成自我按摩乳房的习惯。

第十二节　不孕症（肾俞穴、气海穴、关元穴、命门穴）

不孕症是妇科常见的难治疾病，发病原因较多，主要为生殖器病变，如输卵管阻塞、子宫内膜异位等。中医认为，脾失健运，气血生化受阻，气血不足，肾脏虚弱，导致肾功能失调，产生不孕病症。肾为先天之本，主生殖，保肾健脾，才能促进生殖系统的健康发展。

对症特效穴

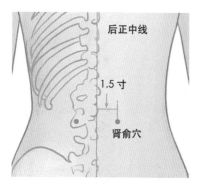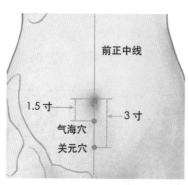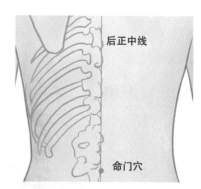

1. **肾俞穴**：在脊柱区，第二腰椎棘突下，后正中线旁开1.5寸。
2. **气海穴**：在下腹部，前正中线上，脐下1.5寸。
3. **关元穴**：在下腹部，前正中线上，脐下3寸。
4. **命门穴**：在腰部，后正中线上，第二腰椎棘突下凹陷处。

快速取穴

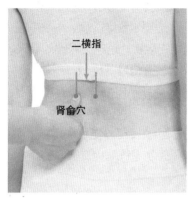

1. **肾俞穴**：采取站立或俯卧的姿势，位于人体腰部，第二腰椎棘突下，左右二横指宽处即是。

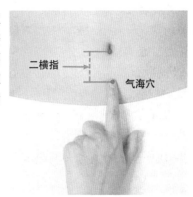

2. **气海穴**：采取仰卧的姿势，在人体的下腹部，肚脐下二横指宽处即是。

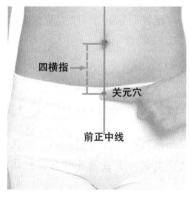

3. **关元穴**：采取正坐或仰卧的姿势，肚脐下四横指处即是。

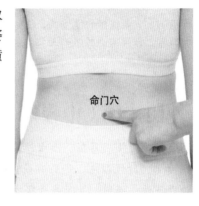

4. **命门穴**：采取站立或俯卧的姿势，在人体腰部，第二腰椎棘突下凹陷处，按压时会有强烈的痛感。

特效按摩

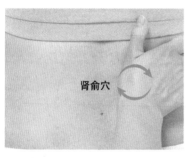

1. 用右手大鱼际部环形揉擦右侧肾俞穴，力度适中即可，约10分钟，以局部出现酸胀感及热感为宜。

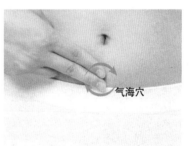

2. 将示指与中指并拢，环形按摩气海穴，力度适中，约15分钟。

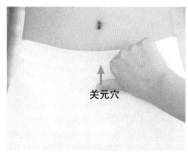

3. 用一手拇指上拨关元穴，约15分钟，力度适中，以按摩部位出现酸胀感及热感为宜。

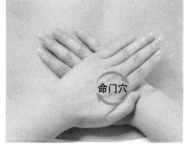

4. 将双手手掌相叠放在命门穴处做环形按摩，力度适中，约10分钟，以局部出现酸胀感及热感为宜。

特效穴详解·

1. 肾俞穴属足太阳膀胱经，是肾的背俞穴。人的健康与肾气的强弱有着密切的联系，对于与肾有关的疾病，可以首选肾俞穴进行治疗。按摩肾俞穴能够补肾固精，有利腰髓，适用于肾虚腰痛、不孕等症。

2. 气海穴是任脉穴，是人体生气之海，能够调理一身之气，缓解气虚的症状，是养生保健的要穴，在按摩和刺激下，能够益元气，补肾虚，使脏腑皆润，长期坚持对于不孕症有很好的疗效。

3. 关元穴属任脉。关元穴是人全身元气积聚的地方，经常按摩能够调通全身气血，并能够温肾壮阳、补益元气，不仅能缓解不孕的状况，还能够消除杂病，健康长寿。

4. 命门穴属督脉，可以从字面上理解为生命之门的意思，在中医看来是指生命之火起源的地方，经常按摩刺激，能够使气血畅通，补益肾气，调和阴阳，对于不孕不育等泌尿生殖系统病症有很好的疗效。

小贴士

> 女性在预防不孕症方面，要保持心情愉悦，避免出现紧张焦虑的情绪，注意经期卫生，预防盆腔感染，在婚后短期内不欲生育者，要采取有效的避孕措施，避免因人工流产而导致的继发性不孕。

第十三节　外阴瘙痒（中极穴、曲骨穴、蠡沟穴、阴陵泉穴）

外阴瘙痒常由不良卫生习惯，霉菌、滴虫感染，外部皮肤病，经血或尿液的刺激等引起的。中医将外阴瘙痒称为"阴痒"，肝经湿热，气血瘀滞，经络不通，肾藏精功能失调，造成精气亏损，阴盛阳虚，阴阳失调，浊气下注，滞留，进而导致瘙痒症状的产生。

对症特效穴

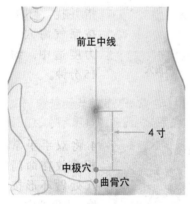
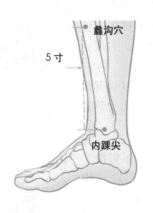
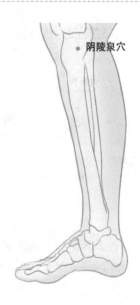
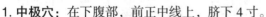

1. **中极穴**：在下腹部，前正中线上，脐下4寸。
2. **曲骨穴**：在下腹部，前正中线上，耻骨联合上缘的中点处。
3. **蠡沟穴**：在小腿内侧，足内踝尖上5寸，胫骨内侧面的中央。
4. **阴陵泉穴**：在小腿内侧，胫骨内侧髁后下方凹陷处。

快速取穴

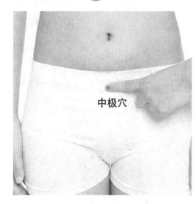

1. **中极穴**：采取站立或仰卧的姿势，将耻骨和肚脐连线并五等分，由下向上数 1/5 处即是。

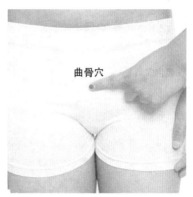

2. **曲骨穴**：采取站立或仰卧的姿势，腹部正中线上，耻骨联合上缘的凹陷处即是。

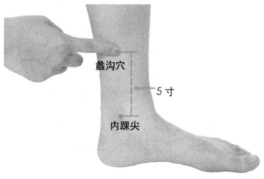

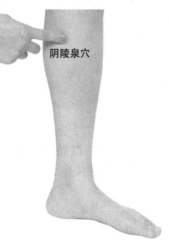

4. **阴陵泉穴**：采取正坐或仰卧的姿势，在小腿内侧，膝下胫骨内侧凹陷中。

3. **蠡沟穴**：采取正坐或仰卧的姿势，在内踝尖上 5 寸处，胫骨内侧面的中央处取穴。

特效按摩

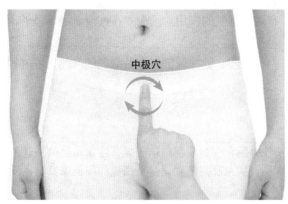

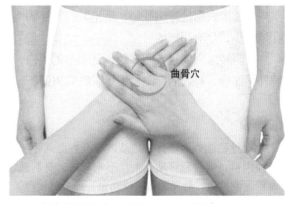

1. 用示指指腹环形按揉中极穴，约 10 分钟，速度平缓，可稍用力，以局部出现酸胀感为宜。

2. 双手手掌重叠放于穴位上，上下推揉 30 下左右，力度适中，产生微热感为佳。

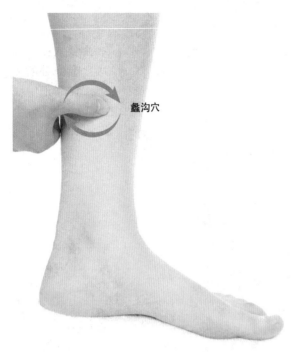

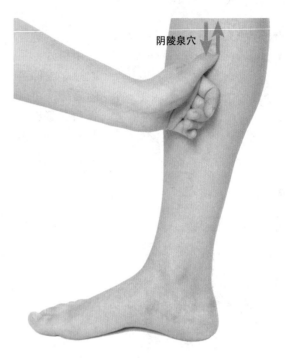

3.用拇指指腹沿顺时针按揉蠡沟穴2分钟，再逆时针方向按摩2分钟，力度适中，以局部出现酸胀感为宜，再换另一侧以相同手法按摩。

4.用拇指按压阴陵泉穴，由轻到重，有微疼感时停留3秒，松开，上下轻缓推摩10～20下。

特效穴详解·

1.中极穴是任脉在脐下的主要穴位之一，是膀胱的募穴，主治泌尿系统疾病。经常按摩，能够改善盆腔的血液循环，温肾补阳，对于痛经、外阴瘙痒等各类妇科病症都有很好的调理和保健作用。

2.曲骨穴属任脉，是任脉与足厥阴肝经之会。具有调经止痛的作用，是调理与水液有关的疾病和下焦疾病的一个重要穴位。在按摩和刺激下，能够缓解阴痒、小腹疼痛等症状。

3.蠡沟穴属足厥阴肝经，是足厥阴肝经的络穴，有疏肝理气的作用。蠡沟穴在按摩刺激下能够泻肝经湿热，是治阴痒的要穴。

4.阴陵泉穴属足太阴脾经，是除湿的大穴，具有内化湿邪、健脾理气，补益肾气的作用，能够缓解外阴瘙痒，有效治疗阳气不足所致的阴证。

小贴士

女性防治外阴瘙痒，应从以下几方面入手：每天清洗外阴，保持阴部清洁干燥，注重私处的护理，勤换内裤，要注意经期卫生，不吃辛辣、有刺激性的食品，切忌乱用药物，避免搔抓和局部摩擦，并及时到医院检查，若发现霉菌或滴虫，应及时治疗。

第三章　男科常见病

第一节　遗精（关元穴、肾俞穴）

遗精是指在无性交活动时出现射精的情况，是青少年常见的正常生理现象，在清醒状态下发生的遗精称为滑精，在睡梦中发生的遗精称为梦遗，出现遗精的原因有：缺乏正确的性知识；经常处于性冲动的状态；生殖器官局部病变刺激等。遗精频率过大，容易产生神疲乏力，精神不振，腰酸腿软等症状。中医认为，遗精多由心肾不交，精关不固导致。

对症特效穴

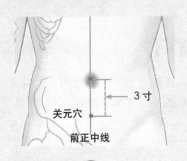
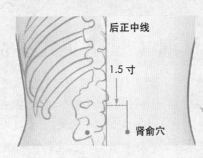

1. 关元穴：在下腹部，前正中线上，脐下3寸。

2. 肾俞穴：在脊柱区，第二腰椎棘突下，后正中线旁开1.5寸。

快速取穴

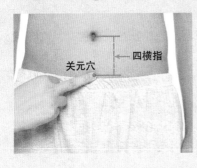
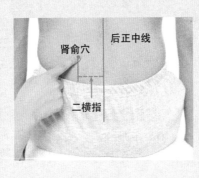

1. 关元穴：采取站立或仰卧的姿势，前正中线上，肚脐下四横指宽处即是。

2. 肾俞穴：采取俯卧的姿势，位于人体腰部，第二腰椎棘突下，左右二横指宽处即是。

特效按摩

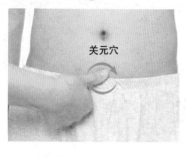

关元穴

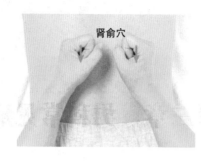

肾俞穴

1.用拇指指腹点按关元穴20～30次，力度稍轻，感到轻微酸胀即可。

2.将双手握空拳，用拳侧轻轻敲击肾俞穴处，约50次，以出现较强的酸胀感为宜。

特效穴详解

1.关元穴是关藏全身元气的地方，属任脉。元气是人体生命的能量，元气充足则百病消，元气虚弱，就会使各脏腑功能失调，容易生病。刺激关元穴有培肾固本的功效，对于男性遗精、早泄、阳痿等病症都大有疗效。

2.肾俞穴属足太阳膀胱经，是肾的保健要穴。肾主水，对整个机体的代谢有很重要的作用，经常按摩肾俞穴，是保持肾健康的有效方法之一，能够补益肾气，强壮腰肾，适用于遗精、阳痿、腰膝酸软等症。

小贴士

男性在对待遗精的问题上，应持正确理性的看法，不要有太大的思想负担，应该正确了解自己的身体发育过程，在日常生活中注意劳逸结合，多参加有益身心健康的活动，睡觉时不要盖太厚的被子，避免挤压会阴部位等，都能够减少梦遗的发生。

第二节 早泄（三阴交穴、命门穴）

早泄是一种常见的男性性功能障碍，通常认为早泄是指阴茎在进入阴道之前、正在进入，或者是刚进入不足2分钟就出现射精，不能正常进行性生活的情况。有的早泄者还会出现腰膝酸软、内心烦热、阴茎易勃的症状。中医学认为，早泄是由于性生活过于频繁，气血亏损，肾虚不能藏精，精关不固等因素导致的。严重早泄者应及时采取治疗，避免日后的性生活不和谐。

对症特效穴

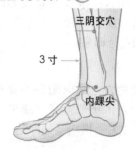

三阴交穴

3寸

内踝尖

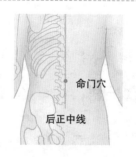

命门穴

后正中线

1.三阴交穴：在小腿内侧，足内踝尖上3寸，胫骨内侧缘后方。

2.命门穴：在腰部，后正中线上，第二腰椎棘突下凹陷处。

快速取穴

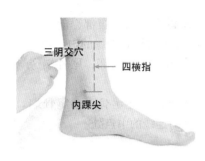

1. **三阴交穴**：正坐或仰卧，内踝尖上四横指，胫骨内侧后缘处即是。
2. **命门穴**：采取站立或俯卧的姿势，在人体腰部，第二腰椎棘突下凹陷处，按压时会有强烈的痛感。

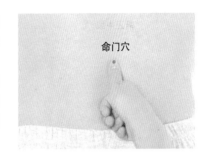

特效按摩

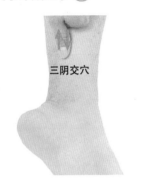

1. 用拇指指腹上下推三阴交穴 3 分钟，力度可稍微加大，以能忍受为度，可分别点按两侧穴位，也可同时进行。

2. 用手掌大鱼际部从上向下揉搓命门穴，力度适中，以局部出现酸胀感及热感为宜，约 10 分钟。

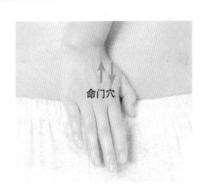

特效穴详解·

1. 三阴交穴是足太阴脾经、足少阴肾经、足厥阴肝经三条经脉的交会穴，对于男性来说同样有很好的功效。按摩三阴交穴，有固本益肾的作用，肾气足了，才能够延缓射精时间，防止早泄。

2. 命门穴属督脉，即是人体的长寿大穴，也是男性益肾壮阳的有效穴位。命门穴是肾阳之气汇聚的地方，经常按摩，有补益肾气、强肾固本的作用，对于肾虚导致的各种男性病症有很好的疗效。

小贴士

> 对于功能性早泄者来说，可以通过按摩来进行身体保养，从而延缓射精时间；心理性早泄者应注意调整自己的心态，不要有过度紧张或兴奋的情绪，多与妻子沟通，夫妻之间相互体谅。

第三节　器质性阳痿（曲骨穴、会阳穴、长强穴）

器质性阳痿是一种常见的性功能障碍，表现为任何时候阴茎都不能勃起，全身性的疾病、生殖系统先天畸形、慢性酒精中毒以及内分泌系统疾病等，都可能会引起器质性阳痿。中医认为，阳痿病症主要是由于肾中阳气不足，精气亏损导致的。

对症特效穴

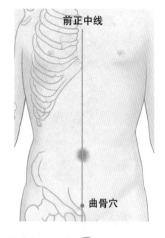
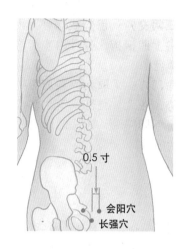

1. **曲骨穴**：在下腹部，前正中线上，耻骨联合上缘的中点处。
2. **会阳穴**：在骶部，尾骨端旁开0.5寸。
3. **长强穴**：在尾骨下，尾骨端与肛门连线的中点处。

快速取穴

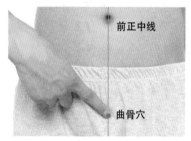
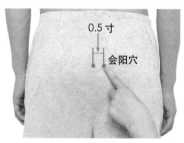
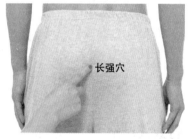

1. **曲骨穴**：采取站立或仰卧的姿势，前正中线上，耻骨联合上缘的凹陷处即是。

2. **会阳穴**：采取站立或跪伏的姿势，尾骨端左右旁开0.5寸处取穴。

3. **长强穴**：采取站立或俯卧的姿势，在尾骨端与肛门连线的中点处取穴。

特效按摩

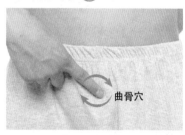
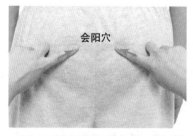
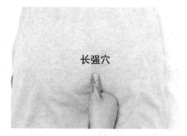

1. 示指指腹放于穴位上，旋转按揉曲骨穴，3～5分钟，力度可稍大，以局部出现酸胀感及热感为宜，每天坚持按摩1～2次效果更好。

2. 用双手示指指腹点按两侧会阳穴，以出现酸胀感为宜，每次按摩约10分钟。

3. 用拇指上下揉搓长强穴，20～30下即可。力度可稍大，以局部出现酸胀感为宜。

特效穴详解·

1. 曲骨穴为任脉穴，是任脉与足厥阴之会，按摩曲骨穴，也就是按摩了任脉与肝经之会，能够加速血液循环，促进新陈代谢，气血贯通了，可以顺畅运行，阴茎自然就会勃起。

2. 会阳穴属足太阳膀胱经，有散发水湿、补益阳气的功效。经常按摩刺激会阳穴能够调和阴阳，行气活血，达到治疗阳痿的目的。除此之外，会阳穴还可治疗泄泻、痢疾以及便血等，调理精力减退的症状。

3. 长强穴属督脉，即是督脉的最末端，又是与任脉相衔接的地方，是经脉气血汇聚深入之处。按摩此穴位前能治会阴部位疾病，后能治骶尾之病，调节阴阳平衡，使任督二脉的经气流通顺畅，对于阳痿、遗精等症状有很好的疗效。

小贴士

> 器质性阳痿的病因较多，因此在治疗时首先应明确引起阳痿的原因，治疗相应的器质病变，再配合有效穴位的按摩，可以达到很好的效果。

第四节　精神性阳痿（肩外俞穴、手三里穴）

精神性阳痿又称为心因性阳痿，导致此病的原因有很多，例如男性在儿童时期在发育过程中父母的教育不当，受到过负面的影响；家庭关系不协调，和妻子的感情不好；缺乏性知识，长期压抑心情，情绪异常波动，尤其是心理上的焦虑、忧郁等，都会造成精神性阳痿。中医认为，情志不畅，肝气郁结，疏泄功能出现障碍，肾精升发不足，从而导致阳痿。

对症特效穴

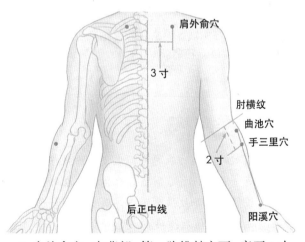

1. **肩外俞穴**：在背部，第一胸椎棘突下，旁开3寸。
2. **手三里穴**：在前臂背面桡侧，阳溪穴与曲池穴的连线上，肘横纹下2寸。

快速取穴

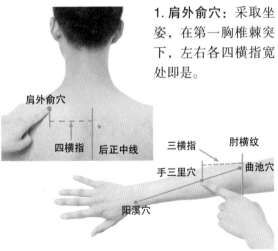

1. **肩外俞穴**：采取坐姿，在第一胸椎棘突下，左右各四横指宽处即是。

2. **手三里穴**：正坐，侧腕，伸直前臂，在阳溪穴与曲池穴的连线上，肘横纹向前三横指宽处取穴。

特效按摩

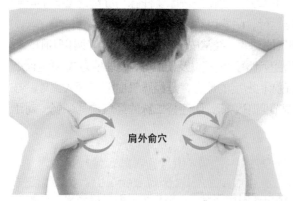

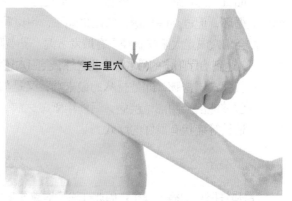

1. 双手拇指分别环形按摩两侧肩外俞穴，力度适中，按摩约 10 分钟。

2. 每天用拇指指腹按压手三里穴，由轻到重，节律性按揉 5 分钟，再换另一侧以相同手法按摩。

特效穴详解

1.肩外俞穴是手太阳小肠经穴，有舒筋活络的作用。治疗精神性阳痿，最重要的就是消除紧张情绪，减轻压力，使心情得到舒缓。按摩肩外俞穴，可以使体内气血运行顺畅无阻，缓解肩膀僵硬，让身体和精神都得到放松，缓解紧张和焦虑的心情，从而缓解精神性阳痿的症状。

2.手三里穴属手阳明大肠经，除了调节脏腑功能，缓解前臂麻木、疼痛等症状外，还有镇静精神的作用。精神性阳痿者经常按摩手三里穴，可以缓解不安的情绪，放松精神，紧张感消除了，则阳痿的症状自然可以缓解。

小贴士

精神性阳痿患者在治疗的同时，应想办法成功满意地完成几次性生活，男女双方互相交流、鼓励，消除紧张与不安，缓解男性的压力，调整好心理状态，阳痿自然可以逐渐痊愈。

第五节 外伤性阳痿（血海穴、委中穴、气海穴）

外伤性阳痿是指由睾丸外伤、骨盆骨折以及阴茎外伤等引起的勃起功能障碍，主要以阴茎损伤为主，阳痿和阴茎血管、神经、海绵体的损伤以及损伤程度都有一定的关系。阴茎海绵体在出现外伤性损伤时，会在勃起后出现阴茎弯曲与勃起疼痛，严重时会出现阳痿，导致性交困难。阴茎出现外伤后要及时就医，并在治疗阴茎损伤时，注意保护血管和神经，避免导致伤后阳痿。

对症特效穴

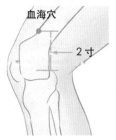

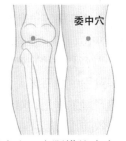

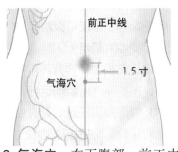

1. **血海穴**：在大腿内侧，髌底内侧端上 2 寸，股四头肌内侧的隆起处。

2. **委中穴**：在腘横纹中点，股二头肌肌腱与半腱肌肌腱的中间。

3. **气海穴**：在下腹部，前正中线上，脐下 1.5 寸。

快速取穴

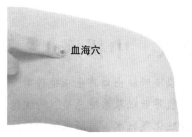

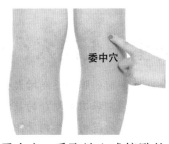

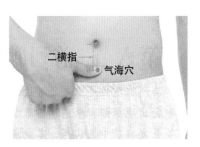

1. **血海穴**：坐在椅子上将腿绷直，在膝盖内侧有一个凹陷的地方，凹陷上方隆起的肌肉顶端就是血海穴。

2. **委中穴**：采取站立或俯卧的姿势，膝盖后侧腘横纹的中点处即是。

3. **气海穴**：采取站立或仰卧的姿势，在人体的下腹部，肚脐下二横指处即是。

特效按摩

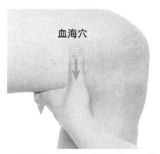

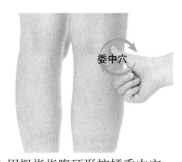

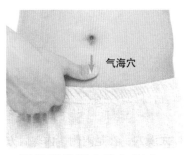

1. 用拇指指腹和其余四指拿捏血海穴 50 次，力度适中，以局部出现酸胀感及热感为宜，再换另一侧以相同手法按摩。

2. 用拇指指腹环形按揉委中穴，力度适中不宜过大，以局部出现酸胀感为宜。也可以两手同时按摩两侧的委中穴。

3. 用拇指指腹点按气海穴 300 次，力度不要过大，适中即可，以出现酸胀感为宜。

特效穴详解·

1. 血海穴属足太阴脾经，是足太阴脉气所发，有摄血统血的功效。经常按摩能够通经活络，使气血运行顺畅，不仅可以治疗男性阳痿等生殖系统疾病，也是女性调经的重要穴位。

2. 委中穴是足太阳膀胱经上的一个重要穴位，有很强的活血化瘀、清热解毒、祛风除湿的功效。若受到外伤损害，腰背部肌肉不能够协调，很容易导致阳痿早泄。因此，按摩委中穴除了治疗腰背疾病外，还能使气血顺畅运行，可以缓解行房过程中的阳痿。

3. 气海穴属任脉。具有生发阳气、温养肾脏的作用，对于阳气不足导致的疾病有温阳益气、固本培元的疗效。坚持按摩刺激气海穴，能够有效防止阳痿。

小贴士

对于外伤性阳痿的治疗，应注意以下几方面：不要带病过性生活；身体疲劳时不要过性生活，防止损害身体健康；不要在脏乱的环境中过性生活，以免感染到细菌，对身体健康造成危害。

第六节　前列腺增生（太溪穴、神阙穴、中极穴）

前列腺增生是中老年男性的常见疾病，前列腺的逐渐增大会对尿道以及膀胱出口产生压迫作用，早期会出现尿频、尿急、排尿费力以及夜间排尿次数增加的症状，并可能导致泌尿系统感染、膀胱结石等并发症。中医认为，本病属于"癃闭"的范畴，体内肾阳亏损，膀胱化气行水、排泄尿液的功能受到影响，导致湿热郁结，气化不利，致使尿道堵塞，前列腺增大。

对症特效穴

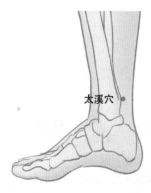
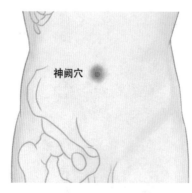
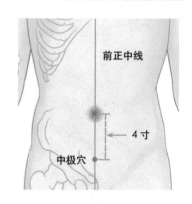

1. **太溪穴**：在足内侧，内踝后方，内踝尖与跟腱之间的凹陷处。
2. **神阙穴**：在腹中部，脐中央。
3. **中极穴**：在下腹部，前正中线上，脐下4寸。

快速取穴

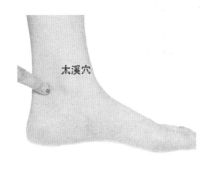

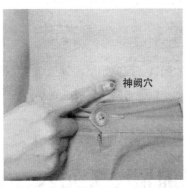

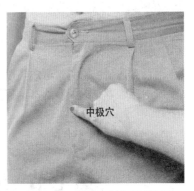

1. **太溪穴**：采取正坐的姿势，平放足底，在足内侧内踝后方与脚跟骨筋腱之间的凹陷处即是。

2. **神阙穴**：采取正坐或仰卧的姿势，腹部肚脐即是。

3. **中极穴**：采取仰卧的姿势，将耻骨和肚脐连线并五等分，由下向上数 1/5 处即是。

特效按摩

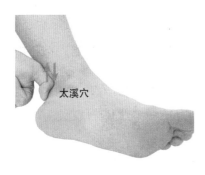

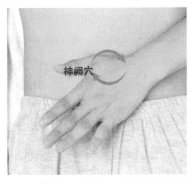

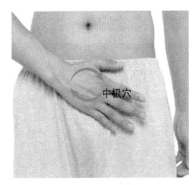

1. 用拇指指节从上向下刮太溪穴，力度适中，20 ~ 30 下，换另一侧以相同手法按摩。自我按摩时可以两侧穴位同时进行。

2. 用手掌大鱼际环形按摩神阙穴，力度适中，按摩约 15 分钟。

3. 一手伸平，手掌面放于穴位上，沿顺时针方向按揉中极穴，约 5 分钟，按摩手法平缓，以局部出现酸胀感为宜。

特效穴详解

1. 太溪穴是足少阴肾经原穴，清热生气的功效。肾是人体元气的源头，按摩太溪穴能够疏通肾经、滋养肾脏、补充阳气，对男性前列腺增生有很好的疗效。

2. 神阙穴属任脉，与人体各经脉相连，与五脏六腑相通，具有收降浊气的作用，是养生保健的要穴。经常按摩和刺激，可以疏通腺管，使前列腺增生回缩，除了改善尿频、尿急、尿痛等前列腺增生症状，还可以让男性体力充沛，精神饱满。

3. 中极穴是任脉穴，也是膀胱的募穴，主管尿液的排泄，具有益肾固本、增强肾气的功效。按摩中极穴能够恢复膀胱的功能，减少残余尿量，对治疗前列腺增生等男性泌尿、生殖系统疾病有很好的作用。

小贴士

前列腺增生给男性造成了很大的困扰，因此预防前列腺增生是很有必要的。男士们在预防前列腺增生方面应注意在白天多饮水，夜间少饮，避免膀胱过度充盈，少吃有刺激性的食品，避免长时间久坐，多到户外参加体育活动。

第七节　尿潴留（关元穴、三阴交穴）

大量的尿液在膀胱内积而不能排出，称为尿潴留，尿潴留可以分为阻塞性和非阻塞性两类。尿潴留急性发作时，膀胱会有胀痛感，尿液完全不能排出，而尿潴留慢性发作时没有疼痛感，会有少量的排尿。中医认为，尿潴留属于"癃闭"的范畴，气血运行不畅，郁结积滞，湿热下注，神经麻痹，导致膀胱颈下梗阻，致使排便不利，产生尿潴留病症。

对症特效穴

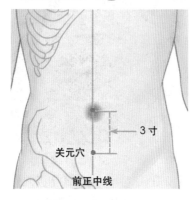
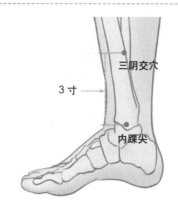

1. **关元穴**：在下腹部，前正中线上，脐下 3 寸。
2. **三阴交穴**：在小腿内侧，足内踝尖上 3 寸，胫骨内侧缘后方。

快速取穴

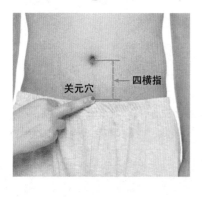
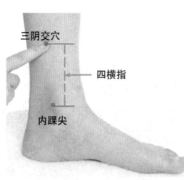

1. **关元穴**：采取站立或仰卧的姿势，肚脐下四横指宽处即是。

2. **三阴交穴**：采取正坐屈膝的姿势，在内踝尖上直上四横指，按压有一骨头为胫骨，胫骨后缘靠近骨边凹陷处即是。

特效按摩

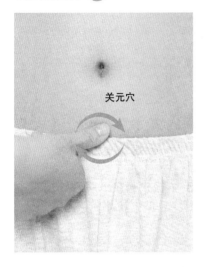

关元穴

1.用拇指指腹环形按揉关元穴，约10分钟，以局部出现酸胀感及热感为宜。

2. 一手四指并拢，以中指指腹为主，拍打三阴交穴位处，10～20下，力度可稍大，再以轻柔的手法，上下搓摩约2分钟。两侧穴位交替按摩。

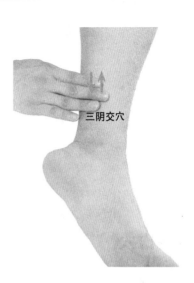

三阴交穴

特效穴详解

1.关元穴属任脉，是人体养生保健的要穴，有补益元气、温肾壮阳的功效，能够加速血液循环，调节男性泌尿生殖系统功能，改善肾虚的一系列症状，促进膀胱失约功能的恢复。肾气足了，膀胱功能也得到很好的恢复，自然可以缓解尿潴留的症状。

2.三阴交穴属足太阴脾经，为足太阴脾经、足少阴肾经、足厥阴肝经交会之处。具有滋补肝肾、通调利便的作用，可以促进阳气生发，祛除湿热，舒缓膀胱，有效减轻病症。

小贴士

尿潴留患者除了按摩穴位外，还可以用毛巾热敷耻骨上方的膀胱区，在热敷后，膀胱出口会在强烈收缩的状态下放松，有利于尿液的排出。此种方法，很适合尿潴留时间较短，膀胱充盈不严重的患者。

第八节　遗尿（肾俞穴、肺俞穴、中极穴）

遗尿症是指人在5岁以后，在睡眠中不能自控，将尿液排泄在床上，同时在非睡眠状态时将尿液排泄在衣物等地方的一种病症。中医认为，遗尿症的发生与肾和膀胱有直接的联系，体质虚弱，肾气不足，下元虚寒，导致泌尿系统紊乱，膀胱神经肌肉功能不良，排尿控制力降低，出现遗尿症状。

对症特效穴

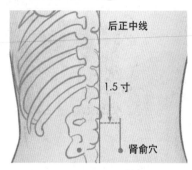

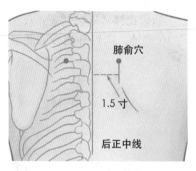

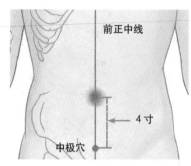

1. **肾俞穴**：在脊柱区，第二腰椎棘突下，后正中线旁开1.5寸。

2. **肺俞穴**：在背部，第三胸椎棘突下，后正中线旁开1.5寸。

3. **中极穴**：在下腹部，前正中线上，脐下4寸。

快速取穴

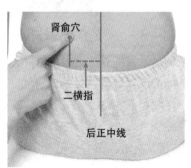

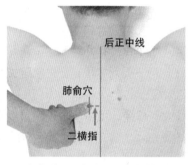

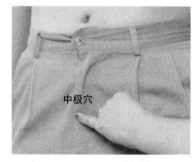

1. **肾俞穴**：采用俯卧的姿势，位于人体腰部，第二腰椎棘突下，左右二横指宽处即是。

2. **肺俞穴**：采取正坐或俯卧的姿势，位于人体背部，第三胸椎棘突的下方，左右旁开二指宽处即是。

3. **中极穴**：采取仰卧的姿势，将耻骨和肚脐连线并五等分，从下向上数1/5处即是。

特效按摩

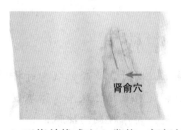

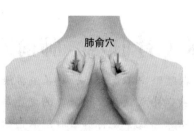

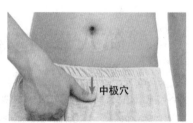

1.五指并拢成空心掌状，轻轻拍打肾俞穴处，两侧穴位可先后按摩也可以同时进行，每侧穴位按摩约10分钟，切忌用实掌拍打。

2.双手握空心拳，分别敲打两侧肺俞穴处，力度适中，敲约10分钟，以出现酸胀感为宜。两侧穴位在按摩时可分先后也可以同时进行。

3.用拇指指腹点按中极穴，约100次，力度可由轻到重。

特效穴详解·

1. 肾俞穴是肾的背俞穴，属足太阳膀胱经，主管整个机体的水液代谢，有填精益髓、益肾固精的作用，能够治疗腰痛、腰膝酸软、遗尿等症。

2. 肺俞穴属足太阳膀胱经，内通肺脏，且肺脏的湿热水汽从此处外输到膀胱经，在按摩和刺激下，除了宣散肺气，改善肺功能外，还可以调通水道，使体内津液代谢正常，缓解遗尿的症状。

3. 中极穴是足三阴与任脉的交会穴，也是膀胱的募穴，有清利膀胱的作用，能有效治疗肾病。经常按摩能够增强肾功能并恢复膀胱的作用，可以治疗遗精、遗尿、尿频、尿急等泌尿系统疾病。

小贴士

遗尿症患者应有一个良好舒适的睡眠环境，并在睡觉前减少饮水，也不吃水分含量较多的水果，上床前将小便排空，应该多听一些轻松舒缓的音乐，缓解紧张情绪，用积极的心态应对遗尿症。

第九节 阴茎异常勃起（合谷穴、曲池穴、内关穴、劳宫穴）

阴茎异常勃起是指在无性欲的刺激下，阴茎持续性的勃起并伴有眩晕、口干舌燥、阴茎疼痛感的状态。阴茎的持续勃起会导致海绵体纤维化，血液供应功能失调，最终丧失阴茎勃起功能，因此，在治疗此病时一定要及时。中医将阴茎异常勃起称为"强中"，认为本病多由肝火旺盛，肾气虚损导致。

对症特效穴

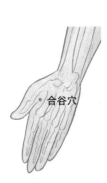 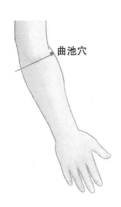 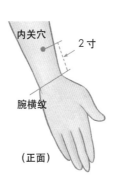 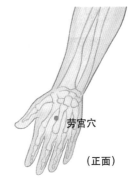

1. **合谷穴**：在手背，第二掌骨桡侧的中点处。

2. **曲池穴**：位于肘部，曲肘时，横纹尽处，即肱骨外上髁内缘凹陷处。

3. **内关穴**：在腕横纹上2寸，掌长肌腱与桡侧腕屈肌腱之间。

4. **劳宫穴**：在手掌心，当第二、第三掌骨之间偏于第三掌骨，握拳屈指时中指尖处。

快速取穴

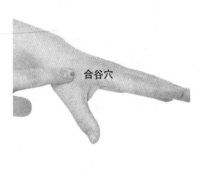

1. **合谷穴**：一手拇指与示指张开，另一手的拇指关节横纹放在虎口处，拇指下压处取穴。

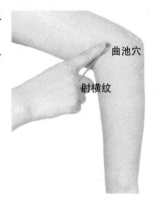

2. **曲池穴**：采取正坐，侧腕屈肘的姿势，肘横纹尽处，肱骨外上髁内缘凹陷处即是。

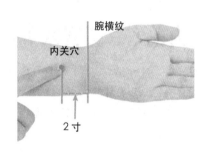

3. **内关穴**：仰掌，从手腕横纹的中央，往上2寸处即是。

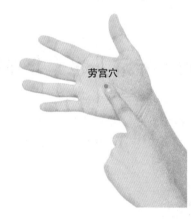

4. **劳宫穴**：握拳，在掌心横纹中，中指指尖所点处取穴。

特效按摩

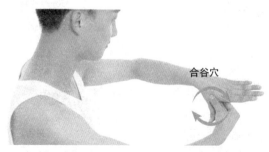

1. 用拇指指腹按揉合谷穴约5分钟，力度适中，以出现酸胀感为宜。

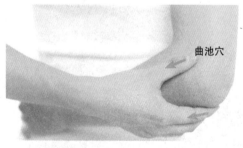

2. 用拇指指腹拿捏曲池穴，力度适中可加大，以能忍受为度，反复拿捏30次，以出现酸胀痛感为宜，换另一侧以相同手法按摩。

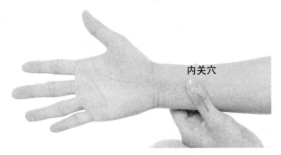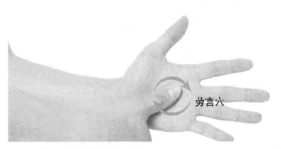

3.用一手拇指指腹按压另一侧手臂内关穴，力度可由轻到重，以能忍受为度，每侧穴位按摩约 5 分钟，以出现酸胀感为宜。

4.一手拇指环形按揉另一手劳宫穴，两手反复相互按摩，每侧穴位按摩约 3 分钟，力度适中，以出现酸胀感为宜。

特效穴详解

1. 合谷穴俗称的"虎口"，是手阳明大肠经上的一处重要穴位。有活血、理气、止痛、补肾阳等功效，在按摩刺激下能够清头明目，还可以缓解阴茎异常勃起引发的疼痛。

2. 曲池穴是手阳明大肠经穴，阳明经为多气多血之经，经常按摩曲池穴，能够增加肺、脾、肝、肾等脏腑的气血循环。气血运行顺畅了，就能够祛除瘀滞，消除海绵体的充血状态，使阴茎的肌肉放松，缓解异常勃起的症状。

3. 内关穴属手厥阴心包经，是八脉交会穴之一。可以沟通其他各脉，维持体内的阴阳平衡，善治心脏疾患。按摩刺激内关穴可以理气止痛，宁心安神。心神宁静了，则性欲的强烈刺激也会减少，阴茎自然不会异常勃起。

4. 劳宫穴是手厥阴心包经的荥穴，心包经对心脏起保护的作用，按摩劳宫穴，能够抑制过盛的心火、肝火，养心安神，还可以缓解阴茎异常勃起的症状。

小贴士

男性在预防阴茎异常勃起时，首先要保持乐观的心态；其次要节制房事，减少强烈的性刺激；最后在饮食方面，要多吃粗粮和蔬菜，少饮酒。在日常生活中应避免滥用各种补肾壮阳的药物。

第四章　中老年慢性病

第一节　高血压（曲池穴、涌泉穴、太冲穴）

高血压是一种常见的心脑血管疾病，常出现头晕头痛、心悸、失眠、身体乏力、手脚麻木、记忆力减退等症状，在劳累或情绪激动时，血压会急速升高，容易引起心肌梗死、心力衰竭以及肾脏病等。中医认为，营养过剩、情绪抑郁，导致肝气疏泄功能紊乱，气机运行受到障碍，脾胃消化吸收功能失调，脂肪堆积，血液压力增强，血压升高。

对症特效穴

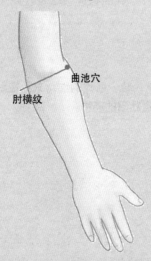
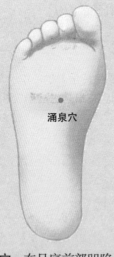
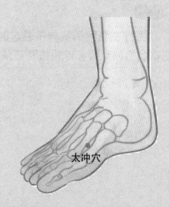

1. 曲池穴：位于肘部，曲肘时，横纹尽处，即肱骨外上髁内缘凹陷处。

2. 涌泉穴：在足底前部凹陷处，第二、第三趾趾缝纹头端与足跟连线的前 1/3 处。

3. 太冲穴：在足背侧，第一跖骨间隙的后方凹陷处。

快速取穴

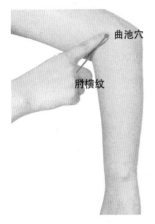

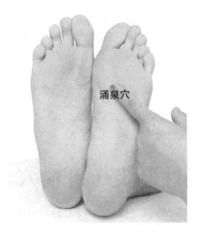

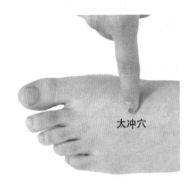

1. 曲池穴：采取正坐侧腕屈肘的姿势，肘横纹尽处，肱骨外上髁内缘凹陷处即是。

2. 涌泉穴：在足前部凹陷处，按压有酸痛感处即是。

3. 太冲穴：采取正坐的姿势，在足背侧用手指沿第一、第二趾夹缝向上移压，压至能感觉到动脉映手处即是。

特效按摩

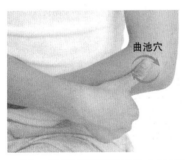

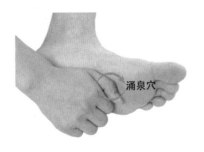

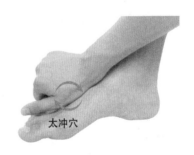

1. 用一手拇指沿顺时针方向按摩另一手臂曲池穴，约10分钟，以出现酸胀感为宜，换另一侧以相同手法按摩。

2. 用手掌大鱼际部沿顺时针方向擦涌泉穴约50次，以局部出现热感为宜，再换另一侧以相同手法按摩。

3. 用大鱼际按太冲穴，有微疼感时，停留压在穴位上2～3秒，松开，再轻抚该穴位，约10下，左右穴位交替按摩1～2次。

特效穴详解·

1. 曲池穴属多气多血的手阳明大肠经，有联通脏腑、泄热等功效。按摩曲池穴能够镇抗上逆火气，调和人体气血并调理各脏腑的功能，使人体气血顺畅、平缓地运行，改善收缩压和舒张压，从而达到降压的目的。

2. 涌泉穴属足少阴肾经。具有散热生气、调节经络的作用，老年人坚持按摩涌泉穴，不仅能够促进血液循环，调整代谢过程，治疗高血压，还能够让老人精力旺盛，体力增强。

3. 太冲穴属足厥阴肝经。心情烦闷、焦虑以及着急上火时，肝气郁滞，极易引发高血压，此时按摩太冲穴，可以疏肝理气，使气血畅达不上逆，从而平缓血压。

小贴士

高血压患者在日常生活中有四个方面需要注意：一要增强体质，二要饮食清淡，三要心情舒畅，四要经常测量血压，以便随时调整降压药的剂量。

第二节 慢性肝炎（肝俞穴、期门穴）

慢性肝炎是指由不同原因引起的，病程超过半年以上的肝脏炎症和坏死。由于长期饮酒、感染病毒，导致肝部肿胀、肝硬化，同时肝炎病症容易引发慢性胆囊炎、糖尿病和乙肝相关性肾病等，肝炎患者会出现食欲下降、腹胀、身体乏力、肝部不适、尿色深以及黄疸等症状。中医认为，慢性肝炎属于"胁痛""积聚"的范畴，病因病理较为复杂，多为正气亏损、气滞血瘀、湿阻气滞导致的肝失疏泄。

对症特效穴

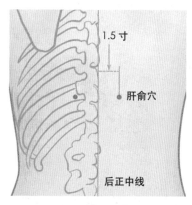

1. **肝俞穴**：在背部，第九胸椎棘突下，后正中线旁开1.5寸。

2. **期门穴**：在胸部，乳头直下，第六肋间隙，前正中线旁开4寸。

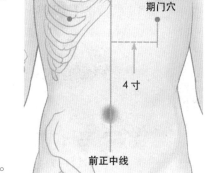

快速取穴

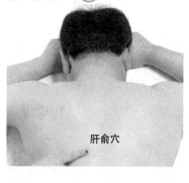

1. **肝俞穴**：采取俯卧的姿势，在第九胸椎棘突下，左右约二横指宽处即是。

2. **期门穴**：采取仰卧或站立的姿势，左右乳头直下，与巨阙穴齐平处即是。

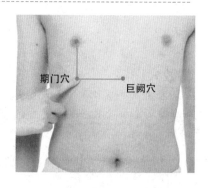

特效按摩

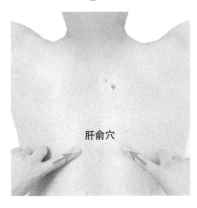

肝俞穴

1.用示指指腹点按两侧肝俞穴，约10分钟，以局部出现酸胀感为宜。

2.用两手拇指指腹分别环形按摩两侧期门穴，力度适中，约10分钟，以局部出现酸胀感为宜。

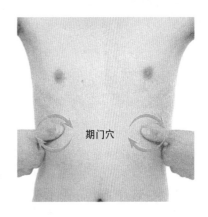

期门穴

特效穴详解·

1.肝俞穴属足太阳膀胱经，是肝的背俞穴，多用于治疗慢性肝炎等症。肝藏血，主疏泄，经常按摩刺激，可以疏肝理气、补血养血，恢复肝的疏泄功能，从而治疗慢性肝炎。除此之外，还有明亮眼睛、改善睡眠的功效。

2.期门穴属足厥阴肝经，是肝的募穴，肝部气血在此处汇集。期门穴是肝经的最后一个穴位，经常按摩刺激，可以疏肝理气，畅通肝经血脉，使肝功能保持正常，从而防治气滞肝郁所致的慢性肝炎。

小贴士

肝炎病毒是人们公认的致癌微生物，因此肝炎患者要注意防止肝炎转变为肝癌。在日常生活中千万不吃霉变食品，不食用存放时间太久或已经变质的食用油，制订符合个人口味的科学健康食谱，定期检查肝功能等方法都能有效预防肝癌。

第三节 慢性胆囊炎（膈俞穴、期门穴、阳陵泉穴）

慢性胆囊炎是指胆囊的慢性炎症性病变，大多数为慢性结石性胆囊炎，少数为非结石性胆囊炎，患者会出现右上腹部或心窝反复疼痛的症状，在进食油腻或者饱食后疼痛会加重，并伴有腹胀、嗳气、恶心、呕吐等症状。慢性胆囊炎多为慢性起病，也可能由急性胆囊炎反复发作迁延导致。中医认为，慢性胆囊炎属于"胁痛"的范畴，认为此病是由肝失疏泄、胆失通降所致。

对症特效穴

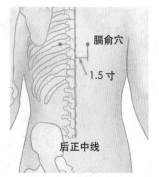

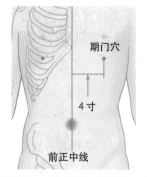

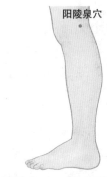

1. **膈俞穴**：在背部，第七胸椎棘突下，后正中线旁开 1.5 寸。

2. **期门穴**：在胸部，乳头直下，第六肋间隙，前正中线旁开 4 寸。

3. **阳陵泉穴**：在小腿外侧，腓骨头前下方凹陷处。

快速取穴

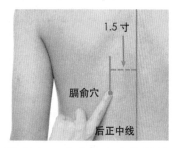

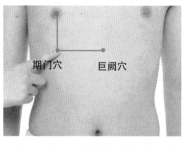

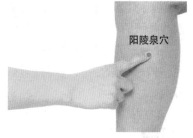

1. **膈俞穴**：采取正坐或俯卧的姿势，第七胸椎棘突下，距正中线 1.5 寸处即是。

2. **期门穴**：采取仰卧或站立的姿势，左右乳头直下，与巨阙穴齐平处即是。

3. **阳陵泉穴**：采取正坐的姿势，在膝盖斜下方，小腿外侧的腓骨小头稍前凹陷中取穴。

特效按摩

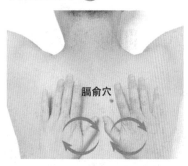

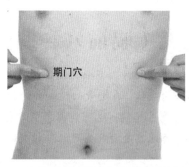

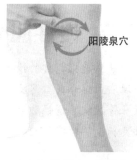

1. 用手掌大鱼际揉擦膈俞穴，两侧穴位可以分别按摩也可以同时进行，力度适中，以局部出现酸胀感及热感为宜。

2. 双手示指分别点按两侧期门穴，力度适中，约 10 分钟。

3. 用中指指腹环形按揉阳陵泉穴，力度适中，每侧按摩约 10 分钟，直至出现酸胀、发热的感觉。

特效穴详解

1. 膈俞穴属足太阳膀胱经，是八会穴之血会。按摩刺激膈俞穴，能够改善血液循环，有理气止痛的作用。按摩膈俞穴，在缓解慢性胆囊炎引起的疼痛时有很好的效果。

2. 期门穴是足厥阴肝经穴，也是肝的募穴，离肝、胆的位置很近。经常按摩刺激，可以疏通经络，调理肠胃，调节肝胆气机，从而加强胆囊的收缩，使胆汁排泄正常，有助于缓解慢性胆囊炎症状。

3. 阳陵泉穴为足少阳胆经穴，是胆的合穴，同时也是八会穴之一。因为阳陵泉穴归属胆，因此经按摩刺激，对于治疗胆腑病症有很好的作用，能够有效缓解慢性胆囊炎引起的口苦、口干等症状。

小贴士

慢性胆囊炎患者除了要保持愉快的心情外，还需要注意饮食护理，饮食要以清淡为主，忌食油腻食物，可以进行一些简单、活动量小的体育活动，有助于增强胆囊肌肉的收缩能力，防止胆囊内胆汁的淤积。

第四节　糖尿病（胰俞穴、中脘穴、腕骨穴、涌泉穴）

糖尿病是一种常见的内分泌代谢性疾病，是指由于胰岛素不足导致的血糖过高，出现糖尿，进而引起脂肪和蛋白质代谢的紊乱，出现多饮、多食、多尿、烦渴以及消瘦等表现，在发生与发展过程中会受到体质、代谢、免疫、遗传等多种因素的影响。糖尿病属中医"消渴"的范畴，除了嗜酒、精神紧张等因素外，体内阴虚火旺，阳气上炎，肺燥，脾失健运，导致吸收消化功能紊乱，精气供应不足，致使内分泌失调，出现糖尿病。

对症特效穴

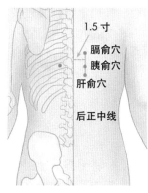

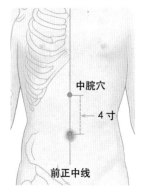

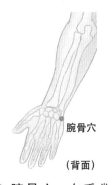

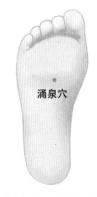

1. 胰俞穴：在第八胸椎棘突下，后正中线旁开1.5寸，膈俞穴与肝俞穴之间。

2. 中脘穴：在上腹部，前正中线上，脐上4寸。

3. 腕骨穴：在手掌尺侧，第五掌骨基底与钩骨之间，赤白肉际凹陷处。

4. 涌泉穴：在足底前部凹陷处，第二、第三趾趾缝纹头端与足跟连线的前1/3处。

快速取穴

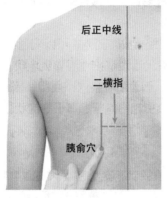

1. **胰俞穴**：采取站立或俯卧的姿势，在第八胸椎棘突下，左右二横指宽处即是。

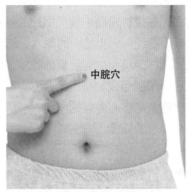

2. **中脘穴**：采取正坐或仰卧的姿势，在上腹部，前正中线上，肚脐与心窝连线的中点处即是。

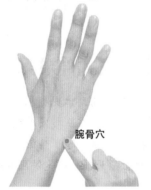

3. **腕骨穴**：在手掌尺侧，掌横纹侧面有一根骨头，骨头前方的凹陷处就是腕骨穴。

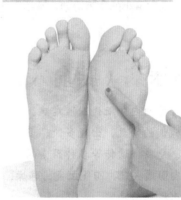

4. **涌泉穴**：在足底前部凹陷处，按压有酸痛感处即是。

特效按摩

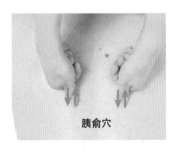

1. 双手拇指放于穴位上，上下推搓两侧胰俞穴，约5分钟。开始力度可稍大，以局部出现酸胀感为宜，约3分钟后，轻缓推摩即可。

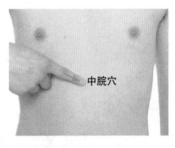

2. 用示指指腹点按中脘穴，力度适中，约3分钟，以出现酸胀感为宜。

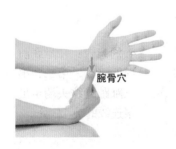

3. 用一手拇指端垂直用力按压另一手部腕骨穴，两手可互相反复操作，按摩时力度适中，以出现热感为宜。

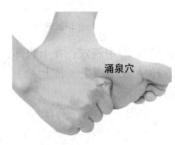

4. 将手握拳，用拇指关节凸起处点按涌泉穴，力度适中，以出现酸胀感为宜，约5分钟，换另一侧进行按摩。

特效穴详解·

1. 胰俞穴是足太阳膀胱经穴。具有疏肝利胆、养胰健脾的作用。经常按摩刺激，可以调节人体胰腺的分泌功能，增加胰岛素的分泌，起到降糖的作用，从而缓解糖尿病的症状，是治疗糖尿病的有效穴位。

2. 中脘穴是任脉穴，为手太阳、手少阳、足阳明与任脉之会，也是胃经经气汇聚的地方。脾胃功能失调，精气不足，都是导致糖尿病的原因。经常按摩中脘穴，能够补脾养胃，助肾阳，对糖尿病有很好的疗效。

3. 腕骨穴属手太阳小肠经，是原穴，即小肠经气经过和停留的地方，是治疗糖尿病的有效穴位。糖尿病人的小肠功能是紊乱的，而腕骨穴是小肠经的原穴，经常按摩刺激能够调整小肠功能，有助于缓解糖尿病患者的病情。

4. 涌泉穴为足少阴肾经穴，是肾经的起始穴位，有益肾利尿、和胃健脾等功效。经常按摩刺激此处，能够打通肾经，疏通全身经络，加速足底以及全身血液循环，调节各脏腑功能，不仅能平稳血糖，还可以有效缓解其他并发症。

小贴士

有糖尿病家族史的人在预防糖尿病方面要注意生活方式的调整，饮食要有规律，不要暴饮暴食，多吃蔬菜，不在短时间内吃含蔗糖量大的食品，参加适当的锻炼，并定期检查血糖。身体肥胖者要更加留意预防糖尿病。

第五节　高脂血症（膻中穴、丰隆穴、足三里穴）

高脂血症是一种全身性疾病，指人体血浆内总胆固醇和甘油三酯等脂质过高。高脂血症的主要危害是导致动脉粥样硬化，产生头晕、心悸、胸闷、身体乏力、失眠、健忘等现象，较严重时还会导致冠心病、脑中风等严重疾病。中医认为，肝肾虚损，脾胃失调，气机不畅，津液运化输布失常，膏脂溶入血中，产生高脂血症。

对症特效穴

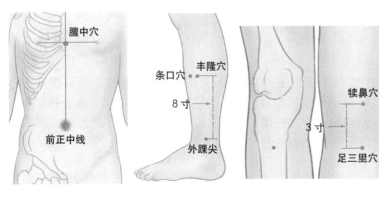

1. **膻中穴：** 在胸部，前正中线上，平第四肋间，两乳头连线的中点。

2. **丰隆穴：** 在小腿前外侧，外踝尖上8寸，条口穴外，距胫骨前缘二横指。

3. **足三里穴：** 在小腿前外侧，犊鼻穴下3寸，距胫骨前缘一横指。

快速取穴

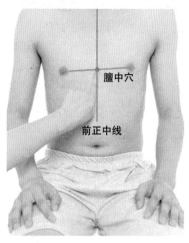

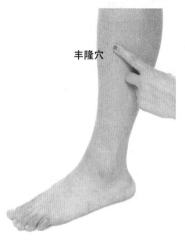

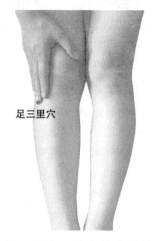

1.膻中穴：可采用正坐或仰卧的姿势，前正中线上，两乳头连线的中点处即是。

2.丰隆穴：腿部外侧，将膝眼与外踝尖连线并找到中点，胫骨前缘外侧约二横指宽，与上述的中点齐平处就是丰隆穴。

3.足三里穴：采取站立的姿势并弯腰，同侧手的虎口围住髌骨上外缘，其余四指向下伸直，中指指尖处即是。

特效按摩

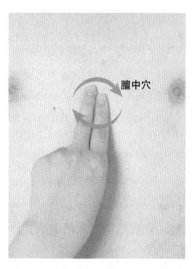

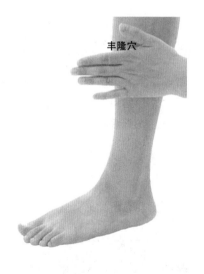

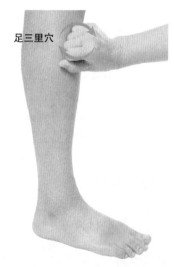

1.将示指与中指并拢，环形按摩膻中穴，力度可由轻到重，以能忍受为度，约5分钟，出现酸胀感为宜，每天坚持效果更佳。

2.用手掌心轻轻搓丰隆穴处，以略微出现痛感为宜，再换另一侧以相同手法按摩，每侧穴位按摩约5分钟。

3.用一手握拳，环形搓揉腿部的足三里穴，约10分钟，换另一侧以相同手法按摩，按摩时力度不可过大。

特效穴详解·

1. 膻中穴属任脉，是心包募穴，八会穴之气会。按摩刺激膻中穴能够调理全身气机，使气血运行顺畅，保证人体血液的脂质传输正常进行，因此，膻中穴对于高脂血症有很好的疗效。

2. 丰隆穴属足阳明胃经，是足阳明经的络穴，既能治疗手太阴肺经的病症，如咳嗽、哮喘等，还能够治疗足人阴脾经的病症，如高脂血症、肥胖症等。按摩丰隆穴则可以疏通经络，除痰湿，降低血脂，从而保证人体的健康。

3. 足三里穴属足阳明胃经，是中医防病治病、养生保健价值最大的穴位之一。按摩刺激足三里穴，能起到补脾养胃、疏通经络的作用。经络疏通了，气血在运行时就会顺畅无阻，从而防止瘀滞形成，达到降脂的目的。

小贴士

> 高脂血症是一种备受中老年人关注的疾病，老年人在预防方面应注意运动频率和强度，应视自己的身体情况而定，不可过量与过度；饮食方面应有节制，应多吃粗粮等有利于降低血脂的食物，少吃精制食品、甜食以及油煎食物等。

第六节　冠心病（内关穴、至阳穴、心俞穴）

冠心病是指血液中类似粥样的脂质沉着在光滑的动脉内膜上形成白色斑块，斑块逐渐增多造成动脉狭窄，导致的血流受阻，心肌缺血、缺氧引起的心脏病，也称为缺血性心脏病。经常会伴有眩晕、出汗、恶心以及昏厥等症状。在中医中，冠心病归属"胸痹""厥心痛"范畴，脾肾虚弱，统血生气功能受到阻碍，气血不足，导致心气阴阳失调，产生阴虚，气滞血瘀，从而产生冠心病。

对症特效穴

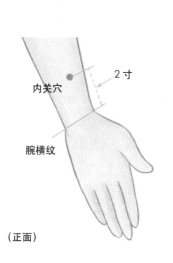

（正面）

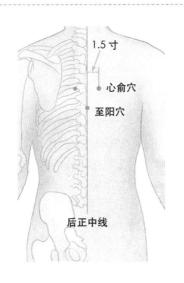

1.5寸
心俞穴
至阳穴
后正中线

1. **内关穴**：在腕横纹上 2 寸，掌长肌腱与桡侧腕屈肌腱之间。

2. **至阳穴**：在背部，后正中线上，第七胸椎棘下的凹陷中。

3. **心俞穴**：在背部，第五胸椎棘突下，后正中线旁开 1.5 寸。

快速取穴

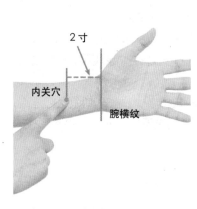

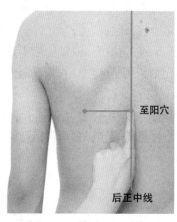

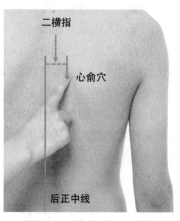

1. 内关穴：仰掌，从手腕横纹的中央，往上2寸处即是。

2. 至阳穴：采取正坐或俯卧的姿势，在背部，后正中线上，约与两肩胛骨下角相平处取穴。

3. 心俞穴：采取正坐或俯卧的姿势，在背部第五胸椎棘突下，左右旁开二横指宽处即是。

特效按摩

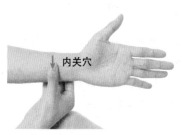

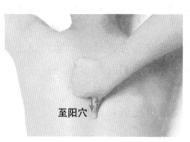

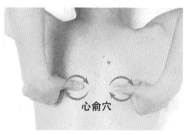

1. 用拇指指端按压内关穴，力度可稍大，按压20下左右，两侧穴位反复操作，2～3次，以出现酸胀感为宜。

2. 用拇指指腹上下推揉至阳穴，3～5分钟，可稍用力，以有酸胀感为度。

3. 用双手拇指指腹环形按摩两侧心俞穴，力度适中，约10分钟，以局部出现酸胀感为宜。

特效穴详解

1. 内关穴是手厥阴心包经穴，也是八脉交会穴。具有调节心血、镇静安神的功效，可以使心脏功能趋向正常，平缓心跳。当心绞痛发作时，按摩内关穴可以使心绞痛的症状很快得到缓解。

2. 至阳穴是督脉穴。具有调补阴阳气血、疏通经脉的作用。经常按摩刺激，可以通经活血，振奋全身阳气，改善心脏功能，缓解心绞痛。

3. 心俞穴属足太阳膀胱经，是心的背俞穴，有行气活血、定惊安神的作用，因此，对于心血管疾病和神志方面的疾病有很好的疗效。冠心病多发于老年人，按摩刺激心俞穴，可以调节心脏功能，缓解心绞痛、心动过速等症状。

第七节　老年痴呆（百会穴、迎香穴、太阳穴）

　　老年痴呆是一种中枢神经系统变性病，病程缓慢，是多发于老年人的一种常见病，老年痴呆患者会有严重的认知功能障碍和记忆障碍。老年痴呆患者会出现记忆力明显下降的现象，如出门容易迷路、不认识人、不能完成熟悉的工作等。中医认为，心主神志，表现在脑，年龄增大，心中气血亏损，导致肺部宣发肃降功能受到障碍，脾失健运，肾精虚弱，阳气生发受限，从而导致大脑神经紊乱，引发老年痴呆病症。

对症特效穴

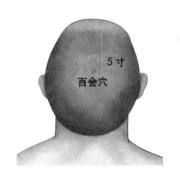

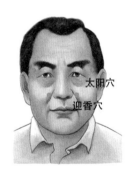

1. **百会穴**：在头部，前发际正中直上 5 寸，或两耳尖连线的中点处。
2. **迎香穴**：在鼻翼外缘中点旁，鼻唇沟中。
3. **太阳穴**：前额两侧，眉梢与目外眦之间，向后约一横指的凹陷处。

快速取穴

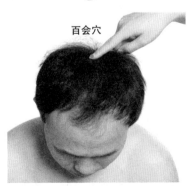

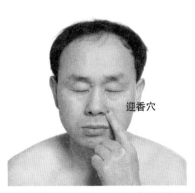

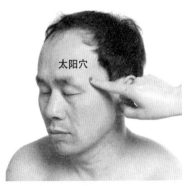

1. **百会穴**：采取正坐的姿势，两耳尖连线与头正中线的交点处即是。

2. **迎香穴**：采取正坐或仰卧的姿势，在鼻翼旁开约 1 厘米的皱纹中取穴。

3. **太阳穴**：采取正坐的姿势，在头部侧面，眉梢与外眼角中间向后一横指的凹陷处即是。

特效按摩

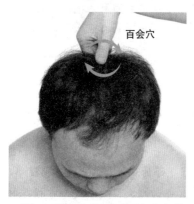

百会穴

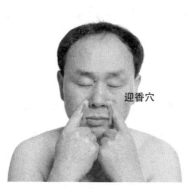

迎香穴

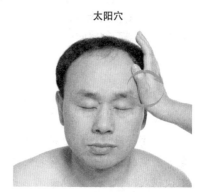

太阳穴

1. 用双手示指指腹分别垂直按压两侧迎香穴，力度适中，约5分钟，以出现酸胀感为宜。

2. 用拇指指腹沿顺时针方向按摩百会穴约30次，再以逆时针方向按摩相同次数，按摩时力度轻缓，按摩幅度不可过大。

3. 双手示指按于两侧太阳穴，旋转按揉3分钟，产生微胀感即可。

特效穴详解

1. 百会穴又名三阳五会，属督脉。经常按摩和刺激，不仅能够调节机体的阴阳平衡，还可以调节大脑功能，充髓填精，增加智慧，延年益寿。

2. 迎香穴是手阳明大肠经穴。具有祛风通窍、益气升阳的作用。老年人经常按摩迎香穴，能够改善局部血液循环，调节血压，还能够增强免疫力，提高抗病能力，有效缓解老年痴呆症状。

3. 太阳穴为经外奇穴。具有疏通经络、活血化瘀的功效，能够增加头面部血液与淋巴循环，调节脑神经、脑血管功能，清脑明目，不仅可以防治老年痴呆，还能预防中风的发生。

小贴士

老年人在预防老年性痴呆方面除了注意饮食外，最有效的方法就是锻炼脑力与身体。老年人可以根据自己的身体情况参加一些适当的体育锻炼，比如打太极拳、散步等，这样能够使大脑的反应更加灵敏，有效防止脑功能衰退。

第八节　心肌炎（心俞穴、内关穴）

心肌炎是心肌发生的局限性或弥漫性的慢性炎性病变，可分为病毒性心肌炎、肥大性心肌炎、扩张性心肌炎、中毒性心肌炎等。患者会有发热、身体乏力、多汗、心慌、心前区疼痛的表现，重者会并发严重的心律失常、心脏功能不全，甚至猝死。中医认为，心肌炎是由于心气亏虚，心阴不足，阳虚不振的原因导致的，治疗和保养应从养心益气方面入手。

对症特效穴

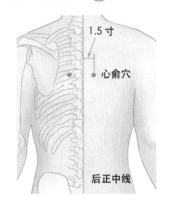

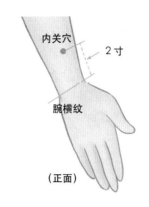

1. **心俞穴**：在背部，第五胸椎棘突下，后正中线旁开 1.5 寸。

2. **内关穴**：在腕横纹上 2 寸，掌长肌腱与桡侧腕屈肌腱之间。

快速取穴

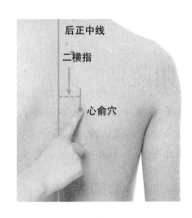

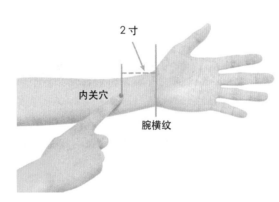

1. **心俞穴**：采取正坐或俯卧的姿势，在背部第五胸椎棘突下，左右旁开二横指宽处即是。

2. **内关穴**：仰掌，从手腕横纹的中央，往上 2 寸处即是。

特效按摩

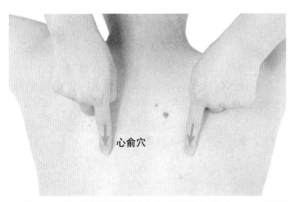

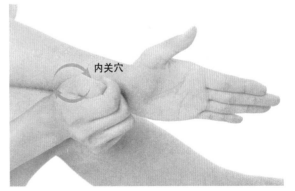

1. 用两手示指指腹分别点按两侧心俞穴，力度可由轻到重，以能忍受为度，局部出现酸胀感为宜。

2. 一手手掌大鱼际部位按揉内关穴，2～3分钟，可稍用力，以自己舒适度为宜，交替左右手穴位，以相同手法按摩 2 次。

特效穴详解·

1.心俞穴是心的背俞穴,属足太阳膀胱经,是脏腑中心之精气在背部输注的地方。心主血,主神志,心俞穴对于神经衰弱、失眠等症状也有很好的疗效。老年人的免疫功能会逐渐下降,身体比较虚弱,容易导致心肌炎、冠心病等心血管方面疾病,若救治不及时,甚至会有生命危险。因此,在日常生活中可以经常按摩心俞穴,缓解心肌炎引发的心惊、气息急促、心动过速、心绞痛等症状。

2.内关穴属手厥阴心包经。具有宁心安神、调补气血的作用,可以提升阳气,促进心部血液循环,增强心功能,调节心律,有效缓防治心肌炎症。内关穴是心包经上的重要穴位,经常按摩两侧穴位,能够起到强心护体的作用。

小贴士

> 心肌炎患者在急性期应卧床休息,保持室内的空气新鲜,在病症好转时方可起床活动,在饮食方面宜少食多餐,多吃一些易消化、有营养的食物,忌暴饮暴食,吸烟和饮酒都对血管功能不利,因此应戒烟忌酒。

第九节 痛风病(外关穴、脾俞穴、阳陵泉穴)

痛风是指嘌呤代谢紊乱或尿酸排泄减少,导致尿酸盐结晶大量沉积在关节内而引起的晶体相关性关节病,主要包括急性发作性关节炎、痛风石性慢性关节炎、尿酸性尿路结石等。中医认为,外邪侵袭,气血不畅,脾胃运化失调是导致痛风的主要原因。由夜间阴盛阳衰,风寒之气容易进犯人体,多发痛风病症。

对症特效穴

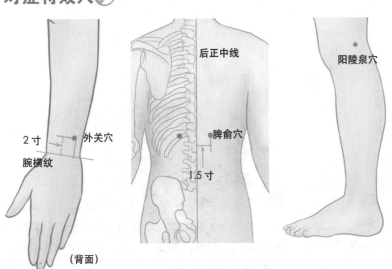

1.**外关穴**:在前臂背侧,腕背横纹上2寸,尺骨与桡骨之间。

2.**脾俞穴**:在背部,第十一胸椎棘突下,后正中线旁开1.5寸。

3.**阳陵泉穴**:在小腿外侧,腓骨头前下方凹陷处。

快速取穴

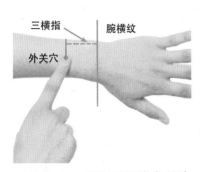

三横指 腕横纹
外关穴

1. **外关穴**：采取正坐俯掌的姿势，在前臂背侧，腕背横纹上三横指宽处即是。

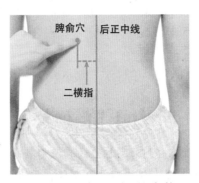

脾俞穴 后正中线
二横指

2. **脾俞穴**：采取正坐的姿势，在第十一胸椎棘突下，左右二横指宽处即是。

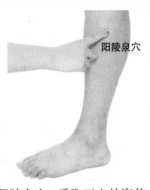

阳陵泉穴

3. **阳陵泉穴**：采取正坐的姿势，在膝盖斜下方，小腿外侧的腓骨小头稍前凹陷中取穴。

特效按摩

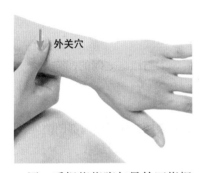

外关穴

1. 用一手拇指指腹与另外四指捏按另一手臂外关穴 30～40 次，力量由轻到重，两手可相互反复操作，以出现酸胀感为度。

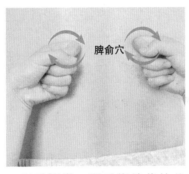

脾俞穴

2. 双手握拳，用示指关节的凸起部分按揉两侧脾俞穴，力度适中，按揉 3～5 分钟，以出现酸胀感为宜。

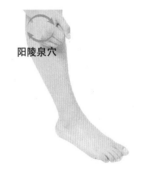

阳陵泉穴

3. 用掌根部位在阳陵泉穴处做环形揉动，约 3 分钟，以出现酸胀感为宜。换另一侧进行按摩。

特效穴详解

1. 外关穴属手少阳三焦经，是手少阳三焦经的络穴。外关穴与内关穴位置相对，通过经络与心脏相连相通，通过按摩和刺激，可以调理气血，解表祛风，活络止痛，能够有效缓解痛风导致的关节刺痛感。

2. 脾俞穴为足太阳膀胱经穴，是脾的背俞穴，有健脾、祛湿、止痛的作用，按摩刺激此穴位，能够调节脾的运化功能，促进人体的消化吸收，并能够打通膀胱经，使尿酸毒素排出体外，对于痛风有很好的疗效。

3. 阳陵泉穴属足少阳胆经，是胆的合穴，八会穴之筋会。除了治疗胆腑疾病外，阳陵泉穴也是治疗下肢筋病的重要穴位，经常按摩有舒筋通络的作用，可有效缓解痛风病引起的下肢关节疼痛。

小贴士

痛风病是一种较难治愈的疾病，因此我们应该注重日常的预防而不是得病后的治疗。在预防痛风病发作方面除了日常的按摩和使用药物治疗外，还需要注意避免食用大量的高嘌呤食物，控制饮酒，日常多饮水，帮助排出尿酸，在锻炼时避免剧烈运动和损伤。

第十节 耳鸣、听力下降（太溪穴、涌泉穴）

耳鸣一种常见的症状，是指在没有任何外界相应的声源刺激时，头部或者耳朵内所产生的蝉鸣、放气、涨潮的声音等。耳鸣的时间长了，轻者听力会下降，重者甚至会耳聋失聪。耳鸣患者大多存在睡眠问题，夜间入睡困难但白天会困倦，导致注意力不集中，情绪也会紧张和疲劳。中医认为，耳鸣分为虚实两种类型，虚证多由脾肾虚弱引起，实证多由肝胆之火上逆导致，因此，治疗应从降虚火、升清阳方面入手。

对症特效穴

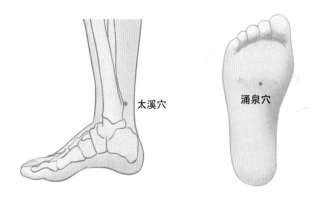

1. **太溪穴：** 在足内侧，内踝后方，内踝尖与跟腱之间的凹陷处。

2. **涌泉穴：** 在足底前部凹陷处，第二、第三趾趾缝纹头端与足跟连线的前1/3处。

快速取穴

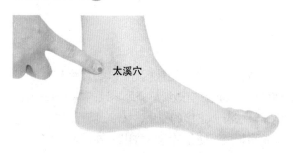

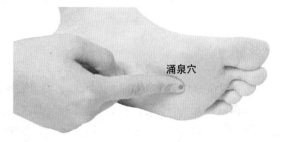

1. **太溪穴：** 采取正坐的姿势，平放足底，在足内侧内踝后方与脚跟骨筋腱之间的凹陷处即是。

2. **涌泉穴：** 在足底前部凹陷处，按压有酸痛感处即是。

特效按摩

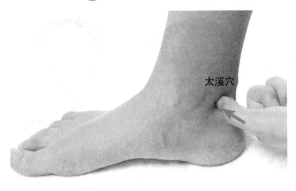

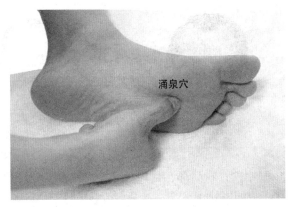

1. 用拇指指端掐按太溪穴约 30 次，交替另一侧脚部穴位以相同手法按摩，以局部出现酸胀感为宜。

2. 用拇指指端掐按涌泉穴，15 ~ 20 分钟，以局部出现酸胀感及热感为宜，交替另一脚穴位以相同手法按摩 2 ~ 3 次。

特效穴详解

1. 太溪穴是足少阴肾经的腧穴，原穴。具有补肾益阳、清热升气的功效。虚证型的耳鸣多是由于肾气虚弱引起的，按摩太溪穴能够很好地滋养肾脏，充盈肾气，缓解耳鸣症状。

2. 涌泉穴属足少阴肾经。经常按摩刺激涌泉穴，有滋补肾阴、疏肝明目、镇静安神的功效，不仅能够缓解耳鸣，对于养生保健也有很好的功效。

小贴士

耳鸣患者一定要戒烟忌酒，大量吸烟或饮酒，会导致内耳供血不足，听神经受损，加重耳鸣。此外，耳鸣患者一定要慎用抗生素，抗生素的不适当服用也可能会加重耳鸣，损害人的听力。

第十一节 白内障（睛明穴、攒竹穴、承泣穴）

白内障一般指由遗传、免疫与代谢异常、身体老化、局部营养不良、中毒等因素，引起晶状体代谢紊乱，使晶状体蛋白质变性而浑浊的症状。老年人年龄大，新陈代谢功能衰退，是常见的"老年性白内障"。两眼的发病可分先后，患者会出现视力下降，视物模糊，视物双影或变形的症状。中医认为，老年人体力比较衰弱，再加上运动较少，精血不足，瘀血不去，肝、肾、脾胃等脏腑虚弱，会导致白内障逐渐发生。

对症特效穴

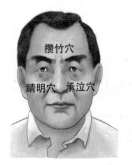

1. **晴明穴**：在面部，目内眦角稍上方凹陷处。
2. **攒竹穴**：在面部，眉头陷中，眶上切迹处。
3. **承泣穴**：在面部，瞳孔直下，眼球与眶下缘之间。

快速取穴

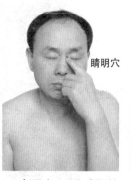 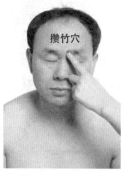 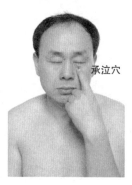

1. **晴明穴**：用手指按住眼角，摸到骨骼凹陷处，按下鼻子有痛感处即是。

2. **攒竹穴**：位于左右眉内侧，边缘凹陷处即是。

3. **承泣穴**：瞳孔直下，在眼眶边缘处取穴。

特效按摩

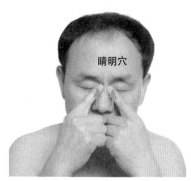 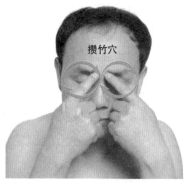 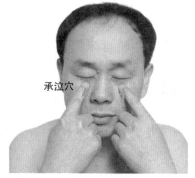

1. 用两手示指同时点揉两侧晴明穴，力度可稍轻，按摩约2分钟。

2. 双手示指指腹分别环形按揉两侧攒竹穴，速度平缓，持续按摩约2分钟。

3. 双手示指按压两侧承泣穴，按摩20～30下，以产生酸胀感为宜。

特效穴详解·

1. 晴明穴属足太阳膀胱经。经常按摩晴明穴及其附近，可以调通膀胱经的经气，补益肾气，让气血顺畅运行，从而缓解眼部疲劳，防止视力下降。

2. 攒竹穴为足太阳膀胱经穴，在按摩和刺激下，有疏通经络、调和气血的功效，可以提神醒脑，改善面部血液循环，让人面色红润有光泽，对于白内障导致的视力下降也有很好的疗效。

3. 承泣穴属足阳明胃经，是眼睛保健的重要穴位之一。承泣穴与晴明穴、攒竹穴一样都在面部，便于找到和进行自我按摩，老年人经常按摩此穴位，不仅能够增强脾胃功能、消除眼袋，还能够缓解白内障导致的视物模糊、视力下降症状。

小贴士

> 对于初期和中期的老年性白内障患者来说，自我保健尤为重要。在饮食方面要多吃鱼及动物肝脏等食品，用眼方面要注意正确的用眼姿势，用眼一段时间后要让眼睛放松一下，避免视力疲劳，每天坚持按摩眼部有效穴位，这些方法都能够有效地缓解白内障。

第十二节　尿失禁（三阴交穴、关元穴、中极穴）

尿失禁是指膀胱括约肌受到损伤或者神经功能障碍而丧失排尿自控能力，尿液会不由自主地流出。尿失禁多发生于老年人，尤其是老年女性，安静不动时可以缓解，但在笑、哭、咳嗽或打喷嚏时极易发生。中医认为，出现尿失禁，多是由于肾气不足，中气下陷导致的，治疗时多以补益肾气为主。

对症特效穴

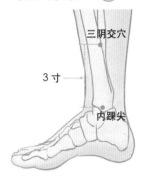
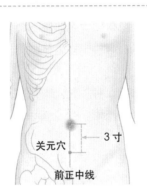
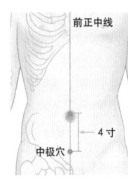

1. **三阴交穴**：在小腿内侧，足内踝尖上3寸，胫骨内侧缘后方。
2. **关元穴**：在下腹部，前正中线上，脐下3寸。
3. **中极穴**：在下腹部，前正中线上，脐下4寸。

快速取穴

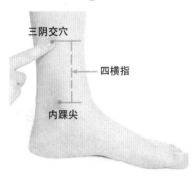
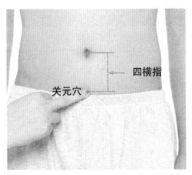
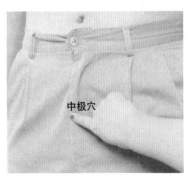

1. **三阴交穴**：正坐或仰卧，内踝尖上四横指，胫骨内侧后缘处即是。

2. **关元穴**：采取正坐或仰卧的姿势，前正中线上，肚脐下四横指宽处即是。

3. **中极穴**：采取仰卧的姿势，将耻骨和肚脐连线并五等分，由下向上数1/5处即是。

特效按摩

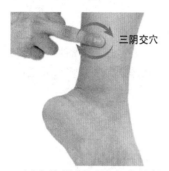
三阴交穴

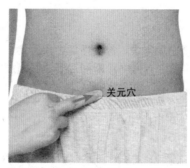
关元穴

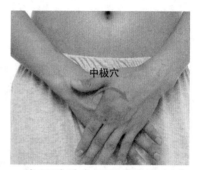
中极穴

1.用中指沿顺时针方向按揉三阴交穴，力度适中，约10分钟，以出现酸胀感为宜，再换另一侧以相同手法按摩。

2.用中指点按关元穴，持续2秒后放开，反复点按约50次，力度适中不可过大。

3.将双手手掌相叠放在中极穴处进行环形按摩，力度适中，约10分钟，以局部出现酸胀感及热感为宜。

特效穴详解

1.三阴交穴是足太阴脾经、足少阴肾经以及足厥阴肝经三条阴经交会的地方，通过按摩可以调节三条经脉上的病症。尿失禁的根本原因是肾气不足，刺激三阴交穴能够调节肾的精气，补肾固本，只有肾气充足了，才能远离尿失禁的烦恼。

2.关元穴是任脉穴，有滋阴生精，温肾壮阳的功效。对关元穴进行按摩和刺激，能够改善局部血液循环，恢复膀胱的功能，在利尿和禁尿两方面有双重作用。肾气充足，膀胱功能也得到改善，自然可以缓解尿失禁的症状。

3.中极穴属任脉，是膀胱的募穴，有主管尿液排泄的作用，经常按摩刺激，可以补气益肾，恢复膀胱的功能，从而缓解尿失禁的症状。

小贴士

除了按摩外，尿失禁患者可以使用缩肛法，即在屏气时提收会阴数秒，呼气时放松肛门，每次应反复做10分钟，每日2~3次，只要能够坚持锻炼，对预防老年人尿失禁会有很大的帮助。

第五章 脊柱、关节相关疾病

第一节 颈椎病（风池穴、大椎穴、肩井穴）

颈椎病是指颈椎间盘退行性变、颈椎肥厚增生以及颈部损伤等引起颈椎骨质增生、韧带增厚，刺激或压迫神经、血管而产生一系列症状的综合征。在中医属于"痹证""痿证"的范畴。由于外感风寒湿邪，伤及经络，或长期劳损，肝肾亏虚，或痰瘀交阻，气滞血瘀等原因引发病症。

对症特效穴

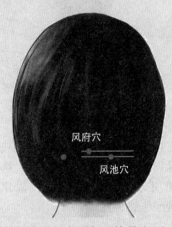 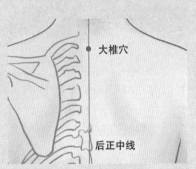 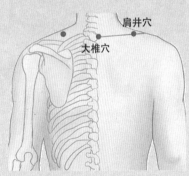

1. **风池穴**：在项部，枕骨之下，与风府相平，胸锁乳突肌与斜方肌上端之间的凹陷处。

2. **大椎穴**：在后正中线上，第七颈椎椎棘下的凹陷中。

3. **肩井穴**：在肩上，前直乳中，大椎穴与肩峰端连线的中点上。

快速取穴

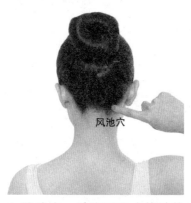

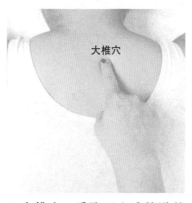

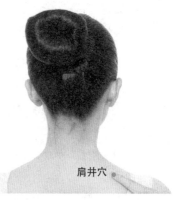

1. **风池穴**：采取正坐或俯卧的姿势，在后颈部后头骨下，两条大筋外缘陷窝中，约与耳垂齐平处即是。

2. **大椎穴**：采取正坐或俯卧的姿势，略低头，与肩平齐处出现的高突为第七颈椎棘突，棘突下的凹陷处即是。

3. **肩井穴**：采取正坐或俯卧的姿势，乳头正上方与肩线的交接处即是。

特效按摩

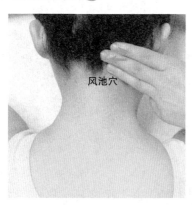

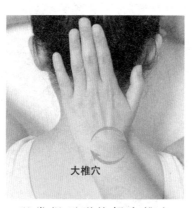

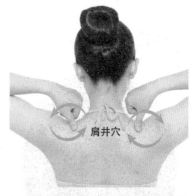

1. 以一手三指左右搓两侧风池穴，力度适中，按摩30下即可。

2. 以掌根环形按揉大椎穴，5～10分钟，可稍用力，以局部出现酸胀感为宜。

3. 用双手拇指指腹分别环形按揉两侧肩井穴，约5分钟，再稍用力点按10～20下，以出现酸胀感为宜。

特效穴详解·

1. 风池穴属足少阳胆经。在按摩和刺激下能够改善面部、颈部的血液循环。颈椎病患者除了要保持良好的工作和生活习惯外，还可以通过按摩风池穴来疏通颈部经络，放松颈部肌肉，让气血能够顺畅运行，减轻并预防颈椎病。

2. 大椎穴属督脉。可以通达全身阳经，有消除身体疲劳。经常按摩，能够振奋全身阳气，使颈部血液循环恢复通畅，消除颈部肌肉紧张以及疼痛感。

3. 肩井穴属足少阳胆经，是手足少阳、阳维之交会穴。长期坚持按摩肩井穴，能够舒经活络，让全身气血顺畅运行，从而放松肌肉，解除疲劳，对于颈椎病引起的颈项肌肉痉挛、疼痛、上肢酸胀麻木有很好的疗效。

小贴士

虽然颈椎病与饮食没有太过密切的联系，但是多注意一下日常饮食，会有利于颈椎病的治疗后期恢复。颈椎病患者在饮食上应以清淡为主，多吃富含钙和蛋白质的食物，少食油腻、有刺激性的东西，这些都有助于改善颈椎病。

第二节　梨状肌综合征（环跳穴、阳陵泉穴、阳溪穴）

梨状肌综合征是指由于梨状肌受到损伤，压迫坐骨神经引起臀部及腿部疼痛，导致行走困难的症状。跨越、站立、肩扛重物下蹲、负重行走等动作幅度过大，常常导致梨状肌损伤，从而产生梨状肌综合征。中医认为，动作过猛、受凉纳寒，导致臀部肌肉筋络麻痹，气血运行受阻，经络之气不通畅，导致疼痛。

对症特效穴

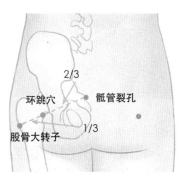

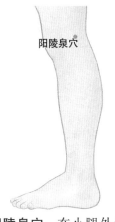

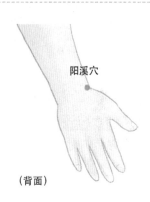

1. **环跳穴**：在股外侧部，侧卧屈股，股骨大转子最凸点与骶管裂孔连线的 1/3 处。

2. **阳陵泉穴**：在小腿外侧，腓骨头前下方凹陷处。

3. **阳溪穴**：腕背横纹桡侧，手拇指向上翘时，拇短伸肌腱与拇长伸肌腱之间的凹陷中。

快速取穴

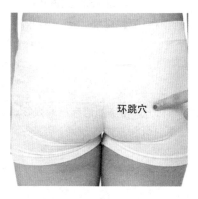

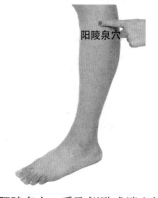

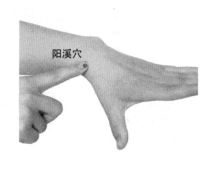

1. 环跳穴：采取站立的姿势，触摸到股骨大转子最高点，向肛门方向斜上约1寸处取穴。

2. 阳陵泉穴：采取侧卧或端坐的姿势，在膝盖斜下方，小腿外侧的腓骨小头稍前凹陷中取穴。

3. 阳溪穴：跷起拇指，拇指根与背腕之间的凹陷处即是。

特效按摩

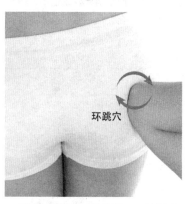

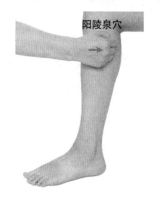

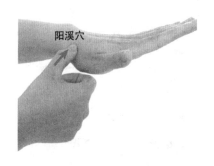

1. 肘臂弯曲，肘尖按于环跳穴上，做环形按揉运动，约3分钟，力度稍大，使穴位处产生酸胀感，有轻微疼痛为宜。

2. 一手握空拳，用拳面击打阳陵泉穴，3～5分钟，速度不宜过，力度适中，以自己感到舒适为宜。

3. 将一手拇指指端放于阳溪穴上，用力按压，产生酸胀感时，停留片刻，松开，轻轻揉动该穴位，反复操作10～20下。交替另一只手，按摩1～2次。

特效穴详解

1. 环跳穴属足少阳胆经。具有益气活血、通经止痛的作用，能够促进臀部血液循环，调节肌肉神经，降低疼痛发生的频率。环跳穴位于臀大肌上，内部有坐骨神经，是治疗腰胯疼痛、下肢瘫痪的主要穴位。

2. 阳陵泉穴属足少阳胆经。具有活血通络、通调经脉的功效，能够促进臀部肌肉收缩伸张，修复梨状肌，使坐骨神经得到舒缓，减轻病症。阳陵泉处于胆经上，对防治胆腑病证也有显著效果。

3. 阳溪穴属手阳明大肠经。具有通经活络、通利关节的作用，能够加强气血在体内的运行，疏通经络，从而达到通则不痛，缓解病症的效果。除了按摩该穴位，还可采用施灸的方法，能够有效治疗眼睛流泪、疼痛等眼部疾患。

小贴士

> 人们在日常工作、生活劳动时，要注意用力幅度不能过大，也要避免坐在坚硬、寒凉的椅凳上，以免因用力方式不对造成肌肉拉伤，或因受寒湿侵淫使臀部气血瘀滞，造成筋肉麻痹，同时也要尽量避免长时间跷二郎腿。

第三节　腰椎间盘突出（夹脊穴、肾俞穴、腰眼穴、委中穴）

腰椎间盘突出，是由于椎间盘变性，纤维环破裂，髓核突出刺激或压迫神经根、马尾神经所表现的一种综合征。椎间盘突出属于中医"腰痛症""痹症""痿症"的范畴。其发病多是由于外伤劳损、外感风寒湿热邪气，肝肾不足，外邪乘虚而入等原因，导致营卫失调、气血瘀阻、气血经络受损。

对症特效穴

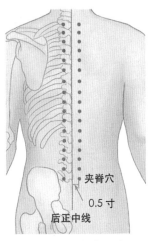

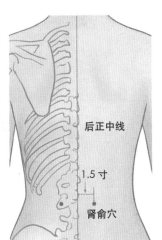

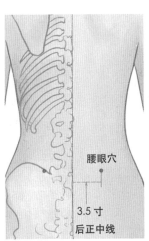

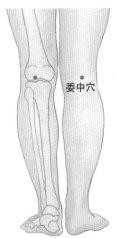

1. 夹脊穴： 在背腰部，第一胸椎至第五腰椎棘突下两侧，后正中线旁开 0.5 寸，一侧 17 穴。

2. 肾俞穴： 在腰部，第二腰椎棘突下，后正中线旁开 1.5 寸。

3. 腰眼穴： 在腰部，第四腰椎棘突下，后正中线旁开 3.5 寸凹陷中。

4. 委中穴： 在腘横纹中点，股二头肌肌腱与半腱肌肌腱的中间。

快速取穴

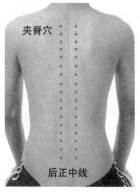

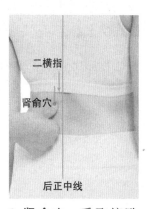

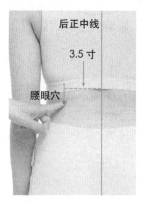

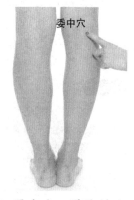

1.夹脊穴：采取站立或俯卧的姿势，从第一胸椎至第五腰椎棘突下，后正中线左右旁开0.5寸，一侧有17个穴位，两侧共34个穴位。

2.肾俞穴：采取俯卧的姿势，位于人体腰部，第二腰椎棘突下，左右二横指宽处即是。

3.腰眼穴：采取站立或俯卧的姿势，在第四腰椎棘突下，后正中线左右旁开3.5寸的凹陷处即是。

4.委中穴：采取站立或俯卧的姿势，膝盖后侧腘横纹的中点处即是。

特效按摩

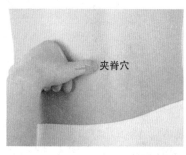

1.用拇指指腹分别在脊柱两侧夹脊穴处进行点按，5～7分钟，可稍用力，有微胀感即可，若遇到痛感较重时，可适当减轻力度。

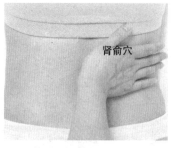

2.手掌放于肾俞穴上，上下推摩15～25下，至肾俞穴处时，可稍用力，感到微胀即可。

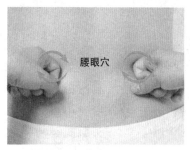

3.双手握拳，用示指关节凸起处环形按揉两侧腰眼穴，力度适中，以出现酸胀感为宜。

4.用拇指指腹拨委中穴100下，力度适中，不宜过大，再换另一侧以相同手法按摩。

特效穴详解·

1. 夹脊穴是经外奇穴。经常按摩可以使气血运行顺畅，调理脏腑功能，保养五脏六腑。夹脊穴贯穿整个后背，在按摩刺激下还可以缓解背部肌肉僵硬，对于腰椎间盘突出有很好的疗效。

2. 肾俞穴是足太阳膀胱经穴。能够补肾益气，利腰髓。经常按摩刺激既可以保健肾脏，又可以保健脊柱，缓解腰椎间盘突出导致的腰痛。

3. 腰眼穴是经外奇穴。按摩腰眼穴能够畅达人体气血，缓解腰背疼痛。除此之外，还有固精益肾的作用，能让人耳聪目明，延年益寿。

4. 委中穴是足太阳膀胱经穴，有祛风活血的作用。虽然位于腿部腘横纹的中点处，却是治疗腰背部病症的重要穴位。按摩刺激委中穴，能够有效地缓解腰椎间盘突出导致的腰痛。

小贴士

> 腰椎间盘突出患者除了按摩外，还要注意日常生活中的保养，例如，睡硬板床可以减少椎间盘承受的压力；白天在腰部戴一个腰围护带，既能够保暖，又有利于腰椎病的恢复；平时提重物时尽量不要弯腰，避免加重疼痛；在病情发作时要尽量卧床休息。

第四节　腰椎病（风府穴、风池穴、风门穴、天柱穴）

腰椎病的典型症状是腰痛，主要是由于腰椎间盘的退行性改变，腹压增高、腰姿不当等原因使纤维环破裂，导致髓核组织突出或脱出。腰椎病在医学上包含了腰椎结核、风寒湿性腰痛、瘀血性腰痛、湿热性腰痛、肾虚性腰痛等症状。中医认为，腰为肾之府，由于肾气虚损、气滞血瘀、挫伤、痰积等原因引发腰痛症状。

对症特效穴

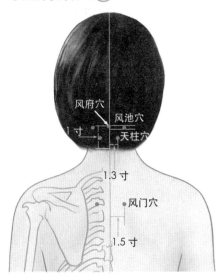

1. **风府穴**：在项部，后发际正中直上 1 寸，枕外隆凸直下，两侧斜方肌之间的凹陷中。

2. **风池穴**：在项部，枕骨之下，与风府相平，胸锁乳突肌与斜方肌上端之间的凹陷处。

3. **风门穴**：在背部，第二胸椎棘突下，后正中线旁开 1.5 寸。

4. **天柱穴**：在项部，大筋（斜方肌）外缘之后发际凹陷中，后发际正中旁开 1.3 寸。

快速取穴

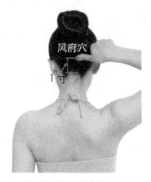 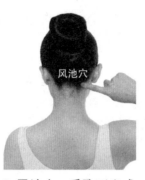 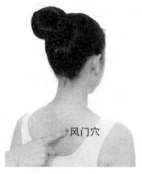 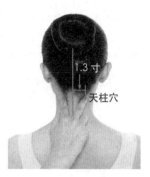

1. **风府穴**：采取正坐的姿势，头部正中线上，后发际向上1寸处即是。

2. **风池穴**：采取正坐或俯卧的姿势，在后颈部后头骨下，两条大筋外缘陷窝中，约与耳垂齐平处即是。

3. **风门穴**：采取正坐或俯卧的姿势，在第二胸椎棘突下，后正中线左右旁开二横指处即是。

4. **天柱穴**：在后头骨下方脖子处有一块凸起的肌肉，肌肉外侧凹陷的地方，后发际正中旁开1.3寸取穴。

特效按摩

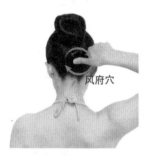 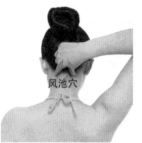 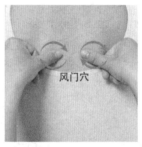 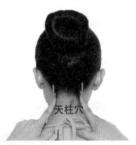

1. 用拇指指腹揉搓风府穴，力度适中，约10分钟，以出现酸胀热感为宜。

2. 用拇指与示指拿捏两侧风池穴30下，力度适中。

3. 双手拇指指腹分别环形按摩两侧风门穴，不可过度用力，约10分钟，以局部出现酸胀感为宜。

4. 将双手示指放于天柱穴，由轻到重，按压1～2分钟，速度不可过快，以局部出现酸胀热感为宜。

特效穴详解

1. 风府穴属督脉，是治疗风邪犯头的重要穴位之一。腰椎病患者大多是由于体内气血运行不畅，瘀滞在腰背部导致的，因此经常按摩风府穴，能够疏通背部经络，缓解腰背部的不适感，还可以放松僵硬的颈部，有助于治疗腰椎病。

2. 风池穴是足少阳胆经穴。对于长时间使用一个固定姿势、颈背部肌肉疲劳以及腰椎病患者而言，按摩刺激风池穴能够驱邪外出，加速血液循环，可以有效缓解颈背部肌肉疲劳以及腰椎病引起的腰背疼痛。

3. 风门穴属足太阳膀胱经。经常按摩保健，不仅能够改善颈肩部位血液循环，缓解颈部肌肉痉挛、腰背部疼痛，还能有效地预防感冒，缓解咳嗽、哮喘等症状。

4. 天柱穴是足太阳膀胱经穴。天，指上方人体头部；柱，指支柱比喻人体的颈项，因此有擎天之柱的意思。在按摩和刺激下，可以防止肩背部位血液循环不畅，能够缓解肩膀以及腰背部的肌肉僵硬、酸痛的症状。

小贴士

对于腰椎病患者来说，最适合的运动就是游泳。游泳能够增加腰背肌的力量，增强腰椎的稳定性，起到减少腰椎病的复发的作用。需要注意的是，在游泳前要做好热身活动，不宜在水温过低的泳池中长时间游泳，避免腰部过度疲劳。

第五节 腰肌劳损（脾俞穴、胃俞穴、肾俞穴、环跳穴、昆仑穴、绝骨穴）

腰肌劳损，一般指慢性腰肌劳损，由于腰部的腰背肌纤维、筋膜等软组织的慢性损伤，而产生腰部疼痛，主要表现为腰部隐痛反复发作，劳累后加重，休息后缓解。中医称为腰筋劳伤，认为劳逸不当，造成气血、筋骨活动失调，腰背部经络筋膜劳损，脉络受阻，瘀血凝滞，不通则痛。

对症特效穴

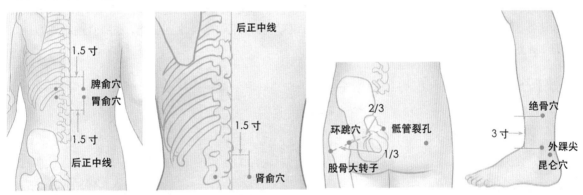

1. **脾俞穴**：在背部，第十一胸椎棘突下，后正中线旁开 1.5 寸。
2. **胃俞穴**：在背部，第十二胸椎棘突下，后正中线旁开 1.5 寸。
3. **肾俞穴**：在腰部，第二腰椎棘突下，后正中线旁开 1.5 寸。
4. **环跳穴**：在股外侧部，侧卧屈股，股骨大转子最凸点与骶管裂孔连线的外 1/3 与中 1/3 的交点处。
5. **昆仑穴**：在足部外踝后方，外踝尖与跟腱之间的凹陷处。
6. **绝骨穴**：在小腿外侧，外踝尖上 3 寸，腓骨前缘。

快速取穴

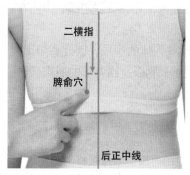

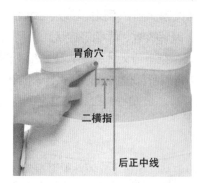

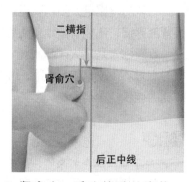

1. 脾俞穴： 采取俯卧或端坐的姿势，在第十一胸椎棘突下，左右旁开二横指宽处即是。

2. 胃俞穴： 采取站立或俯卧的姿势，在背部第十二胸椎棘突下，左右旁开二横指宽处即是。

3. 肾俞穴： 采取俯卧的姿势，位于人体腰部，第二腰椎棘突下，左右旁开二横指宽处即是。

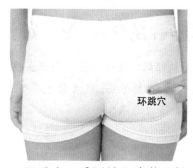

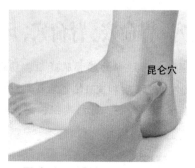

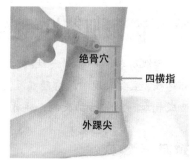

4. 环跳穴： 采用站立姿势，触摸到股骨大转子最高点，向肛门方向斜上约1寸处取穴。

5. 昆仑穴： 采取正坐垂足或俯卧的姿势，在跟腱与外踝尖的凹陷处取穴。

6. 绝骨穴： 正坐垂足，外踝尖上四横指，在腓骨前缘处即是。

特效按摩

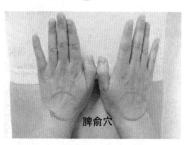

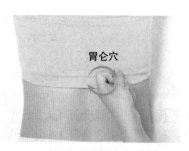

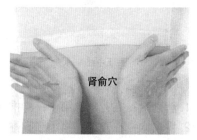

1. 用双手掌根分别环形按揉两侧脾俞穴，力度不可过大，以能忍受为度，3～5分钟，以出现酸胀热感为宜。

2. 用一手示指关节轻轻按揉胃俞穴，约3分钟，推摩速度匀速平稳即可。

3. 用手掌小鱼际部轻轻击打两侧肾俞穴位置，力度不可过大，动作要柔和，击打30次，以出现酸胀感为宜，两侧穴位可分别按摩也可以同时进行。

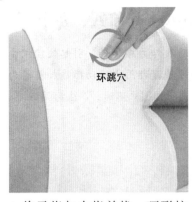 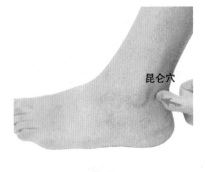 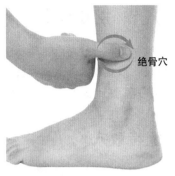

环跳穴　　昆仑穴　　绝骨穴

4.将示指与中指并拢，环形按揉环跳穴，力度适中，7～10分钟，以出现酸胀感为宜。也可双手同时按摩两侧环跳穴。

5.用拇指指尖点按昆仑穴，点按时，力度以产生微疼感为度，交换另一侧腿部穴位以同样手法按摩，每侧按摩约5分钟。

6.用拇指指腹环形按揉绝骨穴，力度适中，约10分钟，换另一侧腿部穴位以同样手法按摩10分钟，以局部出现酸胀感为宜。

特效穴详解

1.脾俞穴是足太阳膀胱经穴，脾的背俞穴。脊柱两侧分别有脾俞穴、胃俞穴、肾俞穴等背俞穴，通过刺激足太阳膀胱经以及脊柱，能够促进气血运行，调节人体的脏腑功能，并提高人体的免疫力，治疗腰肌劳损。

2.胃俞穴属足太阳膀胱经，是胃的背俞穴。督脉两侧都是足太阳膀胱经循行的地方，经常按摩刺激不仅能治疗慢性胃肠疾病，还能够调整各脏腑功能，疏通背部经络，防止气血在此瘀滞，有效地治疗腰肌劳损。

3.肾俞穴是足太阳膀胱经上的保健要穴，有补肾固精、利腰髓的作用。坚持按摩对于肾虚引起的腰肌劳损有很好的疗效，还能缓解腰背部的疼痛感。

4.环跳穴属足少阳胆经，有祛风散寒、通经活络的作用，在按摩和刺激下，能够快速缓解疼痛并舒缓全身，是治疗腰肌劳损以及坐骨神经痛等腰骶关节病症的重要穴位。

5.昆仑穴属足太阳膀胱经。能够疏通经络，使足太阳膀胱经经气上下畅达，达到祛寒止痛的效果，从而缓解腰部痉挛和疼痛。

6.绝骨穴属足少阳胆经。有通经活络、活血化瘀、利咽消肿的功效，此穴位行气活血的功能特别强，在按摩和刺激下，能够有效缓解腰背部疼痛、腿部疼痛以及坐骨神经痛等，还有助于保持血压正常。

小贴士

腰肌劳损患者若是因为工作原因，长时间保持一个姿势，应注意改变工作条件和姿势，在平常除了按摩外，还要加强有助于缓解腰肌劳损的锻炼，如太极拳、保健操等，在病发时注意卧床休息，服用适量的止痛药，不可负重劳动。

第六节 腰扭伤（后溪穴、合谷穴、天柱穴、志室穴、肾俞穴、委中穴）

腰扭伤，一般指急性腰扭伤，多由姿势不正，用力过猛，超限活动及外力碰撞等，引起软组织受损所致。以腰部不适或腰部持续性剧痛，不能行走和翻身，咳嗽、呼吸等腹部用力活动疼痛加重等为主要表现。属中医"筋伤"范畴，筋脉受到损伤，导致筋位不合，血脉瘀滞，气机不通，产生疼痛病症。

对症特效穴

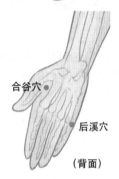

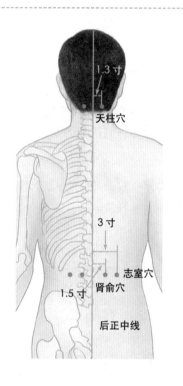

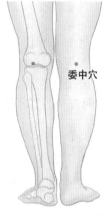

1.后溪穴： 在手掌尺侧，微握拳，小指关节尺侧掌横纹头赤白肉际处。

2.合谷穴： 在手背，第二掌骨桡侧的中点处。

3.天柱穴： 在项部，大筋（斜方肌）外缘之后发际凹陷中，后发际正中旁开1.3寸。

4.志室穴： 在腰部，第二腰椎棘下，后正中线旁开3寸。

5.肾俞穴： 在腰部，第二腰椎棘突下，后正中线旁开1.5寸。

6.委中穴： 在腘横纹中点，股二头肌肌腱与半腱肌肌腱的中间。

快速取穴

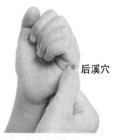

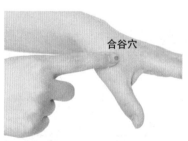

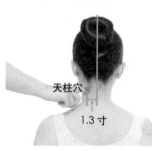

1.后溪穴： 微握拳，在第五掌指关节尺侧后方，第五掌骨小头后缘处即是。

2.合谷穴： 一手拇指与示指张开，另一手的示指放在虎口处，示指下压处即是。

3.天柱穴： 在后头骨下方脖子处有一块凸起的肌肉，肌肉外侧凹陷的地方，后发际正中旁开1.3寸取穴。

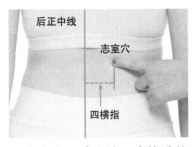

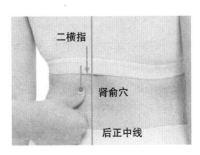

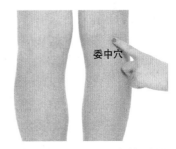

4. 志室穴：采取站立或俯卧的姿势，在腰部，第二腰椎棘突下，左右旁开四横指处即是。

5. 肾俞穴：采取站立或俯卧的姿势，位于人体腰部，第二腰椎棘突下，左右旁开二横指宽处即是。

6. 委中穴：采取站立或俯卧的姿势，膝盖后侧腘横纹的中点处即是。

特效按摩

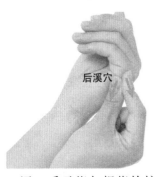

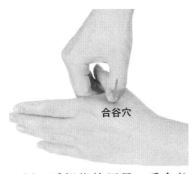

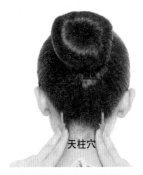

1. 用一手示指与拇指掐按另一手的后溪穴，双手可互相反复操作，每侧穴位按摩约5分钟，以出现酸胀感为宜。

2. 用一手拇指掐压另一手合谷穴，10下左右，力度稍大，产生酸胀疼痛即可。

3. 双手示指与中指并拢，分别放在两侧天柱穴处进行按压，力度适中，按压15～20下。

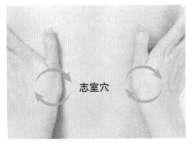

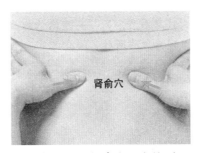

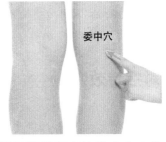

4. 用双手大鱼际部分别揉擦两侧志室穴，5～7分钟，力度适中，以局部出现酸胀感及热感为宜。

5. 用拇指点按肾俞穴，点按时，力度由轻到重，以可承受及为宜，3～5分钟。也可双手同时按摩双侧肾俞穴。

6. 用示指指腹点按委中穴3分钟，力度适中，以出现酸胀感为宜，按摩时两侧穴位可先后进行也可以同时进行。

特效穴详解

1. 后溪穴是手太阳小肠经的腧穴。按摩后溪穴能够提升人体阳气，调节颈背部的气血运行，能够缓解腰部、腿部的疼痛，有助于治疗腰扭伤。

2. 合谷穴是手阳明大肠经穴，有解表散热、活血、理气、止痛的功效，对多种病症都有很好的疗效。在按摩和刺激下，可以通络止痛，有效缓解腰扭伤导致的疼痛。

3. 天柱穴属足太阳膀胱经，在按摩和刺激下，可以疏通经络，让气血能够顺畅运行，防止瘀滞在腰部，能够缓解腰扭伤带来的疼痛感。

4. 志室穴是足太阳膀胱经穴，位于人体腰部，在按摩和刺激下，能够增强腰部的气血运行，缓解腰扭伤带来的疼痛感，并且防止气血瘀滞在此，不利于腰扭伤的恢复。

5. 肾俞穴属足太阳膀胱经，位于脊柱区，在腰扭伤后按摩此穴位，能够疏通经络，还有填精益髓的功效，可以缓解腰部的不适感。

6. 委中穴是足太阳膀胱经的合穴，是从腰背部而来的膀胱经的两条支脉的会合之处，有舒筋活络、活血化瘀的功效。按摩刺激委中穴，能够有效缓解急性腰扭伤所致的疼痛感。

小贴士

> 预防急性腰扭伤，我们首先要加强自我保健意识：在剧烈活动前要做好充分的准备活动；长时间保持同一姿势后，不要突然直腰或起身；在搬重物时不要过度弯腰；平常还可以进行一些有效穴位的按摩，有助于防治腰扭伤。

第七节 坐骨神经痛（环跳穴、委中穴、委阳穴）

坐骨神经痛是指坐骨神经通路及其分布区如腰部、臀部、大腿后外侧以及足外侧出现放射疼痛的综合征。本病多发生于青壮年男性和体力劳动者，大多数呈急性发作，患者会出现持续性的钝痛，在弯腰、咳嗽以及用力排便时会加剧，休息后可以减轻。中医认为，坐骨神经痛属于"腰痛""筋痹"的范畴，是由肝肾不足、气血两虚、外感风邪所致，除此之外，还和气候条件、生活环境有关。

对症特效穴

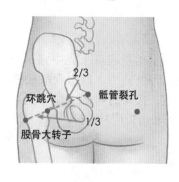
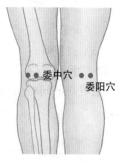

1. **环跳穴**：在股外侧部，侧卧屈股，股骨大转子最凸点与骶管裂孔连线的1/3处。
2. **委中穴**：在腘横纹中点，股二头肌肌腱与半腱肌肌腱的中间。
3. **委阳穴**：在腘横纹外侧端，股二头肌肌腱的内侧。

快速取穴

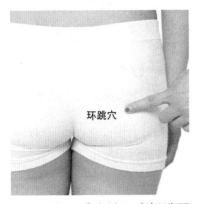

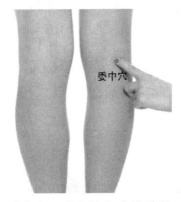

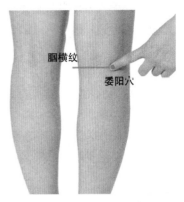

1. **环跳穴**：采取站立或侧卧屈股的姿势，触摸到股骨大转子最高点，向肛门方向斜上约 1 寸处取穴。

2. **委中穴**：采取站立或俯卧的姿势，膝盖后侧腘横纹的中点处即是。

3. **委阳穴**：采取站立或俯卧的姿势，在腘横纹外侧端，股二头肌肌腱内缘取穴。

特效按摩

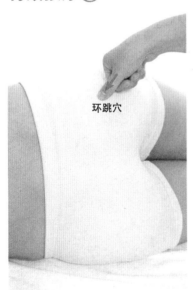

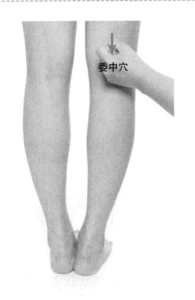

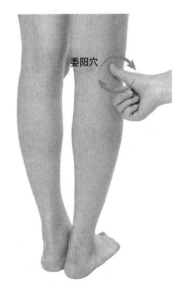

1. 用拇指点按环跳穴 30 下，力度适中即可。再换另一侧进行按摩。

2. 手握空心拳，轻轻敲打委中穴，两侧穴位可分先后按摩也可以同时进行，约 5 分钟。

3. 拇指指腹环形按揉委阳穴，速度均缓，力度稍轻，3 ~ 5 分钟。自我按摩时两侧可同时进行，以出现酸胀感为宜。

特效穴详解·

1. 环跳穴为足少阳胆经穴，是足少阳胆经与足太阳膀胱经的交会穴，两经都从腰部、臀部以及大腿侧后部经过，因此可以调节两经，且环跳穴的深处有坐骨神经，在按摩和刺激下，能够有效缓解坐骨神经痛。

2. 委中穴属足太阳膀胱经，是治疗腰痛、坐骨神经痛等腰背部疾病的有效穴位，有解毒、清热、活血、祛风的功效。经常按摩，不仅能够缓解放射在腰部、腿部、臀部的坐骨神经痛，还可以缓解腿部酸麻的症状。

3. 委阳穴为足太阳膀胱经穴，是三焦经的下合穴。三焦经统摄一身之气，且膀胱经从腰部循行，因此按摩刺激委阳穴能够调理气血，将浊气疏散，有效缓解坐骨神经痛导致的腰部疼痛。

小贴士

办公室白领由于整天坐在办公桌前，长年累月很容易得坐骨神经痛。因此，白领们可以在日常生活中遵循力所能及、适度的原则来进行一些锻炼。比如，体操、球类运动等，在平常上下班的过程中还可以少搭电梯多走路，这些方法都有助于预防坐骨神经痛。

第八节　小腿抽筋（承山穴、合阳穴、飞扬穴）

小腿抽筋，其实就是小腿肌肉痉挛，突然变得很硬，是一种肌肉自发地强直性收缩。一般由缺钙、过度疲劳、寒冷刺激等原因造成。中医认为，气血的源头在心肺，而腿部距离较远，因此，当气血不足，外感寒湿时，小腿极易抽筋。

对症特效穴

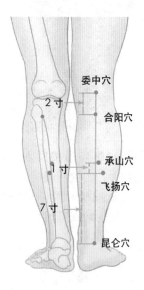

1. **承山穴**：在小腿后面正中，委中穴与昆仑穴之间，伸直小腿或足跟上提时腓肠肌肌腹下出现三角形凹陷处。

2. **合阳穴**：在小腿后面，委中穴与承山穴的连线上，委中穴下2寸。

3. **飞扬穴**：在小腿后面，外踝后，昆仑穴直上7寸，承山穴外下方1寸。

快速取穴

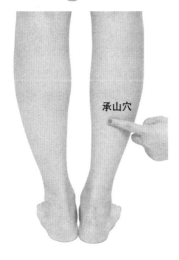
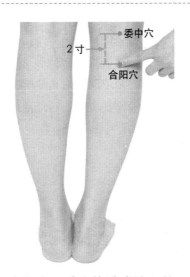
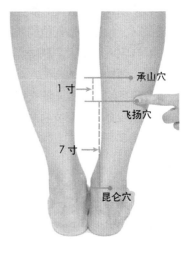

1. **承山穴：**站姿，足跟上提时，小腿后侧肌肉浮起的尾端极即是。

2. **合阳穴：**采取俯卧或站立的姿势，委中穴直下 2 寸处即是。

3. **飞扬穴：**采取正坐垂足的姿势，在承山穴外下方 1 寸，昆仑穴直上 7 寸处即是。

特效按摩

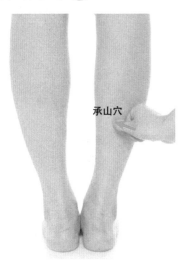
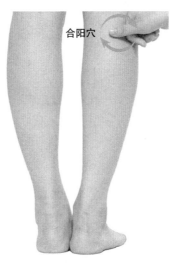
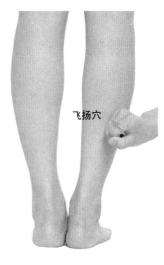

1. 拇指指尖掐压同侧腿部的承山穴，可适当用力，约 5 分钟，换另一腿穴位继续按摩。

2. 拇指指腹环形按揉合阳穴，力度可稍大，约 10 分钟。自我按摩时可以用双手进行按摩。在小腿抽筋发作时，可按摩至抽筋症状消退为止。

3. 手握拳击打同侧腿部飞扬穴，力度可稍大，约 10 分钟，换另一侧腿部穴位以相同手法按摩，以局部出现微痛感为宜。

特效穴详解·

1. 承山穴是足太阳膀胱经穴。具有活血化瘀、运化水湿的作用，能够祛除寒气，有效地促进局部血液循环，拉伸痉挛部位的肌肉，从而缓解小腿抽筋的症状。

2. 合阳穴属足太阳膀胱经。按摩合阳穴能够加快腿部血液循环，消除肌肉紧张、痉挛的状态。除了用于小腿抽筋外，合阳穴对于妇科疾病以及泌尿生殖系统疾病等都有很好的疗效。

3. 飞扬穴是足太阳膀胱经的络穴。具有清热安神、舒筋活络的作用。在小腿抽筋时按摩飞扬穴，能够加速双腿小腿部位的血液循环，有效治疗小腿抽筋。

小贴士

> 小腿容易抽筋的人需要注意日常的保暖，防止局部肌肉受寒；保持良好的睡姿，避免长时间压迫到小腿；可适当地补充一些维生素和钙；在体育锻炼前要做好准备工作，当身体活动开后再进行运动，可以有效避免小腿抽筋。

第九节 骨质疏松症（内关穴、太渊穴、合谷穴）

骨质疏松症是指骨质量与骨密度下降，骨微结构被破坏，骨脆性增加，从而导致的骨折与全身性骨病。骨质脆弱，容易受外界环境威胁，轻微碰撞即可引发骨折，从而对自身的健康产生严重影响。中医认为，治疗骨质疏松症应从调理脏腑功能、通经活血方面入手，从而达到强筋健骨、止痛的功效。

对症特效穴

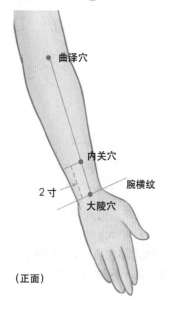

（正面）

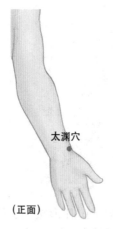

（正面）

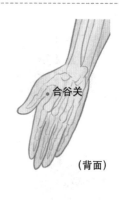

（背面）

1. **内关穴**：在前臂掌侧，曲泽穴与大陵穴的连线上，腕横纹上2寸，掌长肌腱与桡侧腕屈肌腱之间。
2. **太渊穴**：在腕掌侧横纹桡侧，桡动脉搏动处。
3. **合谷穴**：在手背，第二掌骨桡侧的中点处。

快速取穴

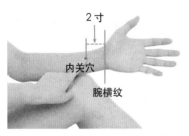

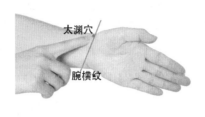

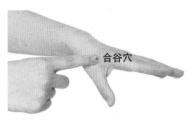

1. **内关穴**：仰掌，从手腕横纹的中央，往上2寸处即是。

2. **太渊穴**：采取正坐伸臂仰掌的姿势，在手腕横纹上，拇指根部即是。

3. **合谷穴**：一手拇指与示指张开，另一手的拇指关节横纹放在虎口处，拇指下压处即是。

特效按摩

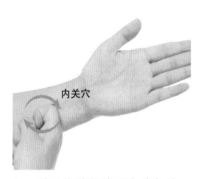

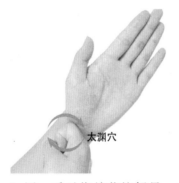

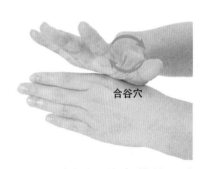

1.一手示指关节放于内关穴处，相对用力按揉3分钟，交替左右手，以相同手法按摩2～3次。

2.用一手示指关节按揉另一手太渊穴处，力量较轻，两手可互换操作，每侧穴位按揉约5分钟，以出现酸麻感为度。

3.用一手大鱼际部揉擦另一手合谷穴，力度由轻到重，以能忍受为度，按摩约10分钟，两手可互换反复操作，以局部出现酸胀感及热感为宜。

特效穴详解

1. 内关穴属手厥阴心包经。具有疏通经络、调补气血的作用，能够有效缓解骨质疏松引发的疼痛，除此之外，还能够消除疲劳，是人体养生的一处重要穴位。

2. 太渊穴是手太阴肺经的腧穴、原穴，也是八会穴之脉会，有通脉止痛、补益肺气的功效，常被用来治疗肺经和肺部疾病。经常按摩刺激太渊穴，能够扶正祛邪，调通血脉，润泽周身，对于骨质疏松引起的肺部感染有很好的疗效。

3. 合谷穴属手阳明大肠经，就是我们俗称的"虎口"，对于头面部疾病以及大肠经病变等都有很好的疗效。每天坚持按摩合谷穴，既可以补充肾阳，滋润各脏腑，还可以舒筋活络，缓解腰脊内痛，让骨质疏松症患者的正常生活不受影响。

小贴士

> 除了按摩外，预防骨质疏松还有很多种方法，例如适量适度地做一些运动，除了能增强体力外，还对骨骼有直接的保健作用；外出时应穿平底舒适的鞋子，防止跌倒；饮食要营养丰富且清淡，保证每天都喝牛奶补钙等。

第十节　小腿静脉曲张（承山穴、涌泉穴）

小腿静脉曲张是四肢血管疾患的常见病，一般指血液在下肢蓄积，破坏静脉瓣膜而使静脉压过高，血管突出表面皮肤的症状，多发生于久坐、久站者，小腿静脉曲张不仅影响腿部的美观，严重者甚至会有出血、溃疡、坏死等表现。中医认为，本病是由先天禀赋不足，筋脉比较薄弱，再加上长时间站立后，损伤筋脉，以至于气血运行不畅，瘀血阻滞不下导致的。

对症特效穴

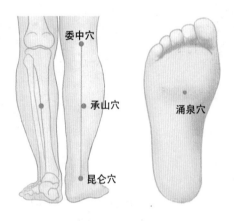

1. **承山穴**：在小腿后面正中，委中穴与昆仑穴之间，伸直小腿或足跟上提时腓肠肌肌腹下出现三角形凹陷处。

2. **涌泉穴**：在足底前部凹陷处，第二、第三趾趾缝纹头端与足跟连线的前1/3处。

快速取穴

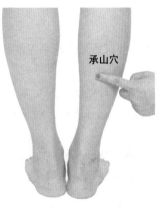

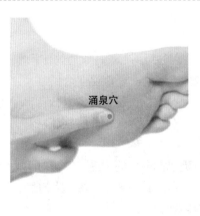

1. **承山穴**：站姿，足跟上提时，小腿后侧肌肉浮起的尾端就是承山穴。

2. **涌泉穴**：在足底前部凹陷处，按压有酸痛感处即是。

特效按摩 :cd:

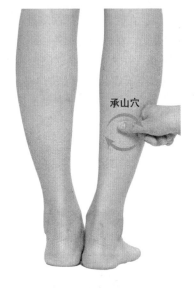

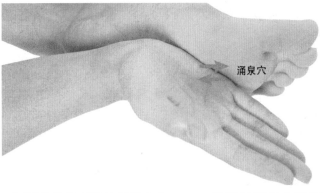

1.用拇指指腹环形按揉承山穴，3 ~ 5分钟，速度均缓，力度适中。交换另一侧穴位，以相同手法按摩 1 ~ 2 次。

2.按摩前最好先用热水洗脚，擦干后用小鱼际来回搓涌泉穴处约5分钟，以出现酸胀感为宜，再换另一侧脚部穴位进行按摩。

特效穴详解·

1. 承山穴属足太阳膀胱经。能够加速腿部的血循环，从而防止气血运行不畅，瘀滞在小腿处形成静脉曲张。除了能够有效缓解静脉曲张的症状外，按摩承山穴还可以消除腿部水肿，并能缓解小腿抽筋。

2. 涌泉穴属足少阴肾经。在防病治病、养生保健方面都显示出重要的作用，人的足底部有丰富的毛细血管，与全身各系统都有密切的联系，经常按摩刺激涌泉穴能够联络各脏腑肢节，加快血液循环，使全身气血运行顺畅，有效地防止血液在小腿处瘀滞，形成小腿静脉曲张。

小贴士

在预防小腿静脉曲张方面，除了按摩有效的穴位外，还应该坚持步行，走路是预防小腿静脉曲张最好的运动方式。在长时间站立时可以做踮脚的运动，能够有效地引起小腿肌肉收缩，防止静脉血液积聚。

第十一节 膝关节骨刺（膝眼穴、梁丘穴、鹤顶穴）

骨刺是指关节由于软骨磨损、被破坏，促使骨头硬化、增生，会随着年龄的增长而出现的一种老化现象，由于现在人们的工作性质多为久坐或久站，再加上姿势不正确，会造成膝关节部位的骨骼与软组织磨损，诱发骨刺。中医认为，对于膝关节骨刺的治疗应以清热渗湿、活血化瘀、祛风止痛为主。

对症特效穴

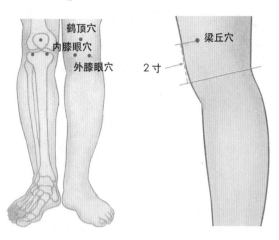

1. **膝眼穴**：屈膝，在髌韧带两侧凹陷处，在内侧的称内膝眼穴，在外侧的称外膝眼穴。
2. **梁丘穴**：屈膝，在大腿前面，髂前上棘与髌底外侧端的连线上，髌底上2寸。
3. **鹤顶穴**：在膝上部，髌底的中点上方凹陷处。

快速取穴

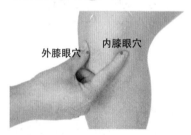
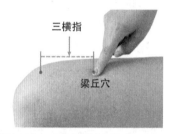
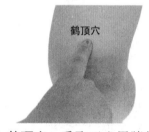

1. **膝眼穴**：采取正坐屈膝的姿势，髌韧带内侧凹陷处为内膝眼，髌骨下方，髌韧带外侧凹陷处为外膝眼。

2. **梁丘穴**：用力伸展膝盖时，膝盖骨外侧上方三横指处即是。

3. **鹤顶穴**：采取正坐屈膝的姿势，在髌底的中点上方凹陷处取穴。

特效按摩

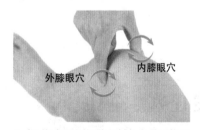
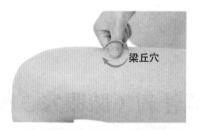
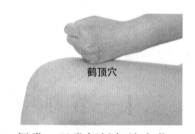

1. 拇指与示指分别放在内膝眼和外膝眼的位置，点揉5分钟，可稍微用力，以局部出现酸胀感为宜。

2. 用拇指指腹按于同侧腿部梁丘穴，旋转按揉20～30下，按摩频率不要太快，每天按摩1～2次为宜。也可以两手同时按摩两侧的梁丘穴。

3. 握拳，以掌侧捶打该穴位，约3分钟，捶打力度不可过大，速度轻缓即可，每天可坚持按摩2次。也可以两手同时捶打双侧穴位。

特效穴详解·

　　1.膝眼穴有两处是经外奇穴。在按摩和刺激下，可以加速膝部的血液循环和润滑液的分泌，增强膝关节肌肉的韧力，从而软化骨刺，防止摩擦引起的膝关节疼痛。除了对膝关节骨刺按摩有效外，长期坚持按摩还能起到保健膝关节的作用。

　　2.梁丘穴属足阳明胃经。经常按摩能够激发此处气血，有活血化瘀的功效，除了能够缓解胃脘疾患急性发作，对于膝关节骨刺引起的膝关节疼痛也有很好的止痛作用。

　　3.鹤顶穴为经外奇穴，按摩此穴有祛风除湿、活络止痛的功效，能够疏通经络，强壮腰膝，增多膝关节液的分泌，使关节滑利，从而缓解膝关节骨刺引发的疼痛，并逐渐恢复膝关节功能。

小贴士

　　膝关节骨刺患者应避免在潮湿处坐卧，且不要在出汗后立即洗凉水澡或洗脚，以免风邪侵入膝关节。体重过重者还应该适量增加活动量，减轻体重，从而减轻关节的负重。

第十二节　落枕（风池穴、肩井穴、落枕穴）

　　落枕或称失枕，是一种颈部软组织扭伤病症。主要是由于睡眠姿势不当，枕头不合适，过高、过低或过硬，使头颈处于过伸或过屈状态，而引起的颈部肌肉紧张、扭伤；或者因为睡眠时受凉，颈背部气血凝滞，筋络痹阻，导致肌肉僵硬疼痛。中医认为，肝肾亏虚，风寒外侵，经络不舒，肌肉气血凝滞，而产生痹阴不通、僵凝疼痛。

对症特效穴

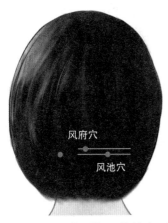

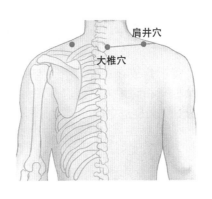

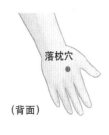

1.风池穴：在项部，枕骨之下，与风府穴相平，胸锁乳突肌与斜方肌上端之间的凹陷处。

2.肩井穴：在肩上，前直乳中，大椎穴与肩峰端连线的中点上。

3.落枕穴：在手背侧，第二、第三掌骨之间，掌指关节后 0.5 寸处。

快速取穴

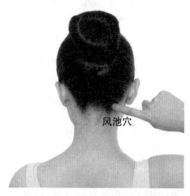

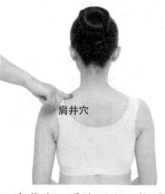

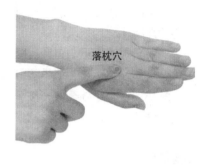

1. **风池穴**：采取正坐或俯卧的姿势，在后颈部后头骨下，两条大筋外缘陷窝中，约与耳垂齐平处即是。

2. **肩井穴**：采取正坐、俯卧或俯伏的姿势，乳头正上方与肩线的交接处即是。

3. **落枕穴**：在手背上示指和中指的骨头之间，掌指关节后 0.5 寸处，下压时有强烈的压痛感处即是。

特效按摩

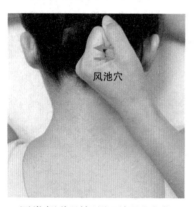

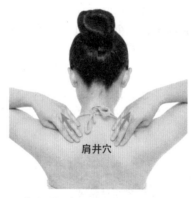

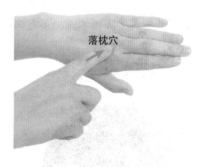

1. 用拳侧分别轻搓两侧风池穴，3～5分钟，搓揉频率不要过大，以出现酸胀感为宜。

2. 将拇指放在肩井穴处，与其余四指相对用力拿捏肩井穴 10 分钟，力度适中即可。

3. 用一手示指指腹按压另一手落枕穴，力度较大，双手可互相反复操作，每侧穴位按摩约 10 分钟。

特效穴详解

1. 风池穴为足少阳胆经穴。具有益气壮阳、祛寒化瘀的功效，可以祛邪外出，使颈部气血运行顺畅，缓解落枕导致的颈部不适感。

2. 肩井穴属足少阳胆经，在落枕时按摩刺激此穴位，有活血的功效，可以防止气血凝滞在颈部，从而缓解落枕导致的颈部不适感和疼痛感。

3.落枕穴是经外奇穴。具有舒缓筋络、行气化血的作用，能够有效调节筋络麻痹，祛除风寒，让颈部变得轻松。

小贴士

> 与其等到落枕发病时治疗，不如在平时就注重养护。首先，要准备一个适合自己的枕头；其次，在睡眠时要做好颈部的防寒保暖工作；再者，在日常生活中多吃富含钙及维生素的食物。上述三点可以有效地预防落枕。

第十三节 肩周炎（条口穴、解溪穴、陷谷穴、足三里穴）

肩周炎是以肩关节疼痛和活动不便为主要症状的常见病症，呈阵发性疼痛，常由于天气变化、过度劳累而发病，如果不及时加以治疗，会逐渐发展为持续性疼痛，并逐渐加重。中医称之为漏肩风、锁肩风、肩凝症等，将肩周炎的一系列症状归纳为痹证的范畴，其发病与气血不足、外感风寒湿及闪挫劳伤有关。本病多为中老年患者。

对症特效穴

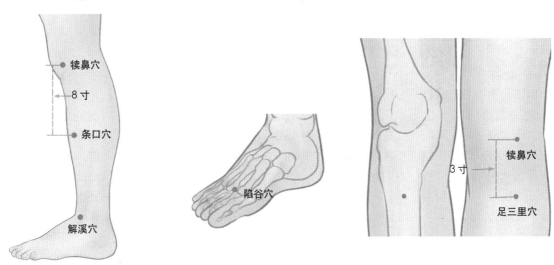

1. **条口穴**：在小腿前外侧，犊鼻穴下8寸，距胫骨前缘一横指。
2. **解溪穴**：在足背与小腿交界处的横纹中央凹陷中，姆长伸肌腱与趾长伸肌腱之间。
3. **陷谷穴**：在足背，第二、第三跖骨结合部前方凹陷处。
4. **足三里穴**：在小腿前外侧，犊鼻穴下3寸，距胫骨前缘一横指。

快速取穴

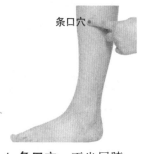

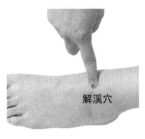

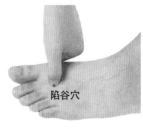

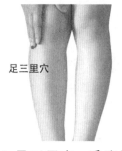

1. **条口穴**：正坐屈膝，在犊鼻穴下8寸，犊鼻穴与下巨虚穴的连线上取穴。

2. **解溪穴**：采取正坐的姿势，平放足底，小腿与足背交界的横纹中央凹陷处即是。

3. **陷谷穴**：采取正坐垂足或仰卧的姿势，在第二、第三跖骨结合部前方的凹陷中取穴。

4. **足三里穴**：采取站立的姿势并弯腰，同侧手的虎口围住髌骨上外缘，其余四指向下伸直，中指指尖处即是。

特效按摩

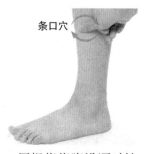

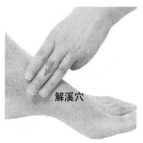

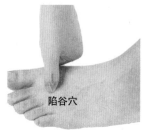

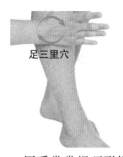

1. 用拇指指腹沿顺时针方向按揉条口穴5分钟，再沿逆时针方向按揉5分钟，换另一侧腿部穴位以同样手法按摩，力度适中，以局部感到酸胀为宜。

2. 用一手三指（除拇指和示指）搓解溪穴，力度适中即可，每侧穴位按摩约10分钟，以局部出现酸胀感为宜。

3. 弯曲拇指，用指尖垂直掐按足部陷谷穴，力度适中，约5分钟，另一侧足部穴位以相同手法按摩。

4. 用手掌掌根环形揉擦同侧腿部足三里穴，约10分钟，换另一侧腿部穴位，以相同手法按摩，以局部出现酸胀、热感为宜。

特效穴详解·

1. 条口穴是足阳明胃经穴。具有舒筋活络、理气和中的作用，能够提升人体阳气，调补肝肾，从而使肩周炎的症状得以缓解。

2. 解溪穴属足阳明胃经。具有舒筋活络、镇惊安神的功效，经常按摩刺激解溪穴，能够降胃火，通润脏腑、强壮内脏器官，促进血液循环，改善气血不足的状况，并起到舒筋、镇痛的功效，能够有效缓解肩周炎导致的肩关节及其他关节的疼痛。

3.陷谷穴是足阳明胃经穴，有清热解表、理气止胃痛的功效，对于各种胃部疾病有很好的疗效。除了调理脾胃外，陷谷穴还对肾脏等有很好的保健作用，可以调节各脏腑功能，比较适合体虚的人。

4.足三里穴是足阳明胃经的合穴，是一个能够强身健体的重要穴位。按摩刺激足三里穴，可以调理脾胃，促进肠胃功能，扶正祛邪，疏风化湿，通经活络，消除瘀滞，缓解肩周炎导致的肩关节疼痛。除此之外，长按足三里穴，还能够预防衰老，延年益寿。

小贴士

肩周炎患者需要在天气变冷时注意颈肩部的保暖，最好在出门时围上一条围脖，能够防止寒气侵袭颈肩处。

第十四节　风湿性关节炎（大陵穴、阳池穴、太溪穴、申脉穴）

风湿性关节炎，是一种较为常见的急性或慢性结缔组织炎症，在中医学上属"痹证""风湿"范畴。中医认为，风湿性关节炎是由于风寒湿热侵入人体，闭阻经络，气血运行不畅导致。

风湿性关节炎主要表现为筋骨和关节酸痛麻木、屈伸不利、肿大灼热等症状。风湿性关节炎可反复发作并累及心脏。

对症特效穴

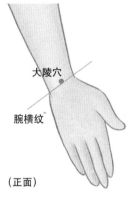
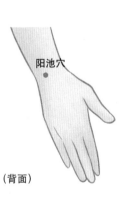
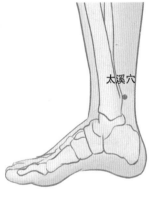
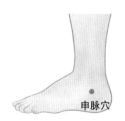

1.大陵穴：在腕掌横纹的中点处，掌长肌腱与桡侧腕屈肌腱之间。

2.阳池穴：在腕背横纹中，指伸肌腱的尺侧缘凹陷处。

3.太溪穴：在足内侧，内踝后方，内踝尖与跟腱之间的凹陷处。

4.申脉穴：在足外侧部，外踝直下方凹陷中。

快速取穴

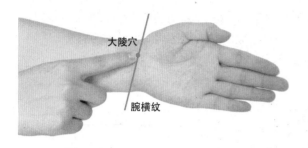

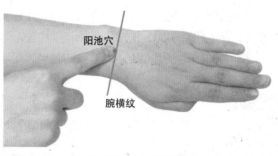

1. 大陵穴：伸臂仰掌，腕横纹的中点处即是。

2. 阳池穴：伸臂俯掌，在腕背横纹上，前对中指与无名指的指缝。

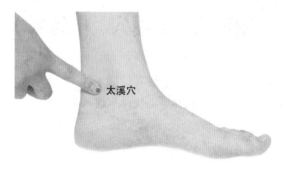

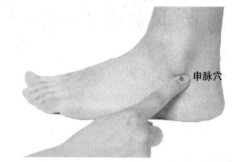

3. 太溪穴：采取正坐的姿势，平放足底，足内侧内踝后方与脚跟骨筋腱之间的凹陷处即是。

4. 申脉穴：正坐垂足，在脚外踝直下方凹陷处取穴。

特效按摩

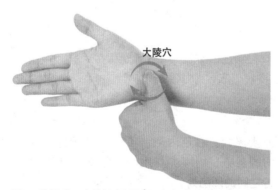

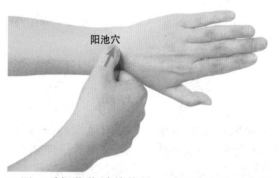

1. 用一手拇指环形按揉另一手大陵穴，左右手可互换操作，每侧穴位按摩约 5 分钟，按摩时可稍用力，以局部出现酸胀感及微痛感为宜。

2. 用一手拇指指端掐按另一手阳池穴处，力度由轻到重，持续按压，至最重时，停留 3 秒，然后松开，反复操作 5 分钟，交替左右手，按摩 2～3 次。

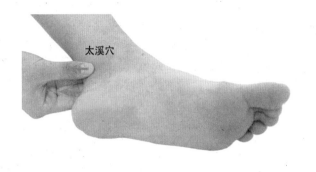

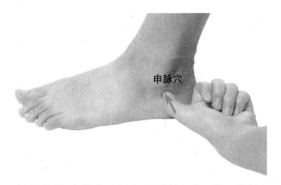

3.用拇指与其余四指拿捏太溪穴，力度适中，约 7 分钟，以局部出现酸胀热感为宜。再换另一侧，以相同手法按摩。

4.用拇指掐按申脉穴，力度可适量加大，约 5 分钟。换另一侧，以相同手法继续按摩。

特效穴详解·

1. 大陵穴属手厥阴心包经，是心包经的腧穴、原穴。有清心宁神的功效，对于心绞痛等心脏疾病有很好的疗效。除此之外，大陵穴位于手腕上，在按摩和刺激下有通经活络的作用，可以有效缓解风湿性关节炎导致的腕关节疼痛。

2. 阳池穴是手少阳三焦经穴。按摩刺激此穴位，能够加速整个身体的血液循环，驱除寒冷，让整个身体变得暖和，对于风湿性关节炎有很好的疗效。

3. 太溪穴属足少阴肾经。有滋阴养肾、补益肾气的功效，对于生殖系统疾病、腰痛、风湿性关节炎等肾阴不足的病症都有很好的疗效。经常按摩能够疏通肾经，活血化瘀，从而缓解风湿性关节炎症状。

4. 申脉穴属足太阳膀胱经，是八脉交会穴之一，可以有效地调节机体的阴阳活动。在按摩和刺激下，可以快速调动人体阳气，驱除体内寒邪，从而达到缓解风湿性关节炎症状的功效。

小贴士

在风湿性关节炎急性发作时，患者应减少运动，多卧床休息，每天可将患病的肢体放在温热的水中浸泡 10 分钟，并配合相应穴位的按摩。

第十五节 类风湿性关节炎（涌泉穴、曲池穴）

类风湿性关节炎是一种全身性自身免疫病，以慢性侵蚀性关节炎为特征，该病多发于足、手、腕等小关节，早期会出现关节热痛红肿以及功能障碍，容易产生关节病变、发热、身体乏力的症状。中医认为，类风湿性关节炎属于"痹证"的范畴，是在人体在正气不足时，感受到风湿寒邪气，痹阻经络，使得气血运行不畅，导致肢体筋骨麻木，关节疼痛。

对症特效穴

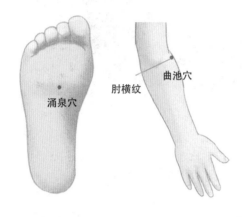

1. **涌泉穴**：在足底前部凹陷处，足底第二、第三趾趾缝纹头端与足跟连线的前 1/3 处。

2. **曲池穴**：位于肘部，曲肘时，横纹尽处，即肱骨外上髁内缘凹陷处。

快速取穴

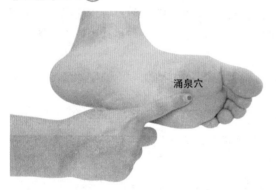

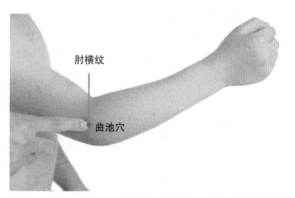

1. **涌泉穴**：在足底前部凹陷处，按压有酸痛感处即是。

2. **曲池穴**：采取正坐侧腕屈肘的姿势，肘横纹尽处，肱骨外上髁内缘凹陷处即是。

特效按摩

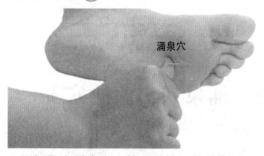

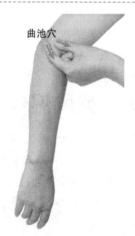

1. 用拇指在涌泉穴上拨 5 秒钟，然后停下，再上拨 5 秒钟，如此反复 10 次，力度适中可加大，以能忍受为度，出现酸胀感为宜。换另一侧，以相同手法按摩。

2. 用一手拇指与示指捏揉另一手臂曲池穴，5 ~ 7 分钟，以出现酸胀感为宜。换另一侧，以相同手法按摩。

特效穴详解·

　　1. 涌泉穴属足少阴肾经。能够疏通人体全身经络，加速血液循环，通则不痛，有效缓解类风湿性关节炎导致的肢体麻木、疼痛等症状。

　　2. 曲池穴是手阳明大肠经的合穴。能够疏通全身经络，使气血运行顺畅，消除瘀滞，对于肢体麻木、疼痛等症状能起到很好的缓解作用。

小贴士

　　类风湿性关节炎患者应注意保护自己的关节功能，避免直接风吹；在寒冷潮湿的气候和环境下，注意防寒保暖；适当加强体育锻炼，增强自身免疫力，避免残疾的发生。

第十六节　网球肘（曲池穴、手三里穴、肘髎穴）

　　网球肘又称肱骨外上髁炎，是过劳性综合征的一种，手腕及手指背向伸展的肌肉重复用力，使肌肉筋骨过度拉伸，导致手肘外侧肌腱发炎，从而产生疼痛。网球肘多发生于网球运动员身上，因而得名。在中医学中属于"伤筋""肘痛"等范畴，由于肘部外伤或劳动损伤，加之外界风寒湿邪侵淫，气血不足，无法濡养筋肉，导致气血凝滞，络脉瘀阻，导致肱骨外上髁炎病症的产生。

对症特效穴

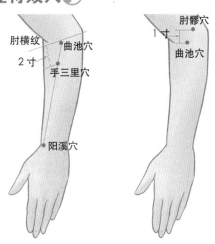

1. **曲池穴**：位于肘部，曲肘时，横纹尽处，即肱骨外上髁内缘凹陷处。

2. **手三里穴**：在前臂背面桡侧，阳溪穴与曲池穴连线上，肘横纹下 2 寸。

3. **肘髎穴**：在臂外侧，屈肘，曲池穴上方 1 寸，肱骨边缘处。

快速取穴

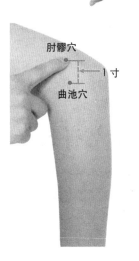

1. **曲池穴**：采取正坐侧腕的姿势，肘横纹尽处，肱骨外上髁内缘凹陷处即是。

2. **手三里穴**：采取正坐侧腕的姿势，在阳溪穴与曲池穴的连线上，肘横纹向前三横指处即是。

3. **肘髎穴**：屈肘，在曲池外上方 1 寸，肱骨边缘处即是。

特效按摩

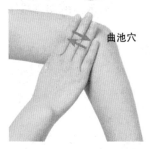
曲池穴

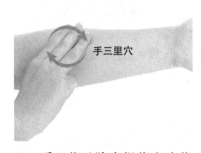
手三里穴

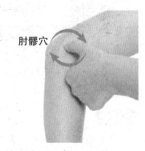
肘髎穴

1. 用右手四指（除拇指外）上下搓揉左手曲池穴，10～20下，适度用力，感到酸胀即可，指甲不要过长，以免伤及皮肤。交替另一手臂，以相同手法按摩1～2次。

2. 一手三指（除大拇指和小指外）并拢放于穴位上，以指腹轻轻拍打手三里穴，10～20下，再稍用力转揉该穴位处，2分钟左右，转揉幅度不要过大，速度均缓即可。

3. 将一手用拇指放于穴位处，用拇指指腹按揉，2～3分钟，适度用力，以产生酸胀感为宜。交替另一臂，以相同手法按摩；1～2次即可。

特效穴详解

1. 曲池穴属手阳明大肠经。具有活血益气、调节血管舒缩的作用，能够舒缓肘部筋肉，减轻疼痛。按摩刺激曲池穴对调节平衡消化系统和内分泌系统均有很好的疗效。

2. 手三里穴是手太阳大肠经穴。具有通经活络、祛风除寒的作用，能够防治风寒湿邪，活血化瘀，缓解肘部筋肉收缩不利的情况。通过按摩和刺激，可以加速局部血液循环，对防治手挛筋急等病症有显著疗效。

3. 肘髎穴属手阳明大肠经。具有舒筋活络、益气升阳的作用，可以促进肘部气血的运行，提升阳气，使肘部关节筋肉得到濡养，有效缓解网球肘炎症。肘髎穴位于肘关节处，是预防与治疗肘臂麻木、痉挛的特效穴。

小贴士

网球运动员在做运动时，可以在肘部处缠腰绷带，紧度不要过大，可以有效防止肘部筋肉拉伤。老年人由于器官功能趋于衰弱，气血不足，肌腱退变也容易发生筋肉炎症，因而也要时常做按摩保健，使肘部肌肉活络，减少病症的产生。

第十七节　膝关节骨性关节炎（血海穴、阳陵泉穴）

膝关节骨性关节炎是由于膝关节骨性病变或周围骨质增生而引起的一种慢性骨关节疾病，又称为膝关节增生性关节炎，属于关节软骨老化，因此老年人发病较多，女性多于男性。中医认为，膝关节骨性关节炎的病变根本是肝肾亏虚，筋骨不健，再加上风寒湿邪侵袭膝关节，最终导致血瘀，引发此病。

对症特效穴

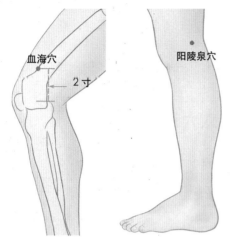

1. **血海穴**：在大腿内侧，髌底内侧端上2寸，股四头肌内侧头的隆起处。
2. **阳陵泉穴**：在小腿外侧，腓骨头前下方凹陷处。

特效按摩

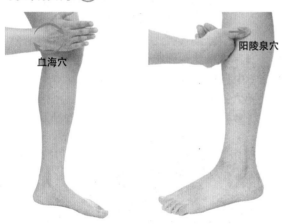

1. 用手掌根部位揉擦同侧腿部血海穴，力度可逐渐加重，约10分钟，以局部出现热感为宜。以相同手法按摩另一侧穴位。
2. 用拇指指腹点按阳陵泉穴100下，以局部出现酸胀感为宜。再换另一侧，以相同手法按摩。

快速取穴

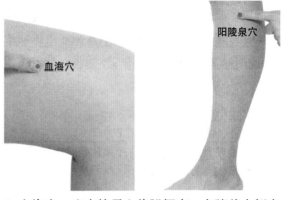

1. **血海穴**：坐在椅子上将腿绷直，在膝盖内侧有一个凹陷的地方，凹陷上方隆起的肌肉顶端就是血海穴。
2. **阳陵泉穴**：采取站立或仰卧位，在膝盖斜下方，小腿外侧的腓骨小头稍前凹陷中取穴。

特效穴详解

1. 血海穴为足太阴脾经穴，使气血输注出入的重要穴位，有健脾化湿、补血养血的作用，可以治疗各种与血有关的病症。经常按摩刺激血海穴，能够通经活络，加速血液循环，防止瘀滞，缓解膝关节骨性关节炎带来的疼痛。

2. 阳陵泉穴属足少阳胆经，是八会穴之筋会，有活血通络、舒筋强筋的功效，对于下肢筋病有很好的疗效。在按摩和刺激下，能够疏通下肢经络，使气血顺畅运行，缓解膝关节骨性关节炎引发的疼痛，改善小腿无力的症状。

小贴士

膝关节骨性关节炎的肥胖患者需要积极减轻体重，防止加重膝关节的负担。此外，要避免长时间下蹲，使膝关节过度疲劳损伤；在天气寒冷时痛感会加重，因此应注意膝关节的保暖，防止着凉。

第十八节　足跟痛（大鱼际穴、公孙穴）

　　足跟痛又称为脚跟痛，是由于足跟部的关节、骨质或筋膜等处在长期、慢性、轻微外伤积累下引起的病变，发病多与慢性劳损有关。中医将足跟痛大致分为气滞血瘀型、肝肾亏虚型以及寒凝血瘀型三类，认为筋骨不健，肝肾阴虚，感染风邪以及慢性劳损导致气血运行不畅，经络阻滞，从而引发本病。

对症特效穴

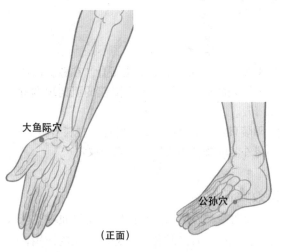

（正面）

1.**大鱼际穴**：在手拇指本节（第一掌指关节）后凹陷处，第一掌骨中点桡侧，赤白肉际处。

2.**公孙穴**：在足内侧缘，第一跖骨基底部的前下方，赤白肉际处。

快速取穴

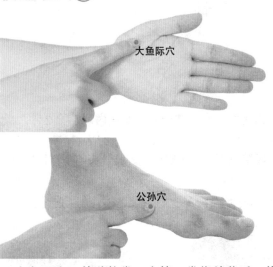

1.**大鱼际穴**：伸臂仰掌，在第一掌指关节后，桡侧掌骨中点肤色泛白处就是大鱼际穴。

2.**公孙穴**：采取正坐垂足的姿势，足内侧缘，第一跖骨基底部的前下方，赤白肉际处即是。

特效按摩

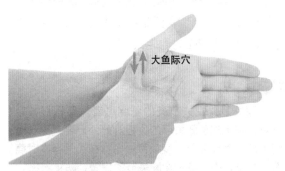

1.用一手拇指在另一手的大鱼际穴附近上下推动，两手可互换操作，力度适中，每侧按摩约10分钟，以局部出现热感为宜。

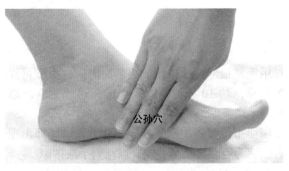

2.一手四指放于公孙穴，上下搓5秒钟。松开，稍缓后，重复搓2～3次。交替另一脚，以相同手法按摩1～2次。

特效穴详解·

1.大鱼际穴属手太阴肺经，是手太阴肺经荣穴。能够化肺经水湿，散发脾土之热，清热泻火，多用于治疗各种肺热证，还可以缓解感冒、咽喉肿痛、支气管炎等。除此之外，按摩鱼际穴，能够宣肺解表，舒经活络、使气血顺畅运行，从而缓解足跟处出现的疼痛。

2.公孙穴属足太阴脾经，是八脉交会穴之一，通冲脉。具有舒筋活络、消除痞疾的作用，可以补充气血，调节肝肾，有效缓解疼痛症状。另外，公孙穴对于调节脾胃功能，促进营养吸收也有显著疗效。

小贴士

足跟痛的患者可采用每天用温热水泡脚，避免穿着薄底的鞋子，在足跟部位垫上软垫等方法，减轻局部的摩擦，防止长时间走路后加重足跟疼痛。

第十九节　鼠标手（手三里穴、内关穴、外关穴）

鼠标手也被称为腕管综合征，又称为迟发性正中神经麻痹，是人体的正中神经在腕管中受到压迫而引起的。多发于30~50岁年龄段的办公室女性，常表现为拇指、示指和中指有麻木、刺痛、灼痛、酸胀等感觉，拇指无力等现象。中医认为，本病与气血凝滞有关，因此在治疗本病时，应从祛除风邪、活血化瘀、消肿止痛、荣养筋骨方面入手。

对症特效穴

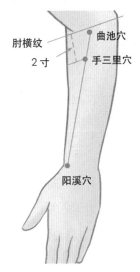

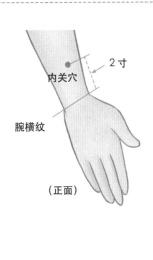

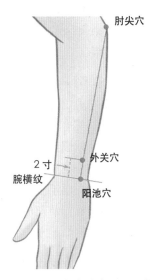

1.手三里穴：在前臂背面桡侧，阳溪穴与曲池穴的连线上，肘横纹下2寸。

2.内关穴：在前臂掌侧，腕横纹上2寸，掌长肌腱与桡侧腕屈肌腱之间。

3.外关穴：在前臂背侧，阳池穴与肘尖穴的连线上，腕背横纹上2寸，尺骨与桡骨之间。

快速取穴

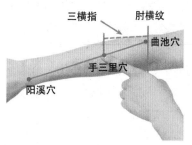

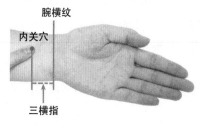

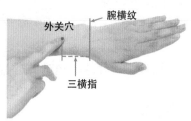

1.**手三里穴**：采取正坐侧腕伸直手臂的姿势，在阳溪穴与曲池穴的连线上，肘横纹向前三横指处即是。

2.**内关穴**：仰掌，从手腕横纹的中央，往上三横指处即是。

3.**外关穴**：采取正坐俯掌的姿势，在前臂背侧，腕背横纹上三横指宽处即是。

特效按摩

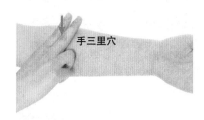

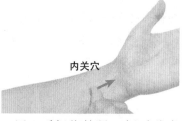

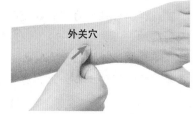

1.将示指和中指并拢，分别点按两侧手臂上的手三里穴，每次点按30～40下，以出现酸胀痛感为宜。

2.用一手拇指拨另一侧手臂内关穴3～5分钟，两手可相互反复操作。

3.用一手拇指指端掐按另一侧外关穴，两手相互反复操作，每侧按摩约5分钟，以有酸胀感为宜。

特效穴详解

1.手三里穴是手太阳大肠经穴，善于调理肠胃，对于腹痛、腹泻等有很好的疗效。通过按摩和刺激，可以加速局部血液循环，使前臂腕部、肘部麻木、疼痛的症状大大减轻，是对付鼠标手的重要穴位。

2.内关穴属手厥阴心包经。具有通调气血、祛风除邪的作用，能够活动筋络，提升腕部关节的气血运行，防止瘀滞，从而有效缓解鼠标手症状。

3.外关穴属手少阳三焦经。外关穴与内关穴相对，二者具有相辅相成的作用，可同时按摩，对于治疗腕关节和指节部位的疼痛效果显著。内、外关穴，不仅能够缓解手腕疼痛，还是护心养心的重要穴位，经常按摩此穴，能够有效预防心部疾患。

小贴士

在连续使用鼠标一段时间后，可以通过按摩穴位来缓解手指和腕关节肌肉无力，减轻疼痛感，除了上述的三个穴位外，按摩鱼际穴也很有效，可以降低鼠标手的发病率。

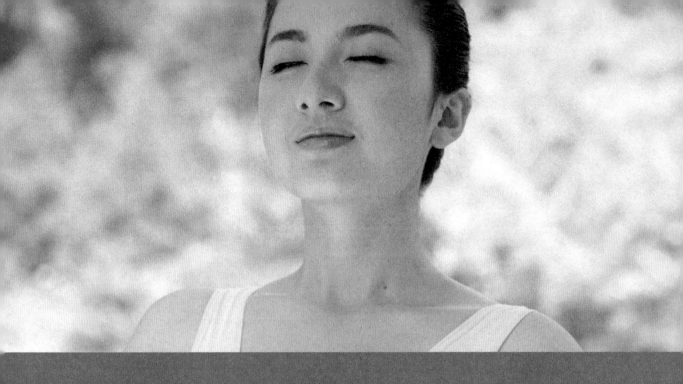

第四篇
四季养生特效穴位

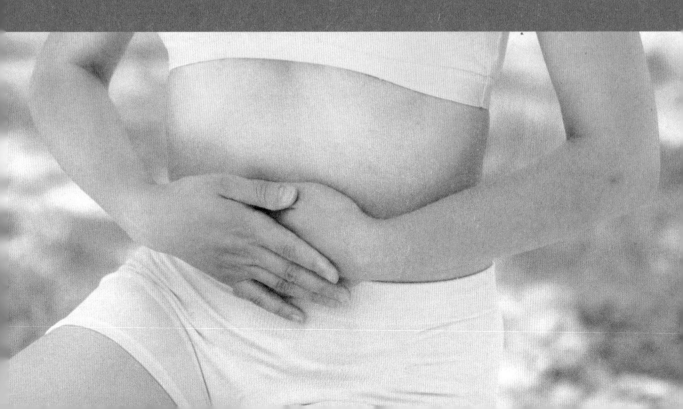

第一章 春季养肝

第一节 疏肝理气（太冲穴、行间穴）

春季气温逐渐回暖，阳气生发，肝在五行学说中属木，与春相通，因而，春季保健的重点是养护肝脏。此时肝气旺盛、肝火偏亢，肝气不畅，身体津液精血运行受阻，容易导致情绪抑郁，或者易怒生气，而伤及肝脏，对肝进行疏泄，则能通调全身气机，使肝脏达到健康的状况。

太冲穴 ☯

【取穴位置】太冲穴在足背侧，第一跖骨间隙的后方凹陷处。

【操作手法】可采取坐姿，或盘腿而坐，用拇指掐按该穴位，可稍用力，旋转按揉3～5分钟。交替另一只脚，按摩相同时间，反复操作2～3次。

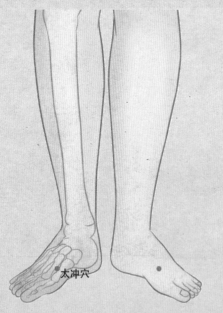

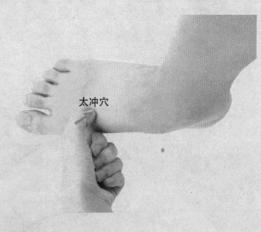

【按摩功效】疏通肝火，调和气血，促进肝脏功能的正常运行。

行间穴

【取穴位置】行间穴在足背侧，第一、第二趾间，趾蹼缘的后方赤白肉际处。

【操作手法】可采取坐姿，用拇指指端掐按该穴位，感到微疼酸胀时停留 3 秒钟，慢慢松开，待缓和后，反复此手法按摩 10 ~ 20 次。

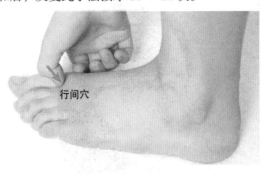

【按摩功效】调缓情绪，使心情舒畅，防止抑郁伤肝。

第二节　补气升阳（强间穴、目窗穴）

　　肝为阴中之阳，主生发。春天，赖以阳气的生发，万物复苏，肝应春天习气，喜条达恶抑郁，肝阴过盛，寒滞经脉，容易产生腹痛、畏冷等病症。提升肝部阳气，协调肝气阴阳，充盈肝部精血，保持肝部气血柔和舒畅，能够有效濡养筋、目，防止头晕眼花，维持正常的生理功能。

强间穴

【取穴位置】强间穴在头部，后发际正中直上 4 寸（脑户穴上 1.5 寸）。

【操作手法】采取正坐的姿势，一手五指并拢，四指放于穴位上，旋转按揉 3 分钟，速度不可过快，应适度平缓。

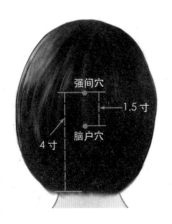

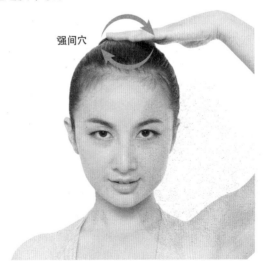

【按摩功效】升阳益气，缓解小腹胀痛。

目窗穴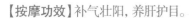

【取穴位置】目窗穴在头部，前发际上 1.5 寸，头正中线旁开 2.25 寸。

【操作手法】采取正坐的姿势，手掌掌心部位放于目窗穴上，顺时针方向按揉 30 下，每天 1～2 次。

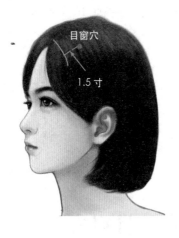

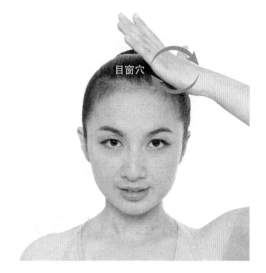

【按摩功效】补气壮阳，养肝护目。

第三节　提升阳气（风池穴、神道穴）

中医认为，阳气是人体新陈代谢的主要动力，能够促进身体活动的，阳气充足，体内精血才能得到充盈，脏腑器官得到滋养。肝脏喜阳性温，提升阳气有助于滋补肝精，使肝气升发、畅达，促进血液津液的分布，调节脾胃，使机体平衡，对缓解抑郁情绪有显著疗效。

风池穴

【取穴位置】风池穴位于项部，枕骨之下，与风府穴相平，胸锁乳突肌与斜方肌上端之间的凹陷处。

【按摩功效】壮阳益气，制约肝阴，使人精神饱满，活力充盈。

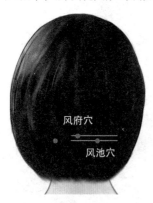

【操作手法】采取正坐的姿势，双掌伸开，四指并拢，并放于穴位处，旋转按揉 10～20 下，可稍微用力，以有酸胀感为宜。

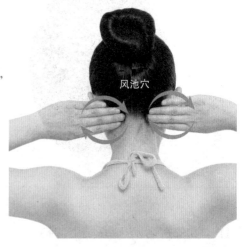

神道穴

【取穴位置】神道穴在背部，后正中线上，第五胸椎棘突下凹陷中。

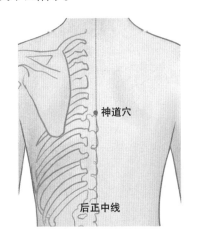

【操作手法】采取俯卧的姿势，用拇指按压该穴位，10 ~ 20 下，稍用力，以有酸胀感为宜，交替左右手按摩 1 ~ 2 次。

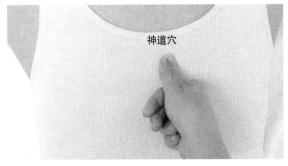

【按摩功效】生发阳气，提神醒脑，缓解失眠健忘的症状。

第四节 清肝泻火（上明穴、曲泉穴）

传统医学认为，肝为刚脏，具有刚强的性质，肝部中的阴气是依赖于肾阴滋养，肾为虚脏，肝阴之气常不足，肝阳、肝气升发过快，导致肝阳偏亢，经血过分充盈、虚热，使人出现眩晕、面部发红等症状，肝阳温煦、兴奋功能过于强烈，还会影响人的情绪，烦躁易怒、情绪多变，影响人际交流。

上明穴

【取穴位置】上明穴在面部，眉弓中点垂线，眶上缘下凹陷中。

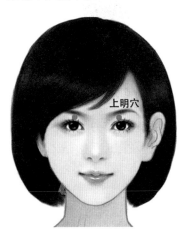

【按摩功效】明目利窍，使阳气散发通畅，舒缓情绪。

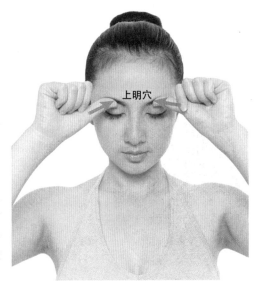

【操作手法】采取正坐的姿势，双手拇指放于穴位上，点按该穴约3分钟，稍微用力，有酸胀感即可。

曲泉穴

【取穴位置】曲泉穴在屈膝时，膝内侧横纹端上方凹陷中。

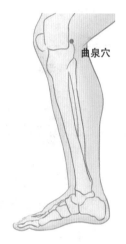

【操作手法】采取正坐跷足的姿势，手握拳，用拇指方向敲打该穴位处，敲打 10 下左右。交换另一只手，以相同方法按摩另一侧穴位，每天 2 次为宜。

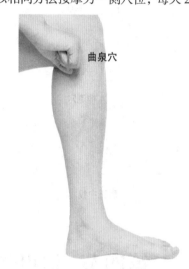

【按摩功效】滋补肾阴，调节肝部阴阳，缓解肝阳上亢的情况。

第五节　平肝潜阳（安眠穴、肝俞穴）

肝阳具有主动生发的性质，肝脏保健，提升阳气的同时，常常导致阳气过补的状况，肝脏功能的正常运行，依赖于肝中阴阳的协调，阳气过盛，阴气不足，致使阴阳失衡，肝功能的正常发挥受阻，肝火上炎，容易伤及各脏腑器官。所以，平时保养肝脏，要十分注意协调肝中阴阳，使肝脏平和。

安眠穴

【取穴位置】安眠穴在翳风穴与风池穴连线的中点。

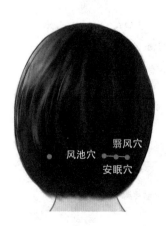

【操作手法】采取正坐的姿势，双手三指（除拇指和小指）并拢放于穴位处，先轻轻按压 10 下左右，再稍用力，旋转按揉 10～15 下，两种手法交替按摩 2～3 次。

【按摩功效】疏通气血，抑制肝火上亢，调节神经，有效防治头晕、癫狂等症。

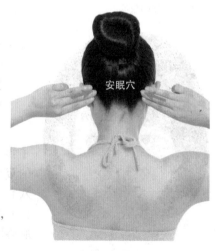

肝俞穴

【取穴位置】肝俞穴位于背部，第九胸椎棘突下，后正中线旁开 1.5 寸。

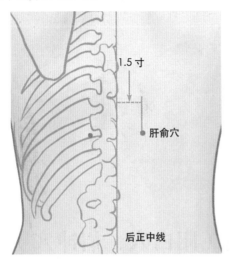

【操作手法】采取俯卧的姿势，将双手手掌贴于该穴位，旋转按揉约 10 分钟，力度适中，以有酸胀感为宜。

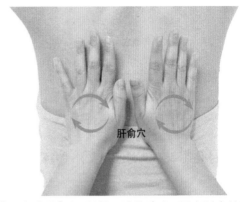

【按摩功效】疏肝利胆，清热降火，预防肝病的发生。

第六节　清头明目，镇静安神（天牖穴、养老穴）

　　春天气息微热、干燥，气血生发充盈，阳气上升，脑部神经血气胀满，常常导致精神不足，使人产生疲倦困乏之感；随着工作生活压力的增大，心情焦躁多变，从而影响生活。春天万物生长，应当多做户外运动，舒缓筋骨，调节情志，才能使人体血液循环畅通，精神饱满。

天牖穴

【取穴位置】天牖穴在颈侧部，乳突的后方直下，平下颌角，胸锁乳突肌的后缘。

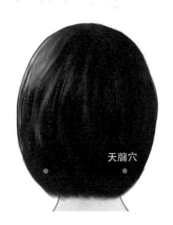

【按摩功效】通经活络，调节脑神经，使头目清明。

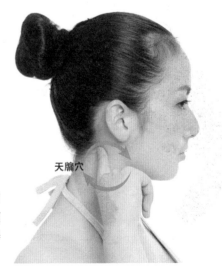

【操作手法】采取正坐或站立的姿势，将手示指放于该穴位，用手指指腹点揉，持续约 3 分钟，用力适中。

养老穴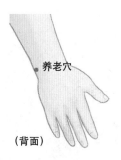

【取穴位置】养老穴位于前臂背面尺侧，尺骨小头近端桡侧凹陷中。

【操作手法】采取正坐屈肘的姿势，一手拇指和示指夹住手腕，示指放于穴位处，两指相对用力，捏按 2 ~ 3 分钟。

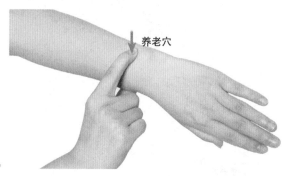

（背面）

【按摩功效】化气降热，促进心神安静，缓解眼部疾患。

第七节　疏风清热，明目亮睛（阳白穴、眉冲穴）

　　肝开窍于目，在液为泪，肝血不足、阳气偏盛，导致泪液分泌减少，眼睛则会干涩赤痛；肝经湿热，津液满溢，常常使泪液过多，湿热发炎。肝气上通于眼部，因此肝脏失调，常会影响眼部的健康。春天风气又偏盛，容易产生沙眼、迎风流泪的症状。眼睛对人体活动生活起着重要作用，出现不适时，应当及时加以治疗。

阳白穴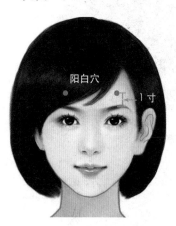

【取穴位置】阳白穴在前额部，瞳孔直上，眉上 1 寸缘。

【按摩功效】调节肝气运行，舒缓眼周气血，缓解眼睛干涩的症状。

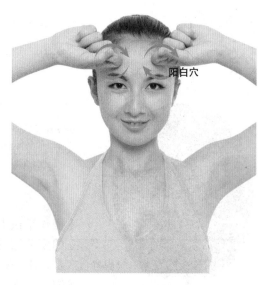

【操作手法】采取正坐的姿势，将双手示指弯曲，凸起关节按于穴位，旋转按揉约 3 分钟。按摩时闭目静气。

眉冲穴

【取穴位置】眉冲穴在头部，攒竹穴直上入发际0.5寸，神庭穴与曲差穴的连线之间。

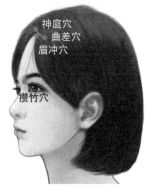

【操作手法】采取正坐的姿势，一手示指放于穴位处，旋转按揉3～5分钟，按揉速度要轻缓，力度适中。

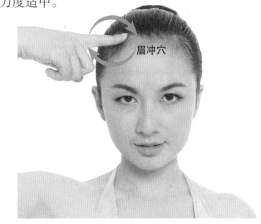

【按摩功效】疏风清热，调节泪液分泌，有效治疗迎风流泪的病症。

第八节 升阳救逆，开窍泻热（鼻准穴、尺泽穴）

肝的重要生理功能之一是主疏泄，肝气的疏泄功能，可以调节全身气血的升降出入，平衡脏腑经络之气。肝气疏泄功能正常，人体气血则会调和通利，形体、官窍的等功能活动才可有序稳定；疏泄功能失调、疏泄太过容易导致气滞郁结，肝火旺盛，使肝气亢逆，出现头痛失眠、血逆头昏的症状。

鼻准穴

【取穴位置】鼻准穴在鼻尖部，鼻前下端隆起的顶部，又称准头、鼻尖。

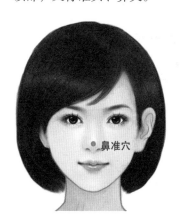

【按摩功效】调节鼻部气血，开窍泄热，有效缓解头昏。

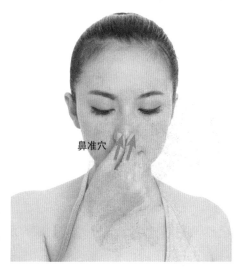

【操作手法】采取正坐或仰靠的姿势，用示指和拇指按捏该部位，按捏力度不要过大，速度均缓即可。

尺泽穴

【取穴位置】尺泽穴在肘横纹中, 肱二头肌腱桡侧凹陷处。

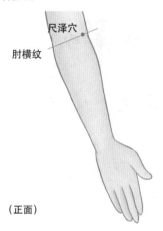

肘横纹

尺泽穴

（正面）

【操作手法】采取正坐伸直手臂的姿势, 拇指放于穴位处, 用拇指指端掐按该穴位, 掐按速度不可太快, 力度由轻到重, 至重有酸胀感为宜, 停留3秒, 力度减轻, 以此手法反复掐按3~5分钟。

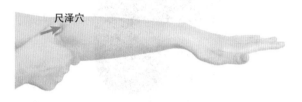

尺泽穴

【按摩功效】泻火降逆, 疏通气郁, 对于治疗头痛失眠疗效显著。

第九节 醒神开窍, 健脑安神（囟会穴、少冲穴）

　　中医理论认为, 肝在志为怒, 怒由肝精化生, 肝精藏在肝血之中, 怒志受到肝精阴气滋养而具有收敛性质。肝部精血不足, 阴气虚弱, 阳气偏亢, 则容易导致烦躁焦怒; 肝阴过盛, 则会使肝气瘀滞、郁结, 从而导致心情压抑、郁怒不解。怒气得不到舒缓, 容易使人产生失眠健忘、脑部疲劳的现象。

囟会穴

【取穴位置】囟会穴在头部, 前发际正中直上2寸。

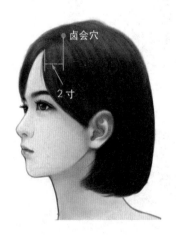

卤会穴

2寸

【操作手法】采取正坐的姿势, 将一手手掌心放于穴位处, 稍用力, 缓慢按揉约3分钟。按摩时以心情放松为佳。

【按摩功效】调节阳气上亢的情况, 滋补肝阴, 使心绪平缓, 消除烦躁焦怒。

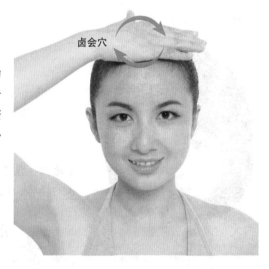

卤会穴

少冲穴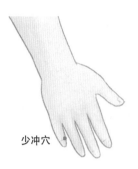

【取穴位置】少冲穴在小指末节桡侧，距指甲角0.1寸。

【操作手法】右手拇指、示指、中指呈三角状，拔捏小指指端，速度适中，不可过猛，反复操作3～5分钟即可。

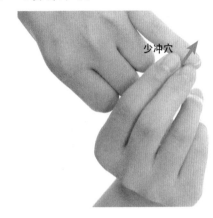

少冲穴

少冲穴

【按摩功效】疏通肝部气血，有效缓解郁怒不解的症状。

第十节　养肝先健脾（足三里穴、带脉穴）

五行学说中，肝属木，脾属土，肝与脾在生理过程中是相互为用的。肝的疏泄作用，能够调和气机，协调脾气升降，促进食物的消化吸收与转输。脾气健旺，促进气血生化，肝脏得到津液滋养，才能使肝气疏泄功能正常发挥。肝脾互相协作，才能维持人体的正常生理运行，所以养肝要注重脾胃的保健。

足三里穴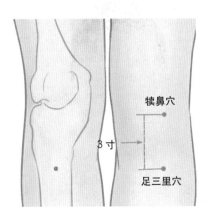

【取穴位置】足三里穴在小腿前外侧，犊鼻穴下3寸，距胫骨前缘一横指（中指）。

【操作手法】一般采取坐姿，跷足，四肢并拢放于穴位上，上下推摩足三里穴，3～5分钟，以产生酸胀感为宜。

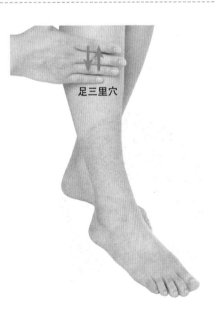

足三里穴

犊鼻穴

3寸

足三里穴

【按摩功效】燥化脾湿，运化气血，滋养肝脏。

带脉穴

【取穴位置】带脉穴在侧腹部，第十一肋骨游离端下方垂线与脐水平线的交点上，章门穴下 1.8 寸处。

【操作手法】采取站立或者仰卧的姿势，双手手掌伸平放于穴位上，按揉约 3 分钟。有的患者比较敏感，易痒，按揉时力度轻缓即可。

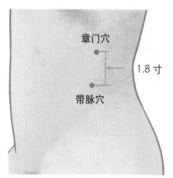

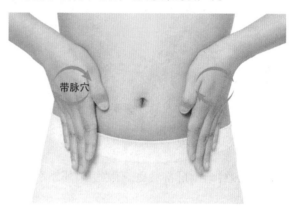

【按摩功效】通调气血，健脾利胃，促进消化。

第十一节 春季预防感冒（迎香穴、偏历穴）

春天风气偏盛，中医认为，风为百病之长，属阳邪之气，具有生发、向上向外的特性，容易侵犯人体头面，产生头痛、面部水肿的现象，引发感冒。此外，肝中阳气升发过快，使肝阳上亢，亢逆无制，造成肝风内动，风盛阳邪，虚火上扬，导致咽喉肿痛，鼻塞流涕，容易加重感冒的病症。春天是感冒的多发季节，应当适当加强体育锻炼，有利于增强身体抵抗力。

迎香穴

【取穴位置】迎香穴在人体鼻翼外缘中点旁，鼻唇沟中间。

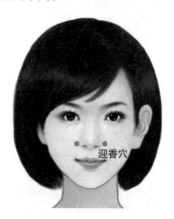

【操作手法】采取正坐的姿势，用双手示指按于迎香穴，点按 10～20 下。点按时可稍用力，手法均匀平缓，以产生酸胀感为宜。

【按摩功效】改善血液循环，增强人体抵抗力。

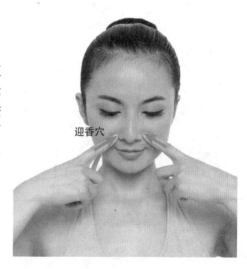

偏历穴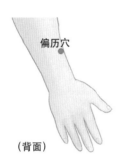

【取穴位置】 偏历穴在前臂背面桡侧，两手虎口交叉，中指尽处。

偏历穴

（背面）

【操作手法】 采取坐姿，中指放于穴位上，用力按揉该穴位，10下左右，产生酸胀感即可。交替左右手，以相同手法按摩该穴位 2 ~ 3 次。

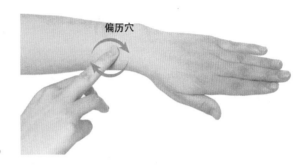

偏历穴

【按摩功效】 疏畅肺经阳气，调节肺虚，有效预感冒。

小贴士

春季养生保肝为先。在诸多养肝方法中，食物滋养也比较普遍。总体而言，春季最重要的是饮食要清淡，尽量少吃或不吃辛辣、刺激性食物，这些食物会损伤肝气，直接影响到肝。如生姜、辣椒要尽量少吃。要多吃新鲜蔬菜、水果。养成不暴饮暴食或饥饱不匀的好习惯。养肝血，则可以吃枸杞子、当归、阿胶等食物。

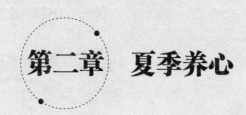

第二章　夏季养心

第一节　养心安神（百会穴、鱼腰穴）

夏季气候炎热，阳气旺盛。五行学说中，心属火，在五脏六腑中阳气最盛。中医认为，心位于胸中，居于上焦，心气宜降。心脏阴阳失调，阴气不足，导致心火旺盛，影响心中气血运行，导致心神不宁、情绪多变、易燥易悲，从而有损于心脏功能的正常运行。

百会穴

【取穴位置】百会穴在头顶正中线与两耳尖连线的交点处。

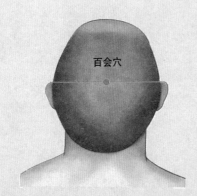

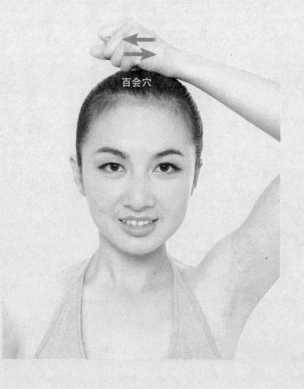

【操作手法】采取坐姿，一手握拳，掌根放于穴位上，旋转按揉 10 ~ 20 下，按揉力度要轻缓，速度均匀。

【按摩功效】促进头部血液循环，调节脑部神经，镇静安神。

鱼腰穴

【取穴位置】鱼腰穴位于额部，瞳孔直上，眉毛中。

【操作手法】采取正坐的姿势，将双手示指放于穴位上，由眼角向眼尾处方向摩搓，10～20下即可，每天1～2次。

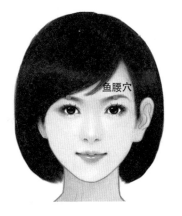

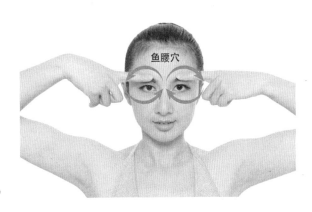

【按摩功效】舒缓气血，使头脑轻松明晰，平缓心绪。

第二节　补足心血（心俞穴、青灵穴）

　　中医认为，心脏主要生理功能之一是主血脉，化生气血，能够推动血液在脉管中的正常运行，调控心脏搏动，具有总领一身血液生成与运行的作用。心火虚衰，使心血化生受阻，血气不足，脏腑各器官难以得到濡养，导致功能发挥失衡，出现便秘、失眠、消化不良、神经衰弱等症状。心部阴阳平衡，能够有效预防多种疾患。

心俞穴

【取穴位置】心俞穴在第五胸椎棘突，旁开1.5寸。

【操作手法】采取俯卧的姿势，拇指按于穴位处，用力按揉3～5分钟，以有酸胀感为宜。也可以双手同时按摩两侧穴位。

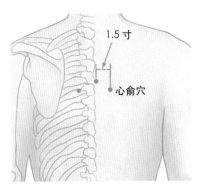

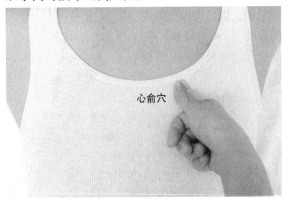

【按摩功效】宽胸理气，促进心中气血运行，有效缓解失眠等症状。

青灵穴

【取穴位置】青灵穴在臂内侧，肘横纹上3寸，肱二头肌的内侧沟中。

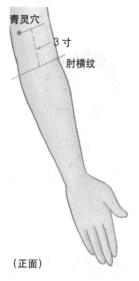

青灵穴

3寸

肘横纹

(正面)

【操作手法】采取正坐的姿势，伸臂，拇指放于穴位处，用拇指指腹按压该穴位，约3分钟，不可用力过大。

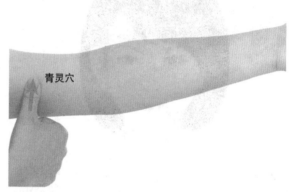

青灵穴

【按摩功效】理气宁心，预防神经衰弱。

第三节 守护心脏（内关穴、天突穴）

心的主要生理功能是主血脉，主藏神，被称为君主之官。心脏通过推动血液流动，向身体各器官组织提供充足的血流量，输送氧气和营养物质，对整个人的生命活动起主宰作用。心脏功能一旦发生紊乱，就会产生心悸、头晕、乏力、生命力减弱等现象，从而影响到各个器官的正常运行，所以心脏护养健康，生命才能持续。

内关穴

【取穴位置】内关穴在前臂掌侧，曲泽穴与大陵穴的连线上，腕横纹上2寸，掌长肌腱与桡侧腕屈肌腱之间。

曲泽穴

内关穴

2寸

大陵穴

腕横纹

【按摩功效】调节气血，维持心脏的正常跳动，有效防治心悸。

【操作手法】采取坐姿，一手四指并拢，放于穴位处，前后方向摩擦约3分钟，以产生微热感为宜。

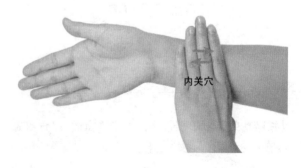

内关穴

天突穴

【取穴位置】天突穴位于颈部，前正中线上，胸骨上窝中央。

【操作手法】采取正坐的姿势，用示指和拇指提捏该穴位约3分钟，力度适中，按摩速度不可过快，以有酸胀感为宜。

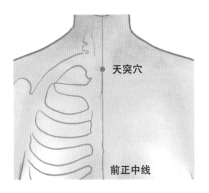

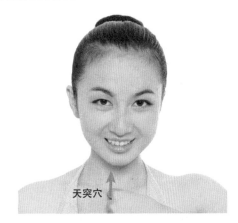

天突穴

【按摩功效】促进气血生发，补充元气，调节呼吸，维持生命活动。

第四节 谨防湿邪（阴陵泉穴、少海穴）

夏季天气炎热，雨水多，湿气较重，湿邪之气具有阻滞、黏浊的特性，容易侵犯人体，刺激神经系统，导致内分泌紊乱，气血运行受阻。五行中，夏又与脾脏相通，常引起脾胃失调，影响消化吸收，出现食欲不振、腹泻、四肢困倦、关节疼痛等症状。

阴陵泉穴

【取穴位置】阴陵泉穴位于小腿内侧，胫骨内侧髁后下方凹陷处。

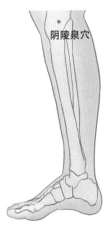

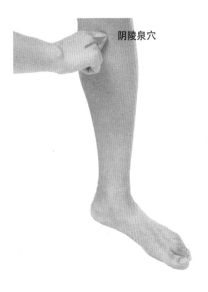

阴陵泉穴

【操作手法】采取正坐跷足的姿势，将示指关节放于穴位处，用力按压20下左右，左右穴位交替按摩2次，以产生酸胀感为宜。

【按摩功效】调理脾胃，促进消化吸收，缓解食欲不振、腹泻等病症。

少海穴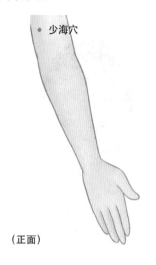

【取穴位置】屈肘时，肘横纹内侧端与肱骨内上髁连线的中点处。

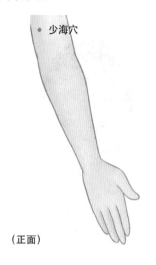

（正面）

【操作手法】采取正坐的姿势，用示指和拇指提捏该穴位约3分钟，力度适中，按摩速度不可过快，以有酸胀感为宜。

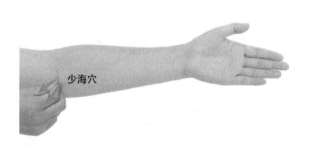

【按摩功效】理气通络，降浊升清，有效治疗夏季关节疼痛。

第五节　祛风除湿（髋骨穴、鹤顶穴）

　　随着年龄的增长，人体阳气逐渐减弱，外界风邪浊湿之气容易进犯体内，使经络气血湿滞受阻，瘀滞于关节，导致关节疼痛，四肢酸楚，尤其是老年人，容易患风湿性关节炎，活动不便。同时湿浊之气沉重向下流注，使小便混浊，容易产生尿道炎等疾患。老年人在夏季应当多注意预防风湿性疾病。

髋骨穴

【取穴位置】髋骨穴在大腿前面下部，梁丘穴两旁各1.5寸处，一侧两穴。

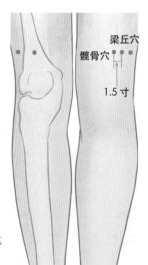

梁丘穴
髋骨穴
1.5寸

【操作手法】采取正坐屈膝的姿势，两手空握拳，放于穴位处，拇指与其他四指按捏该穴位3～5分钟，可稍用力，以有酸胀感为宜。

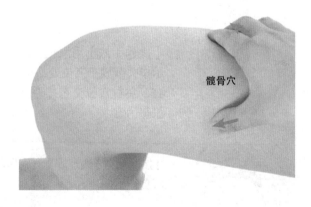

髋骨穴

【按摩功效】调节肌肉，祛除风湿，缓解腿乏无力、关节疼痛疾患。

鹤顶穴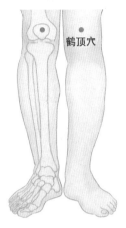

【取穴位置】鹤顶穴在膝上部，髌底的中点上方凹陷处。

【操作手法】采取正坐屈膝的姿势，拇指放于穴位上，旋转按揉约3分钟，力度适中，每天1~2次为宜。

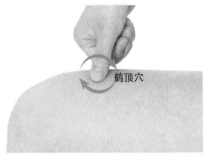

【按摩功效】促进气血循环，清浊降湿，预防关节炎等病症。

第六节 护养阳气（印堂穴、会阳穴）

中医认为，心液为汗，津液通过阳气蒸化，浮于外表，阳气旺盛，体液过多排出体外，容易损耗津液，精血之气不足，导致新陈代谢紊乱，产生心慌、心悸等症状。季节交替，气候变化，体内阴阳容易被外邪折伤。随着外界环境的变化，而调节体内生理情况，有助于体内外和谐，维持健康。

印堂穴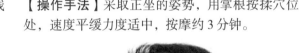

【取穴位置】印堂穴位于前额部，两眉头间连线与前正中线之交点处。

【操作手法】采取正坐的姿势，用掌根按揉穴位处，速度平缓力度适中，按摩约3分钟。

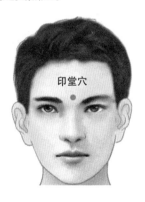

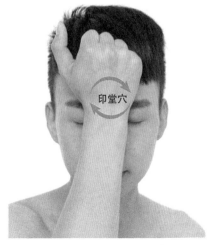

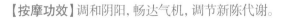

【按摩功效】调和阴阳，畅达气机，调节新陈代谢。

会阳穴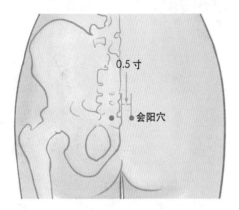

【取穴位置】会阳穴在骶部，尾骨端旁开0.5寸。

0.5寸
会阳穴

【操作手法】采取站立的姿势，用双手中指指腹点按两侧会阳穴，以出现酸胀感为宜，每次按摩约10分钟。

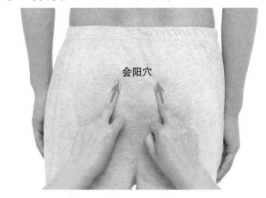

会阳穴

【按摩功效】补阳益气，缓解心慌、心悸等病患。

第七节　平衡血压（涌泉穴、太冲穴、隐白穴、内庭穴）

中医认为，夏季人体感受外界湿浊之气，导致体内气血瘀滞黏浊，内外气机不通，血管脉络收缩堵塞，血壁压力增大，人体血压就会升高。高血压容易引发心肌梗死、心力衰竭、慢性肾病以及心脑血管病症，严重影响人体健康。在饮食方面应当注意食用低脂肪、低胆固醇、高钙、高维生素的食物。

涌泉穴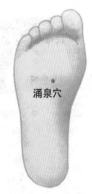

【取穴位置】涌泉穴位于足底前部凹陷处，第二、第三趾趾缝纹头端与足跟连线的前1/3处。

涌泉穴

【操作手法】一般采取盘腿而坐的姿势，拇指指腹按压该穴位，由轻到重，有酸胀感时停留3秒，松开，反复按压2~3分钟。

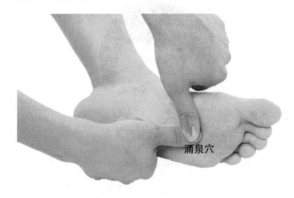

涌泉穴

【按摩功效】活血化瘀，调节气机，降低血压。

太冲穴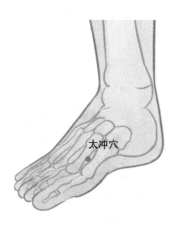

【取穴位置】太冲穴在足背侧，第一跖骨间隙的后方凹陷处。

【操作手法】一般采取坐姿，用拇指与其他四指掐捏该穴位，10 ~ 20 下，有微痛感为宜。

太冲穴

太冲穴

【按摩功效】清浊降湿，促进气血运行，预防血压升高。

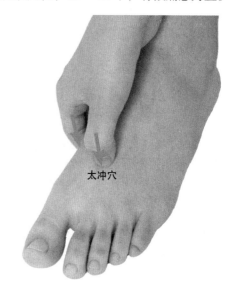

隐白穴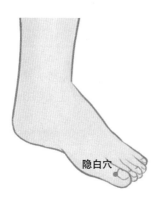

【取穴位置】隐白穴在足大趾内侧，趾甲角旁开0.1 寸。

【操作手法】采用正坐垂足的姿势，用拇指和示指揉捏该穴位处，20 下左右，揉捏力度适中，速度均缓。

隐白穴

隐白穴

【按摩功效】调血统血，改善肾功能。

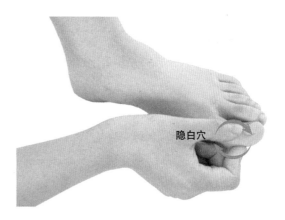

内庭穴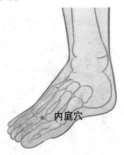

【取穴位置】内庭穴在足背，第二、第三跖骨结合部前方凹陷处。

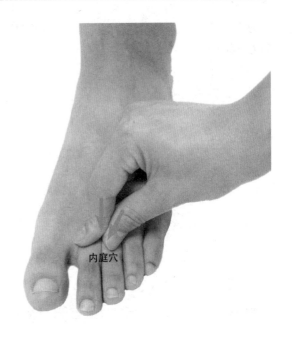

【操作手法】采用正坐跷足或平放姿势，用示指与拇指捏揉该穴位，约3分钟，力度适中，每天按摩1~2次为宜。

【按摩功效】调节气血，疏通经脉，缓解心脑血管病症。

第八节 消食导滞，调理肠胃（长谷穴、下廉穴）

夏天气温高热，人们常常暴食冷饮，内外冷热交替，刺激脾胃，导致脾胃运化吸收功能紊乱，产生食欲不振、腹泻的病症，营养摄入不足，气血生发缓慢，脏腑器官无法得到及时濡养，体内气血运行受阻，从而影响身体健康。儿童与老年人肠胃功能虚弱，尤其应当注意不要过多食用生冷食物。

长谷穴

【取穴位置】长谷穴在脐中旁开2.5寸处。

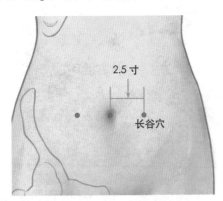

【按摩功效】调理肠胃，缓解消化不良。

【操作手法】采取站立的姿势，手掌弓起，中部微空，放于穴位处，旋转按揉约3分钟。速度平缓有序。

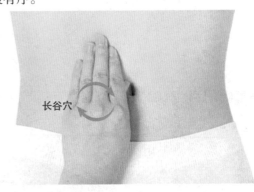

下廉穴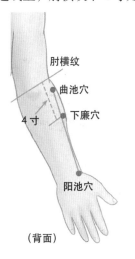

【取穴位置】下廉穴在前臂背面桡侧,阳溪穴与曲池穴的连线上,肘横纹下4寸处。

肘横纹
曲池穴
4寸
下廉穴
阳池穴
(背面)

【操作手法】采取正坐伸臂的姿势,一手掌伸平放于穴位处,前后摩搓3分钟,产生微热感为宜,左右手臂穴位交替按摩2次。

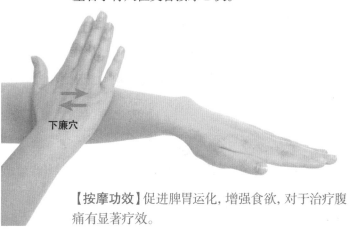
下廉穴

【按摩功效】促进脾胃运化,增强食欲,对于治疗腹痛有显著疗效。

第九节　夏季预防腹泻（关门穴、天枢穴）

腹泻是大肠疾病的常见症状,由于夏季高温多雨,细菌喜湿热,卫生不注意,细菌随着食物进入口中,流于肠胃,常常引发肠胃炎症,肠胃吸收消化功能紊乱,从而产生腹胀、腹泻、腹痛等症状。夏季尤其注意饮食卫生,同时也要养成良好的饮食规律,以免刺激肠胃,引发病症。

关门穴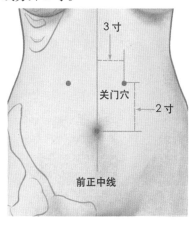

【取穴位置】关门穴在人体的上腹部,脐上3寸,前正中线旁开2寸。

3寸
关门穴
2寸
前正中线

【操作手法】采取仰卧的姿势,示指和中指按于穴位处,旋转按揉3分钟,力度轻缓,每天按摩1～2次为宜。

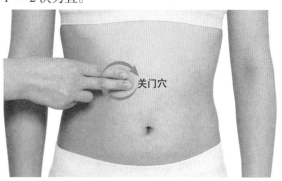
关门穴

【按摩功效】固化脾土,健脾利胃,有效缓解腹泻症状。

天枢穴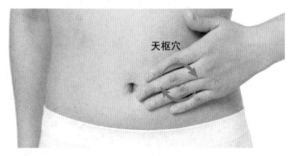

【取穴位置】天枢穴在腹中部，平脐中，肚脐旁2寸。

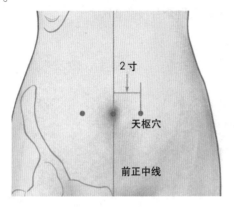

【操作手法】采取站立或仰卧的姿势，将四指并拢，放于穴位处，用指腹按揉穴位2～3分钟。也可以双手同时按摩两侧穴位。

【按摩功效】清热化湿，调和肠胃，防止腹泻、腹胀。

小贴士

夏季养心，除了穴位按摩外，有一种健康的爱好，也有益于身心健康。练习书法是非常好的养生方法。练习书法表面看起来挥毫起笔只有手在动，实际上是手指、腕、肘、肩带动全身的运动，将精、气、神全部倾注于笔端。整个过程酷似意力并用，动静结合，既增强了手、脑的协调能力，又锻炼了四肢的功能。可以说，书法不但是一种艺术享受，也是一种健身活动。除了书法之外，垂钓、养花、下棋、阅读等都是很好的养生方法，大家不妨抽出一些时间来，从中选择一种有意识地加以培养。

第三章 秋季护肺

第一节 滋阴养肺（列缺穴、肺俞穴）

秋季气候逐渐转凉，具有收敛、沉降的特性。五行学说中，肺属金，为阳中之阴，与秋天气息相通，在此时，肺的抑制、收敛功能强盛，有宁神安志、制约心火的作用。秋季干燥，肺喜润恶燥，所以养护肺脏、滋补阴气尤为重要。在秋季经常进行养肺的按摩锻炼，能够有效预防肺病的发生。

列缺穴

【取穴位置】列缺穴在前臂，桡骨茎突上方，腕横纹上 1.5 寸处。

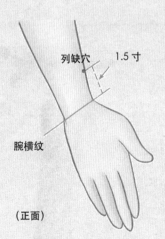

（正面）

【操作手法】采取坐姿，用一手示指与中指搓列缺穴，持续搓 3 ~ 5 分钟，以产生酸胀感为宜，交替左右手部穴位，反复按摩 3 ~ 4 次。

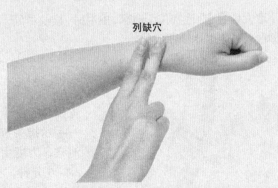

【按摩功效】通经活络，滋补肺阴，能够预防肺燥咳喘等症状。

肺俞穴

【取穴位置】肺俞穴位于背部，第三胸椎棘突下，旁开 1.5 寸。

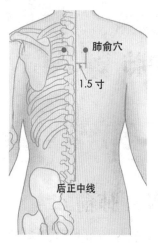

肺俞穴

1.5 寸

后正中线

【操作手法】采取俯卧的姿势，将双手拇指放于该穴位，旋转按揉约 10 分钟，可稍用力，以有酸胀感为宜。

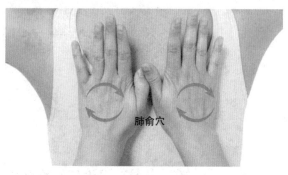

肺俞穴

【按摩功效】散发肺脏湿热之气，清降浊气，有效缓解肺部不适。

第二节　防燥润燥（曲池穴、侠白穴）

肺脏主宣发肃降，顺应秋季沉降的特性，将体内浊气通过肺气宣发功能，沿口鼻等疏散到体外。秋季干燥，肺为清虚之脏，容易使肺部虚火上炎，导致肺部干燥不畅，肺气运行受阻，清浊气息无法得到有效输换，人的呼吸就会受到影响，产生咳喘、气逆、咽喉病痛、皮肤干裂等症状。

曲池穴

【取穴位置】曲池穴位于肘部，曲肘时，横纹尽处，即肱骨外上髁内缘凹陷处。

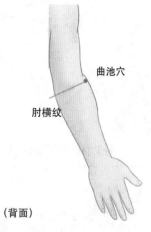

曲池穴

肘横纹

（背面）

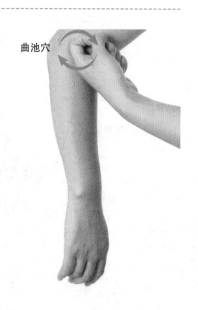

曲池穴

【操作手法】采取坐姿，用一手示指关节按揉另一侧曲池穴，力度由轻到重，按压 3 ~ 5 分钟，至产生酸胀感为宜。

【按摩功效】散风清热，止痛消肿，缓解咽喉肿痛等病症。

侠白穴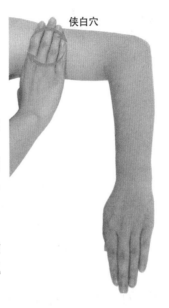

【取穴位置】侠白穴在臂内侧面，肱二头肌桡侧缘，或肘横纹上5寸处。

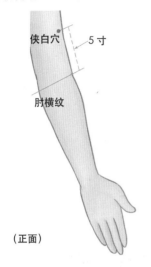

侠白穴

5寸

肘横纹

（正面）

【操作手法】采取坐姿，将一手四指并拢，放于穴位处，旋转按揉5分钟。交换另一侧穴位，以相同手法，每天按摩2～3次。

【按摩功效】宣肺理气，滋润肺阴，对于治疗干咳、气喘有显著疗效。

第三节 通宣理肺（定喘穴、天府穴）

中医认为，肺位于胸腔，在五脏六腑中的位置最高，主司人体的呼吸，具有宣发肃降的功能。能够将脾转输的水谷精微，运送到身体各处。肺气宣发功能紊乱，导致气血津液运行不畅，脏腑营养供应不足，人体新陈代谢受到阻碍，浑浊之气无法上行排出体外，身体内部系统失调，就会产生病症。

定喘穴

【取穴位置】定喘穴在背部，第七颈椎棘突下，大椎旁开0.5寸。

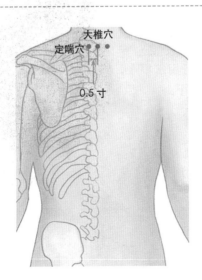

大椎穴

定喘穴

0.5寸

【操作手法】采取俯卧的姿势，将中间三指按于穴位上，旋转按揉7～10分钟，开始时力度可稍大，产生酸胀感为宜，然后轻揉，舒缓即可。

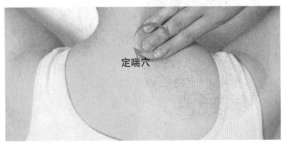

定喘穴

【按摩功效】通宣理肺，调节肺气循环，促进人体的新陈代谢。

天府穴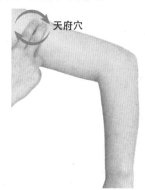

【取穴位置】天府穴在臂内侧面，肱二头肌桡侧缘，腋前纹头下3寸处。

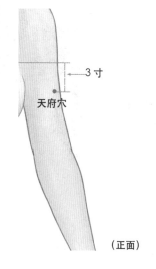

3寸

天府穴

（正面）

【操作手法】采取坐姿，示指与中指并拢放于穴位处，顺时针按揉约3分钟，再逆时针按揉相同时间，按揉时力度可稍大。

天府穴

【按摩功效】调理肺气，强化肺的宣发肃降的功能。

第四节　滋补肺阴，舒筋活络（百劳穴、附分穴）

中医认为，人体的行动主要依靠筋络的运行，筋络是运化气血的脉络，筋络畅通，气血才能到达身体各部，而肺气肃降宣发又是推动气血运行的动力，肺气不畅，也会阻碍营养的送达。肺是维持人体生理活动的重要脏腑之一，肺阴充盈，筋络畅通，脏腑正常有序的运行，才能促进身体的健康发展。

百劳穴

【取穴位置】百劳穴在项部，大椎穴直上2寸，后正中线旁开1寸。

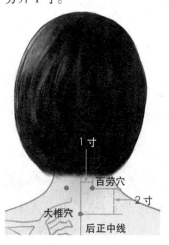

1寸

百劳穴

大椎穴

2寸

后正中线

【操作手法】采取正坐的姿势，双手拇指按于穴位上，力度由轻到重按压，3～5分钟，以产生酸胀感为宜，按压后，可用掌根轻轻按揉10～20下。

【按摩功效】滋补肺阴，促进肩颈血液循环，对于改善肩颈疼痛也有很好疗效。

百劳穴

附分穴

【取穴位置】附分穴在背部，第二胸椎棘突下，后正中线旁开3寸。

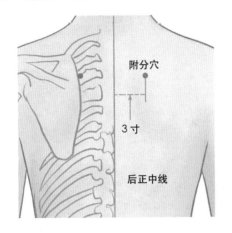

【操作手法】采取俯卧的姿势，一手手掌放于穴位上，用掌根部位，由内向外推摩，可稍用力，有酸胀感即可，推摩7~10分钟。也可以双手同时按摩两侧穴位。

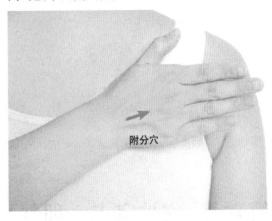

【按摩功效】舒筋活络，宽胸理肺，缓解肺炎症状。

第五节　防治肺阴虚（孔最穴、太渊穴）

中医认为，肺阴虚是由于肺部阴阳失衡，肺阴不足，内生虚热，虚火上炎，肺气肃降功能失调导致的。肺阴亏损，高热之气消耗津液，肺部津液不足，容易引起干咳、痰少黏滞、口燥咽干、音哑、盗汗等症状。治疗肺阴虚主要以养阴润肺为主，可经常食用雪梨、百合、杏仁等滋阴润肺的食物。

孔最穴

【取穴位置】孔最穴在前臂掌面桡侧，尺泽穴与太渊穴的连线上，腕横纹上7寸处。

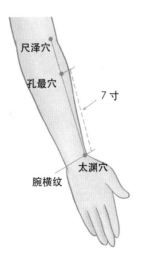

（正面）

【操作手法】采取正坐伸臂的姿势，一手四指并拢放于穴位上，前后方向推摩该穴位，幅度不可过大，以带动肌肉运动为准。

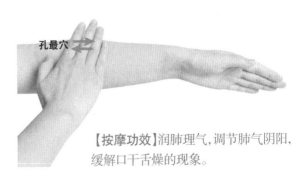

【按摩功效】润肺理气，调节肺气阴阳，缓解口干舌燥的现象。

太渊穴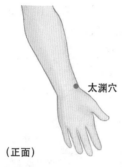

【取穴位置】太渊穴在腕掌侧横纹桡侧端，桡动脉搏动处。

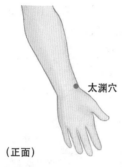

太渊穴

（正面）

【按摩功效】通调血脉，促进津液运行，调治肺阴虚症状。

【操作手法】采取正坐的姿势，三指轻拍该穴位3分钟，可稍用力，有酸胀感为佳，交替两侧穴位相互按摩1~2次。

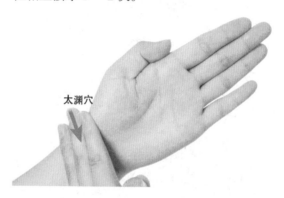

太渊穴

第六节　安神定志，理气止咳（巨阙俞穴、天溪穴）

肺在志为忧。中医认为，悲忧情绪是由肺部精气所化，肺精不足，肺气运行不畅，导致气血瘀滞，人体气息得不到宣发，阴浊滞留体内，同时头部得不到津液气血的滋养，脑部神经失衡紊乱，进而使心志受损，产生悲哀、忧郁的情绪。肺气畅通，郁结之气才能得到疏散，身心才会舒缓平和。阴郁的情绪容易使人意志消沉，不仅影响身体健康，也会给生活工作带来麻烦。

巨阙俞穴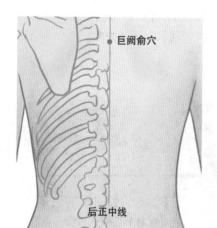

【取穴位置】巨阙俞穴在后背正中线，第四、第五胸椎棘突之间。

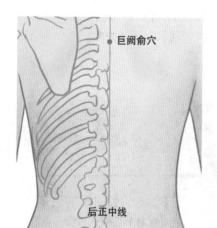

巨阙俞穴

后正中线

【操作手法】采取俯卧的姿势，手掌放在穴位处，用掌根按揉约7分钟。按揉时力度不可过大。

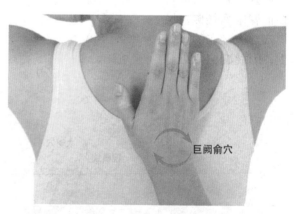

巨阙俞穴

【按摩功效】舒缓筋骨，促进肺气运行，止咳宽胸。

天溪穴

【取穴位置】天溪穴在胸外侧部，第四肋间隙，距前正中线6寸。

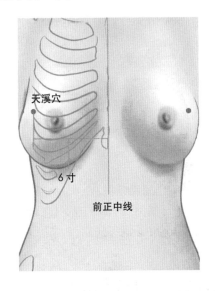

【操作手法】采取仰卧的姿势，用大拇指按揉该穴位，旋转按揉30～40下。交替另一侧穴位，以相同手法按摩，左右反复按摩2～3次。

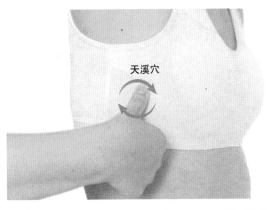

【按摩功效】疏通胸肺气血，宁神定志，缓解抑郁悲哀的情绪。

第七节　止咳平喘，化痰理气（灸哮穴、云门穴）

秋天气息寒燥滞纳，肺部容易受燥性影响，肺气下降受阻，水液无法有效输布，肺主呼吸调节气血的功能受到影响，导致逆气、咳喘、浊痰等。尤其是老年人，在秋天极易引起肺部呼吸不畅的症状。闲暇之时，进行简单穴位按摩，可有效缓解气喘、咳嗽、哮喘等病症。

灸哮穴

【取穴位置】灸哮穴在背部，后正中线上，第八胸椎棘突的高点处。

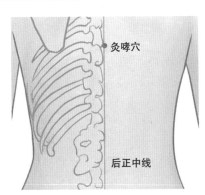

【操作手法】采取俯卧的姿势，拇指按于穴位上，由上到下，推摩灸哮穴，推摩幅度不可过大，产生酸胀感为宜。

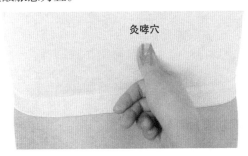

【按摩功效】促进背部血液循环，疏通肺气，止咳平喘。

云门穴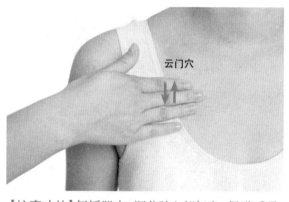

【取穴位置】云门穴在胸前壁的外上方，肩胛骨喙突上方，锁骨下窝凹陷处，距前正中线6寸。

【操作手法】采取正坐的姿势，四指放于穴位上，上下搓揉约10分钟，揉摩速度平缓。

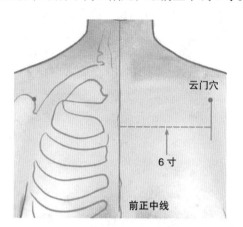

【按摩功效】舒缓肌肉，调节肺上部气息，促进呼吸，有效治疗哮喘、胸中烦满等病症。

第八节 秋季预防便秘（解溪穴、上巨虚穴）

气温逐渐降低，经常饮食生凉食物，容易导致肠胃受凉，蠕动减弱，积食不消；加之气候干燥，津液耗损，体内浊物无法得到有效的分解、消化，郁结瘀滞，产生便秘的症状。在秋季预防便秘，应当补充水分，多食银耳、蜂蜜、菠菜等润燥补水的食物，同时也要注意养成良好的饮食规律，避免暴食、过饥刺激肠胃。

解溪穴

【取穴位置】解溪穴在足背，踝关节横纹中央凹陷处，姆长伸肌腱与趾长伸肌腱之间。

【操作手法】采取正坐垂足的姿势，拇指按压该穴位，有节律地按压3分钟。再以相同手法按摩另一脚该穴位相同时间。

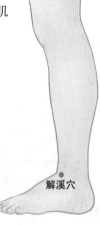

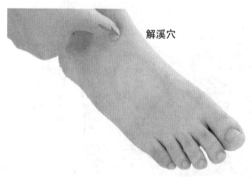

【按摩功效】舒筋活络，调节肠胃，促进肠胃蠕动，提高消化吸收的功能。

上巨虚穴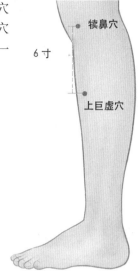

【取穴位置】上巨虚穴在小腿前外侧，犊鼻穴下6寸，距胫骨前缘一横指。

犊鼻穴

6寸

上巨虚穴

【操作手法】采取站立的姿势，一手握拳搓揉该穴位，顺时针转揉30下，交替另一侧穴位转揉30下，两侧穴位反复交替按摩2～3即可。

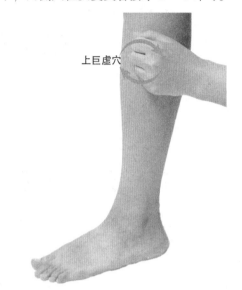

上巨虚穴

【按摩功效】调和肠胃，通经活络，有效缓解便秘。

小贴士

　　秋季饮食，滋阴润肺最为先，宜贯彻"少辛多酸"的原则。所谓少辛，是指少吃一些辛味的食物。具体来讲，一方面可食用芝麻、糯米、蜂蜜、荸荠、葡萄、萝卜、梨、柿子、莲子、百合、甘蔗、菠萝、香蕉、银耳、乳品等食物，也可食用人参、沙参、麦冬、川贝、杏仁、胖大海、冬虫夏草等益气滋阴、润肺化痰的保健中药制作的药膳；另一方面要少吃葱、姜、韭菜、辣椒等辛味之品，而要多吃酸味的水果和蔬菜。

第四章　冬季补肾

第一节　保养精气（腰俞穴、居髎穴）

　　五脏与自然四季相通，冬季气候寒冷，万物沉静、冷寂，生命活动减少，闭藏度冬。肾在五行中属水，主藏精，与冬天封藏性质吻合，所以在冬季养生首要的就是保养肾脏。肾藏精液，是人体的根本，肾脏阴阳协调，才能维持正常的生命活动，肾脏受损，精液亏虚，人体脏腑无法得到濡养，身体健康就会受到影响。

腰俞穴

【取穴位置】腰俞穴在骶部，后正中线上，臀沟分开处即是。

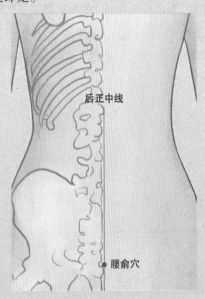

后正中线

腰俞穴

【操作手法】采取站立的姿势，将示指放于穴位处，上下搓摩腰俞穴。注意幅度不要太大，反复推搓 3 ～ 5 分钟，有微热感即可。

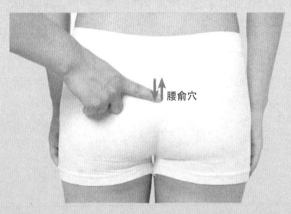

腰俞穴

【按摩功效】充实腰部阳气，滋养肾脏，保护精气。

居髎穴

【取穴位置】居髎穴在髋部，髂前上棘与股骨大转子最凸点连线的中点处。

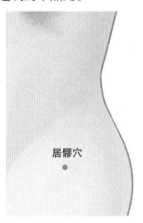

居髎穴

【操作手法】采取正坐或站立的姿势，将一手拇指放于该穴位，四指向前贴于髋部，用大拇指指腹按压约5分钟，按压时可稍用力。

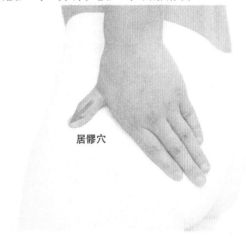

居髎穴

【按摩功效】舒筋活络，提升肾部阳气，强健肾脏。

第二节 滋养肾阴（太溪穴、曲泉穴）

肾脏的正常运行，有赖于其体内肾气的阴阳协调，冬季气候寒冷干燥，容易损耗体内精液，精液亏损，肾阴不足，肾部阳气过盛，则火气偏亢，容易心烦出汗、性欲过强，肾藏精功能失调。阴阳失衡，身体内部气血运行紊乱，脏腑功能的发挥受到影响，从而威胁人体的健康。

太溪穴

【取穴位置】太溪穴在足内侧，内踝后方，内踝尖与跟腱之间的凹陷处。

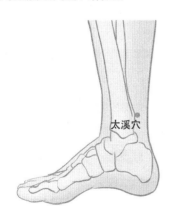

太溪穴

【操作手法】采取盘腿而坐的姿势或将小腿平放，将一手拇指与示指捏按太溪穴，3～5分钟后，交换另一侧穴位，反复交替按摩2～3次。

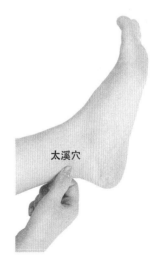

太溪穴

【按摩功效】滋补肾阴，调动、激发身体的原动力，增强身体活力。

曲泉穴

【取穴位置】曲泉穴在屈膝时，膝内侧横纹端上方凹陷中。

【操作手法】采取正坐的姿势，用拇指掐按该穴位，掐按3分钟，感到酸胀即可。左右穴位交替按摩3次为宜。

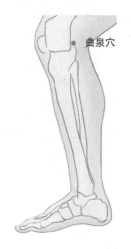

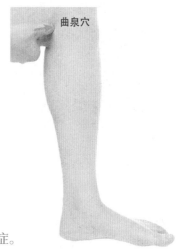

【按摩功效】清利湿热，滋阴补肾，能够有效治疗肾炎、阳痿等病症。

第三节　强腰健肾（腰眼穴、大钟穴）

中医认为，腰为肾之府，肾位于腰部。腰骨筋肉受损，就会影响肾脏，肾脏失调，气血运行不畅，就会导致腰筋酸软、腰部疼痛。腰肾的保健是相辅相成的关系。经常坐在电脑前的人，尤其要注意对腰部的保健，久坐，容易导致腰部血液循环不畅，肾中精液无法得到运化，从而出现腰肌劳损、肾虚等症状。

腰眼穴

【取穴位置】腰眼穴在第四腰椎棘突下，后正中线旁开3.5寸的凹陷中。

【操作手法】采取俯卧的姿势，双手搓热，掌心放于腰眼穴上，停留3秒，然后上下推搓，20下左右，推搓幅度不要太大。

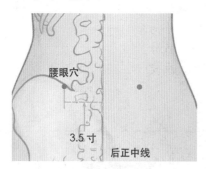

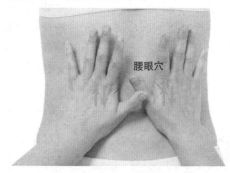

【按摩功效】通筋活络，舒缓腰部肌肉，缓解腰部疼痛。

大钟穴

【取穴位置】大钟穴在足内侧，内踝后下方，跟腱附着部的内侧前方凹陷处。

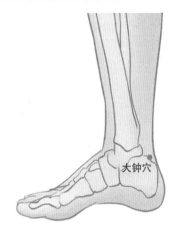

【操作手法】采取跷足的姿势，用拇指按压大钟穴，力度可稍大，以产生酸胀感为宜。按摩5分钟，交替按摩左右穴位2次。

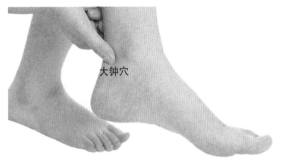

【按摩功效】补益肾气，调节肾脏维持体内水液代谢的平衡。

第四节　温里散寒，理气止痛（关仪穴、中渚穴）

人体肌肤薄弱，外部寒邪之气容易侵袭人体内部，寒邪久滞，导致气血淤积；体内津液营养无法抵达脏腑各处，阳气生发不足，导致肝肾脾胃虚损；筋肉收缩伸张受到阻碍，产生疼痛。尤其肾脏精血之气，不宜受凉纳寒，冬季应当注意腰部的保暖温热，维持肾部活力。

关仪穴

【取穴位置】关仪穴位于膝外侧中线，平腘横纹上1寸处。

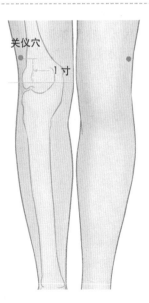

【操作手法】采取正坐伸腿的姿势，双手四指并拢，放于两侧穴位上，用力前后搓摩该穴位，以产生微热感为宜，每次按摩5～8分钟。

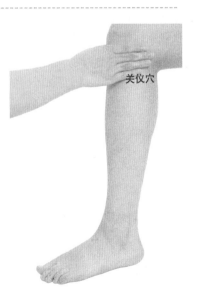

【按摩功效】温养肾气，驱散湿寒，缓解小腹胀痛等病症。

中渚穴

【取穴位置】中渚穴在手背部，掌指关节的后方，第四、第五掌骨间凹陷处。

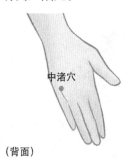

（背面）

【操作手法】采取站立的姿势，右手拇指按压该穴位，可用力，产生酸胀微疼感即可，按压3分钟，交替左右穴位，以相同手法按摩3~4次。

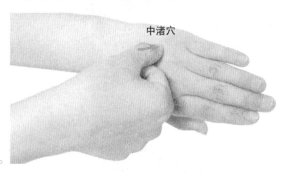

中渚穴

【按摩功效】传递气血，补精益肾，有效治疗肩臂疼痛。

第五节　调和气血，提肛消痔（二白穴、承筋穴）

　　冬季为阴中之阴，寒冷之气，使气血运行缓慢，精气生发不足，脾胃运化吸收功能受到影响，容易产生积食不下，便秘的症状；加之温度较低，人们久坐室内，血液循环不畅，干燥之气导致体内虚火旺盛，长时间不进行疏通、活动，极易引起痔疮。所以冬天还应当多多锻炼，增强气血活力，预防疾患的发生。

二白穴

【取穴位置】二白穴在前臂掌侧，腕横纹上4寸，桡侧腕屈肌腱的两侧，一侧两穴。

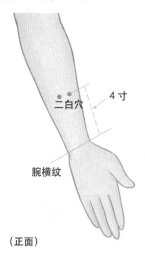

二白穴　　4寸

腕横纹

（正面）

【操作手法】采用正坐的姿势，将右手手掌放于穴位处，前后摩搓3~5分钟，产生微热感即可。然后交换左手，按摩右侧穴位，交替按摩2~3次。

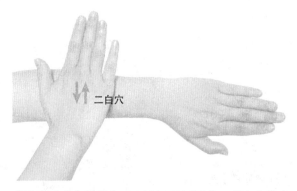

二白穴

【按摩功效】促进气血运行，通经活络，对治疗痔疮有显著疗效。

承筋穴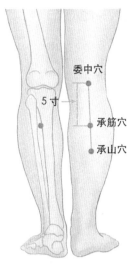

【取穴位置】承筋穴在小腿后面，委中穴与承山穴的连线上，腓肠肌肌腹中央，委中穴下 5 寸。

【操作手法】采取站立或俯卧的姿势，将拇指放于穴位上，用大拇指指腹用力按揉，持续 5 分钟，以产生酸胀感为宜，稍缓后，在用手掌上下推搓 10 下左右，推搓幅度不要太大，速度均缓即叮。也可以双手同时按摩两侧穴位。

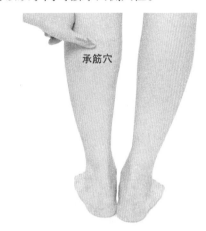

【按摩功效】舒筋活络，强化脾胃功能，缓解便秘。

第六节　祛风活血，驱虫止痒（百虫窝穴、环跳穴）

　　冬季容易干燥生风，体内津液消耗较大，水分缺失，导致气血虚旺，皮肤干裂，产生瘙痒症状。从中医角度治疗冬季皮肤瘙痒症，主要以活血化瘀、养血祛风为主。冬天洗澡过分频繁，也会导致肌肤干燥缺水，注意补充水分，多吃水果，经常食用萝卜，可有效通气活络，调节气血。

百虫窝穴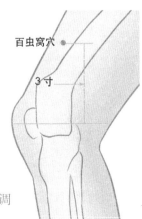

【取穴位置】百虫窝穴在大腿内侧，髌底内侧端上 3 寸。

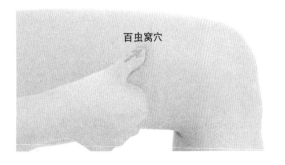

【操作手法】采取正坐屈膝的姿势，拇指按于穴位上，用力按压 30 下左右，按压速度不宜过快，有轻微疼痛感即可。也可以双手同时按摩两侧穴位。

【按摩功效】祛风活血，调节气血，有效止痒。

环跳穴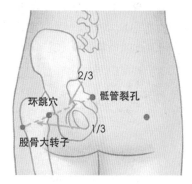

【取穴位置】环跳穴在股外侧部，侧卧屈股，股骨大转子最凸点与骶管裂孔连线的1/3处。

【操作手法】采取侧卧屈臀的姿势，手握拳，以掌根击打穴位处，稍微用力，击打约5分钟，翻转，以相同手法击打另一侧穴位。

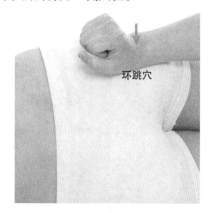

【按摩功效】促进身体经络气血的运行，有效缓解血虚。

第七节　通利关节，祛风除湿（鹤顶穴、腰阳关穴）

中医认为，肾生骨髓，骨的生长发育有赖于肾精的滋养，随着年龄的增长，人体的脏腑功能逐渐衰弱，肾气不足，精血亏损，风寒湿邪侵入体内，筋肉关节无法自由伸缩，尤其老年人容易引发关节疼痛、风湿关节炎等病症。经常进行穴位按摩，能够调节气血，补益肾脏，能够降低病症发生的频率。

鹤顶穴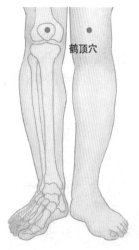

【取穴位置】鹤顶穴在膝上部，髌底的中点上方凹陷处。

【操作手法】采取正坐屈膝的姿势，手握拳，轻轻敲打该穴位3～5分钟。每天2～3次为宜。

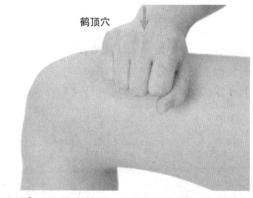

【按摩功效】调节筋肉伸缩，强化精血，缓解关节疼痛。

腰阳关穴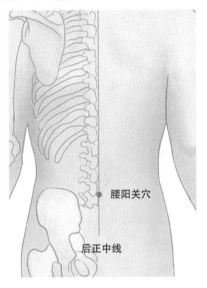

【取穴位置】腰阳关穴在腰部，后正中线上，第四腰椎棘突下的凹陷中。

【操作手法】采取俯卧的姿势，伸掌，放于穴位上，用掌根按揉该穴位，先以顺时针方向按揉 20 下，再逆时针按揉相同次数，用力不可过大，以防腰部受损。

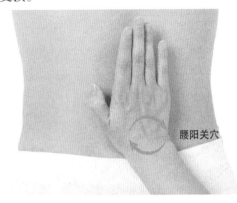

【按摩功效】除湿降浊，对于治疗类风湿病有很好疗效。

第八节　冬季预防呼吸道疾病（中府穴、巨阙穴）

冬季气温较低，暖气供应过旺，门窗经常紧闭，导致室内空气不流通，体内浊气难以有效疏通，虚火燥热，使肺脾等脏腑功能失衡，容易引发呼吸道疾病。室内温度过高，与室外差别较大，还容易引发感冒等病症。冬天尤其注意躲通风，经常保持室内空气干净，不仅能够预防呼吸疾患，还可提神醒脑。

中府穴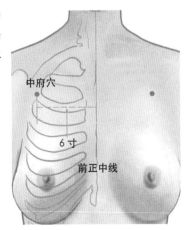

【取穴位置】中府穴在胸前正中线旁开 6 寸，平第一肋间隙处。

【操作手法】采取平躺的姿势，一手握拳，拳跟敲击该穴位 30 ~ 40 下，速度平缓，力度适中，以有酸胀感为宜。

【按摩功效】调理肺气，促进呼吸畅通，预防咳嗽等病症。

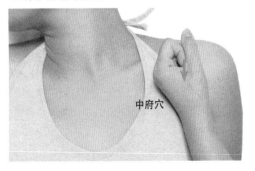

巨阙穴

【取穴位置】巨阙穴位于上腹部，前正中线上，脐上 6 寸。

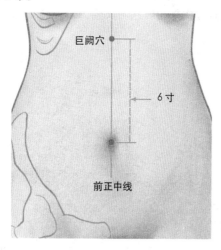

【操作手法】采取站立的姿势，示指、中指并拢按于该穴位，稍用力按压 10 次左右。

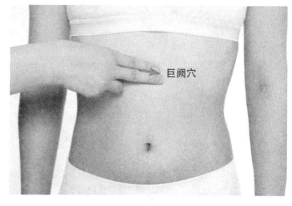

【按摩功效】调节心经气血，有效缓解咳喘、气逆等疾患。

小贴士

一到冬天，有的人就会手脚冰凉，穿得再多也暖和不起来。中医认为，怕冷是由于体内阳气虚弱所致，其实说白了就是肾虚。人体肾阴、肾阳是相互依存、相互制约的。到了冬天过度怕冷，就是肾阳不足。造成肾阳不足的原因首先是脾虚，脾气虚弱之后，消化食物的功能必定降低，体内没有足够的食物运化之血来滋养五脏六腑，致使肢体末端血流不畅、血运不足、失其温运，导致手脚冰冷。除了穴位按摩，食疗对于改善阳气虚弱的状况也能起到一定作用。如常用的大枣红糖汤（大枣 10 个、生姜 5 片、红糖适量，每晚煎茶喝）对改善手脚冰凉的疗效颇佳。冬季手脚冰凉，还可适当吃些羊肉、狗肉等，暖中补虚、开胃健脾、益肾养肝、御寒去湿，同时也要做好身体的保暖工作。

附录　人体常用穴位速查表

头面部常用穴位速查表

图示	穴位名称	取穴位置	针对病症
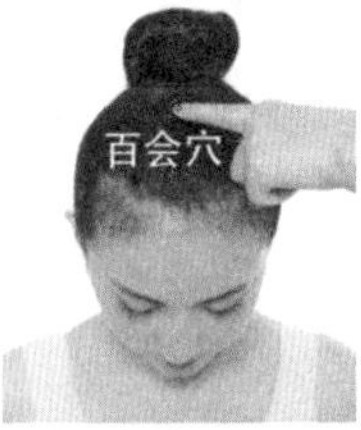	百会穴	位于人体的头部，头顶正中心，两耳尖连线的中点处	高血压、低血压、眩晕、头痛、心悸、焦躁、失眠、健忘、神经衰弱等
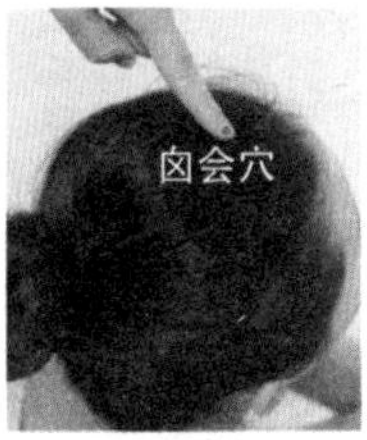	囟会穴	在头部，前发际正中直上2寸（百会前3寸）处	头痛、目眩、面赤暴肿、鼻渊、鼻出血、鼻痔、鼻痈、癫疾、嗜睡、小儿惊风等
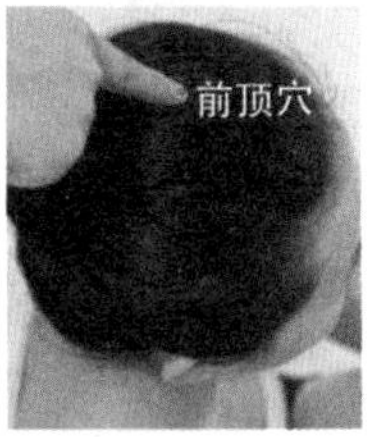	前顶穴	在前发际正中直上3.5寸（百会前1.5寸）处	癫痫、头晕、目眩、头顶痛、鼻渊、目赤肿痛、小儿惊风等
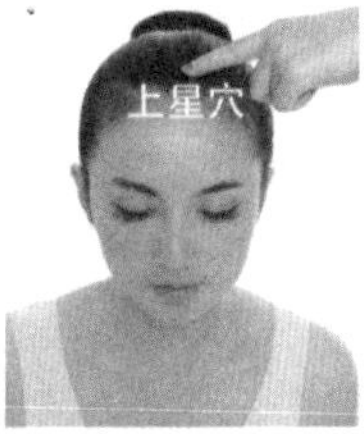	上星穴	在头部，前发际正中直上1寸处	头痛、目眩、面赤暴肿、鼻渊、鼻出血、鼻痔、鼻痈、癫疾、嗜睡、小儿惊风等

图示	穴位名称	取穴位置	针对病症
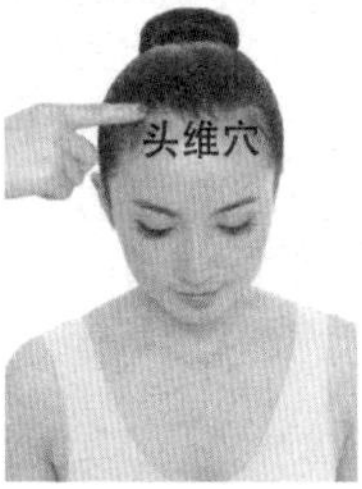	头维穴	在头侧部，额角发际上0.5寸，头正中线旁开4.5寸	头痛、目眩、口痛、流泪、脸部痉挛等
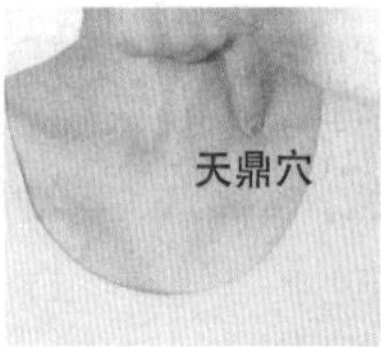	天鼎穴	在颈外侧部，胸锁乳突肌后缘，结喉旁，扶突穴与缺盆连线的中点	失音、气梗、咽喉肿痛、颈淋巴结核、瘿气等
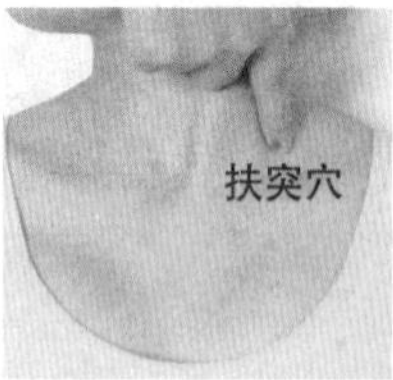	扶突穴	在颈外侧部，结喉旁，胸锁乳突肌前、后缘之间	鼻塞、鼻衄、口歪、口噤等
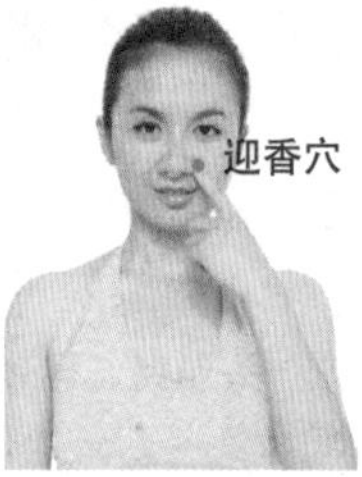	迎香穴	在鼻翼外缘中点旁，鼻唇沟中间	鼻炎、鼻塞、鼻窦炎、流鼻水、牙痛、感冒、胆道蛔虫等
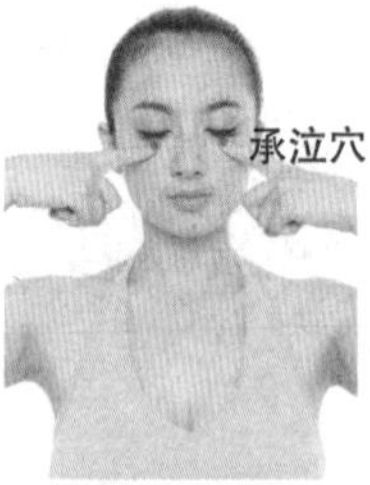	承泣穴	位于面部，瞳孔直下，眼球与眶下缘之间。	目赤肿痛、夜盲、色盲、面肌痉挛、口眼歪斜、急慢性结膜炎、白内障、斜视、视神经萎缩等

图示	穴位名称	取穴位置	针对病症
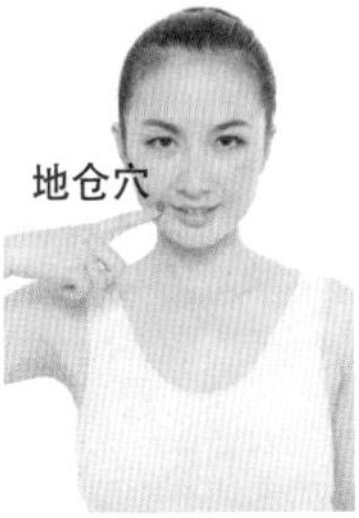	地仓穴	在面部，口角外侧，上直对瞳孔	口眼歪斜、流涎、眼睑瞤动、牙痛、颊肿、面神经麻痹、三叉神经痛等
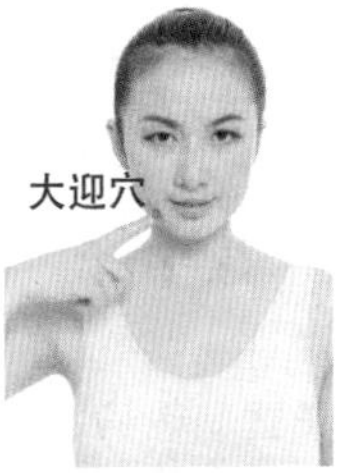	大迎穴	在下颌角前上方约一横指，按之凹陷处，当咀嚼时咬肌隆起最高点处	牙关紧闭、口角歪斜、牙痛、面肿、面痛、唇吻瞤动、颈淋巴结核等
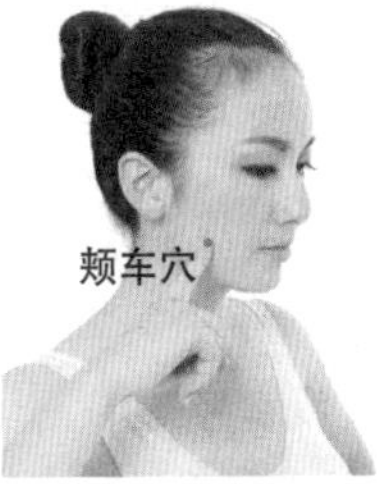	颊车穴	在面部，目外眦直下方，颧骨下缘凹陷处	牙髓炎、冠周炎、腮腺炎、下颌关节炎、咬肌痉挛、甲状腺肿、三叉神经痛等
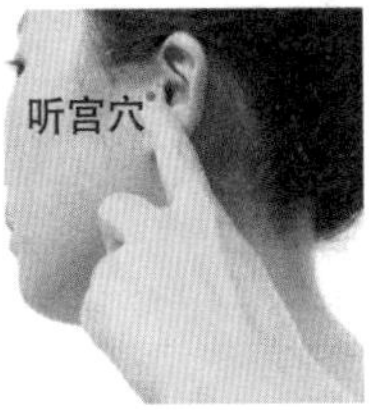	听宫穴	位于耳屏前、下颌骨髁状突的后方，张口时呈凹陷状	耳鸣、耳聋、聋哑、癫狂、齿痛、神经性耳聋、中耳炎、外耳道炎等
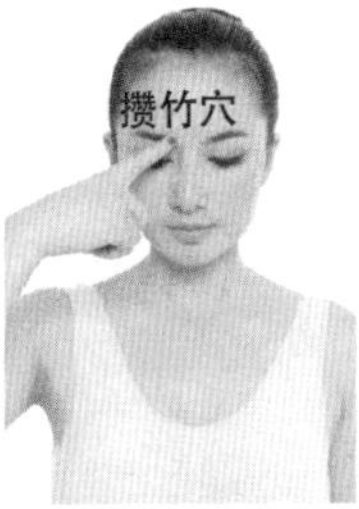	攒竹穴	在面部，眉头陷中，眶上切迹处	迎风流泪、眼睛充血、眼睛疲劳、假性近视、眉棱骨痛、眼睑下垂等

图示	穴位名称	取穴位置	针对病症
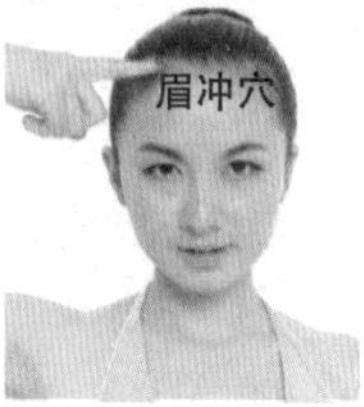	眉冲穴	在头部，攒竹穴直上入发际0.5寸，神庭穴与曲差穴连线之间	头痛、目赤、鼻塞、眩晕、癫痫等
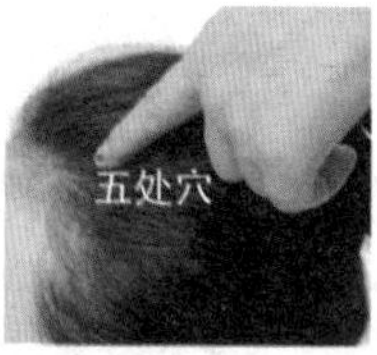	五处穴	在头部，前发际正中直上1寸，旁开1.5寸	头痛、目眩、目视不明、癫痫等
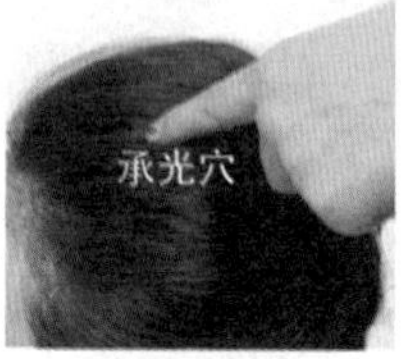	承光穴	在头部，前发际正中直上2.5寸，旁开1.5寸	头痛、目眩、鼻塞、热病、面神经麻痹、角膜白斑、鼻息肉、鼻炎、内耳眩晕症等
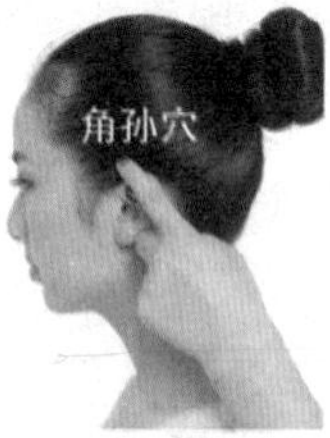	角孙穴	在头部，折耳郭向前，耳尖直上入发际处	耳部肿痛、目赤肿痛、目翳、齿痛、唇燥、项强、头痛、视神经炎等
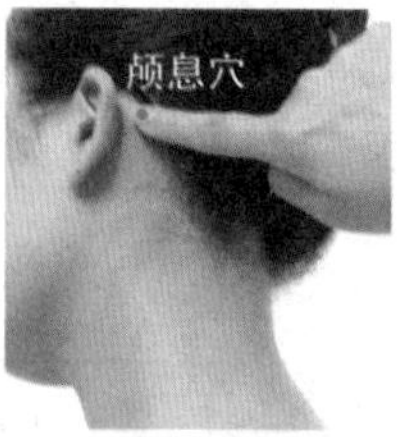	颅息穴	在头部，角孙穴至翳风穴之间，沿耳轮连线的上、中1/3的交点处	头痛、耳鸣、耳痛、小儿惊痫、呕吐涎沫、视网膜出血等
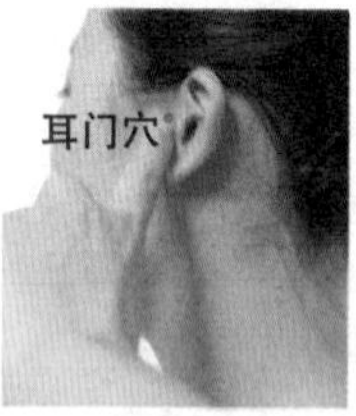	耳门穴	位于面部，耳屏上切迹的前方，下颌骨髁状突后缘，张口有凹陷处	耳聋、耳鸣、聤耳、牙痛、颈颔痛、唇吻强、聋哑、牙痛等

图示	穴位名称	取穴位置	针对病症
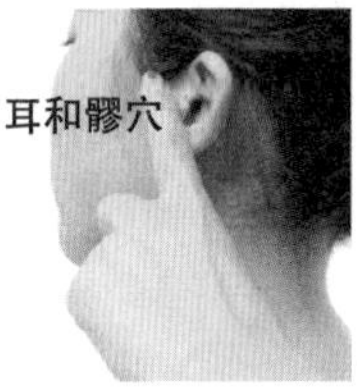 耳和髎穴	耳和髎穴	在头侧部，鬓发后缘，平耳根之前方，颞浅动脉后缘	耳鸣、牙关拘急、鼻准肿痛、流涕、瘛疭、头痛颊肿、面瘫、面肌痉挛、耳炎、鼻炎等
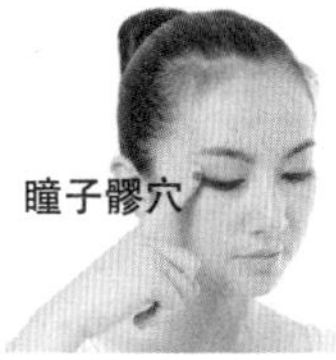 瞳子髎穴	瞳子髎穴	在面部，目外眦旁，眶外侧缘处	目痒、目赤、目痛、怕光、迎风流泪、远视不明、白内障、目翳、角膜炎等
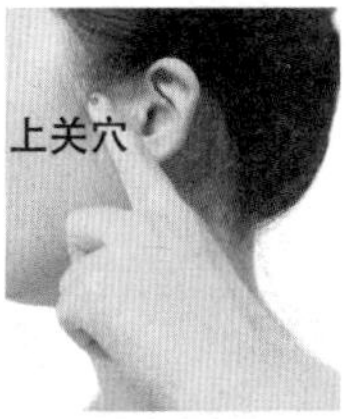 上关穴	上关穴	在耳前，下关穴直上，颧弓的上缘凹陷处	偏风、头痛、耳鸣、耳聋、聤耳、口眼歪斜、面痛、齿痛、惊痫、瘛疭等
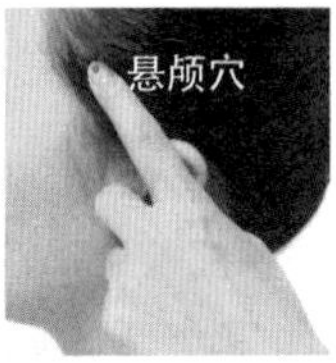 悬颅穴	悬颅穴	在头部鬓发上，头维穴与曲鬓穴弧形连线的中点处	偏头痛、热病、身重、身热、齿痛、面皮赤痛、烦闷、汗不出等
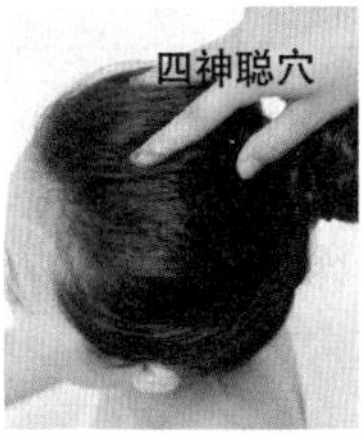 四神聪穴	四神聪穴	在头顶部，百会穴前后左右各1寸，共4穴	头痛、眩晕、失眠、健忘、癫痫、精神病、脑血管病后遗症等
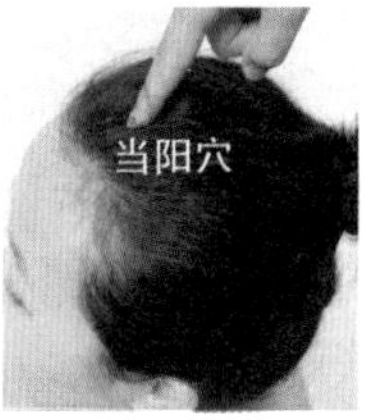 当阳穴	当阳穴	在头前部瞳孔直上，前发际上1寸	偏头痛、神经性头痛、眩晕、目赤肿痛、鼻炎等

图示	穴位名称	取穴位置	针对病症
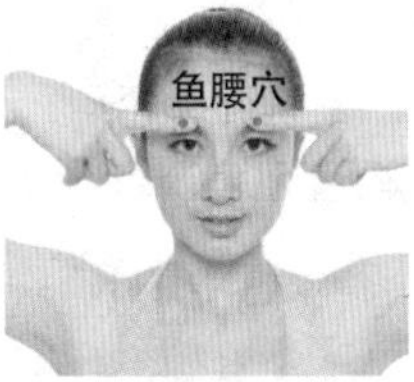 鱼腰穴	鱼腰穴	位于额部，瞳孔直上，眉毛中	头痛、头晕、鼻炎、目赤肿痛、三叉神经痛、失眠、高血压、鼻塞、流鼻水、鼻炎、目眩等
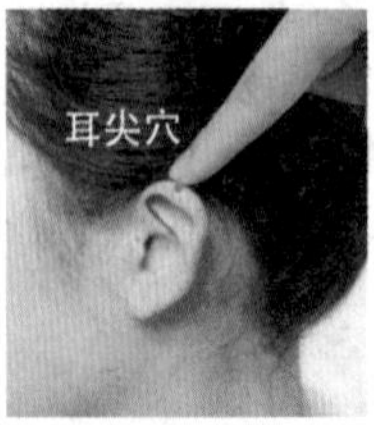 耳尖穴	耳尖穴	在耳郭的上方，折耳向前，耳郭上方的尖端处	目赤肿痛、急性结膜炎、角膜炎、偏正头痛等

颈、胸、腹部常用穴位速查表

图示	穴位名称	取穴位置	针对病症
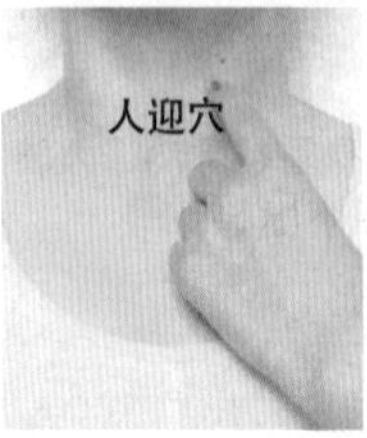 人迎穴	人迎穴	位于颈部，喉结旁，胸锁乳突肌的前缘，颈总动脉搏动处	咽喉肿痛、咯血、气喘、颈淋巴结核、瘿气、高血压、头痛、失眠等
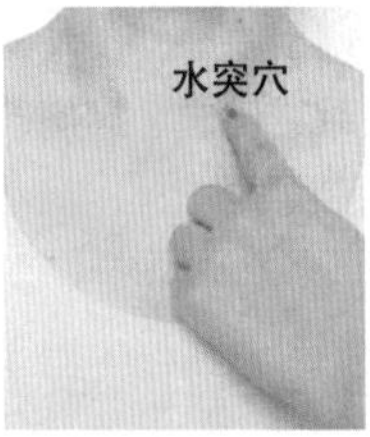 水突穴	水突穴	在颈部，胸锁乳突肌的前缘，人迎穴与气舍穴连线的中点	咽喉肿痛、咳嗽、气喘、甲状腺肿等
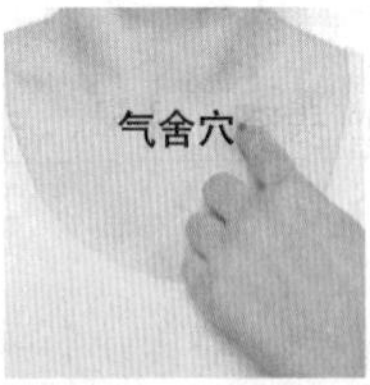 气舍穴	气舍穴	在颈部，锁骨内侧端的上缘，胸锁乳突肌的胸骨头与锁骨头之间	咽喉肿痛、颈项强急、咳嗽、气喘、瘿瘤、颈淋巴结核、打嗝不止等

图示	穴位名称	取穴位置	针对病症
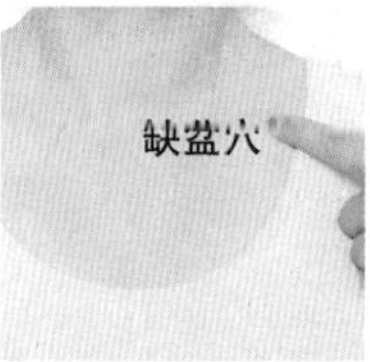 缺盆穴	缺盆穴	在锁骨上窝中央，距前正中线4寸	咳嗽、气喘、咽喉肿痛、颈淋巴结核、胸部满闷等
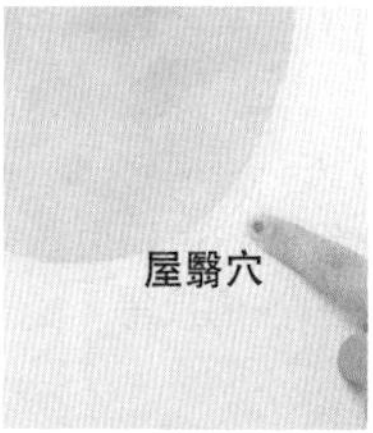 屋翳穴	屋翳穴	在胸部，第二肋间隙，距前正中线4寸	咳嗽、气喘、咳吐脓血、胸胁胀痛、急性乳腺炎等
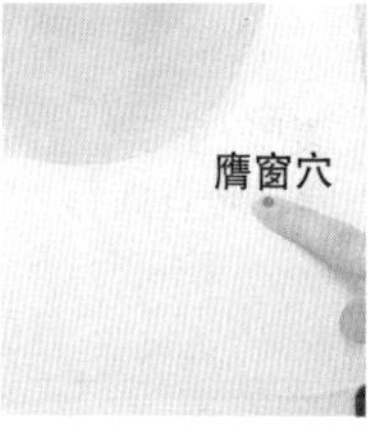 膺窗穴	膺窗穴	在胸部，第三肋间隙，距前正中线4寸	咳嗽、气喘、胸胁胀痛、急性乳腺炎、胸闷气短、睡眠不安等
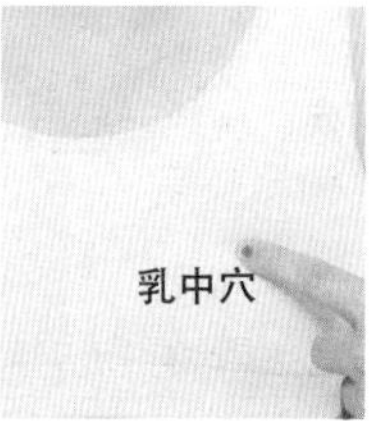 乳中穴	乳中穴	在胸部，第四肋间隙，乳头中央，距前正中线4寸	猝癫疾、小儿暴痫、中暑、乳汁分泌失调、缺乳、乳腺炎症等
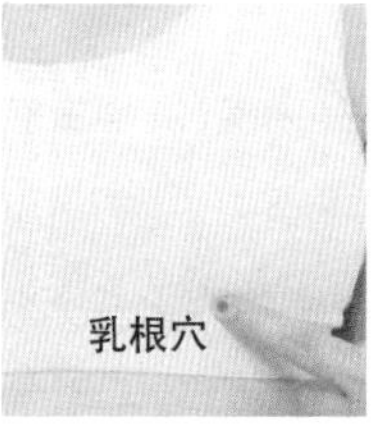 乳根穴	乳根穴	在胸部，乳头直下，乳房根部，第五肋间隙，距前正中线4寸	胸下满闷、饮食不下咽、胸痛乳痛、乳瘀、霍乱转筋、寒痛咳逆、臂肿痛等
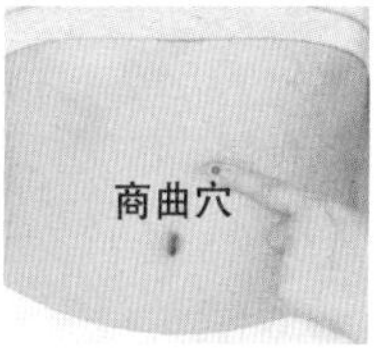 商曲穴	商曲穴	在上腹部，脐中上2寸，前正中线旁开0.5寸	腹胀、腹痛、食欲不振、泄泻、便秘、腹中积聚等

图示	穴位名称	取穴位置	针对病症
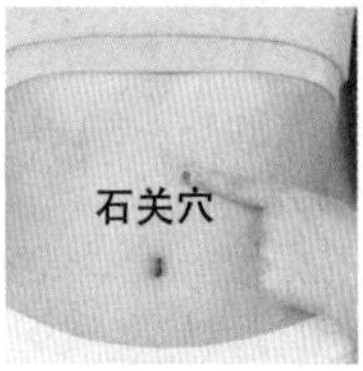 石关穴	石关穴	在上腹部，脐上3寸，前正中线旁开0.5寸	呕吐、腹痛、便秘、产后腹痛、不孕、呃逆等
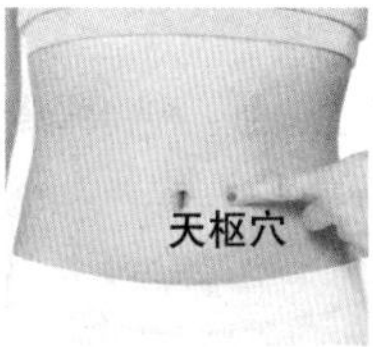 天枢穴	天枢穴	在腹中部，平脐中，肚脐旁2寸	腹痛、腹胀、肠鸣、泄泻、便秘、水肿、月经不调、痛经、肠道蛔虫症、肠梗阻、阑尾炎、细菌性痢疾等
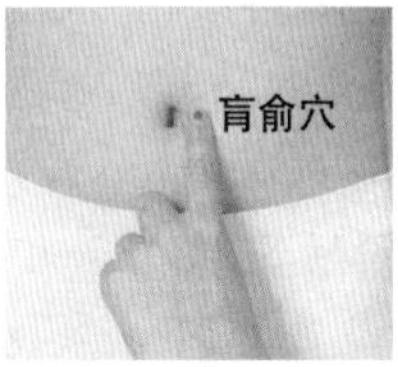 肓俞穴	肓俞穴	在腹中部，脐中旁开0.5寸	腹痛绕脐、呕吐、腹胀、痢疾、泄泻、便秘、疝气、月经不调、腰脊痛等
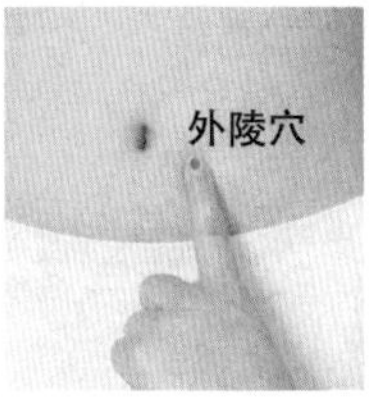 外陵穴	外陵穴	在下腹部，脐下1寸，距前正中线2寸	腹痛、泄泻、痢疾、痛经、疝气、腹胀、胃炎、肠炎、阑尾炎等
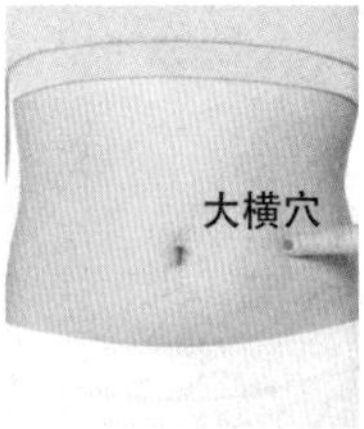 大横穴	大横穴	在腹中部，脐中旁开4寸	腹痛、泄泻、便秘、痢疾、肠蛔虫症、肠炎、肠麻痹等
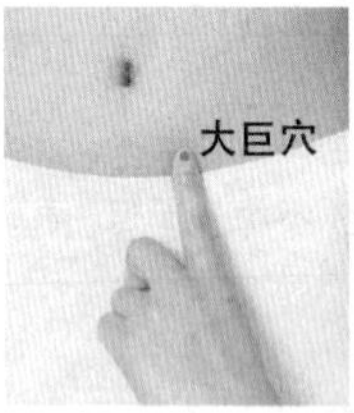 大巨穴	大巨穴	在下腹部，脐下2寸，距前正中线2寸	小腹胀满、小便不利、疝气、遗精、早泄、腹直肌痉挛、肠梗阻、膀胱炎、尿潴留等

背、腰、臀部常用穴位速查表

图示	穴位名称	取穴位置	针对病症
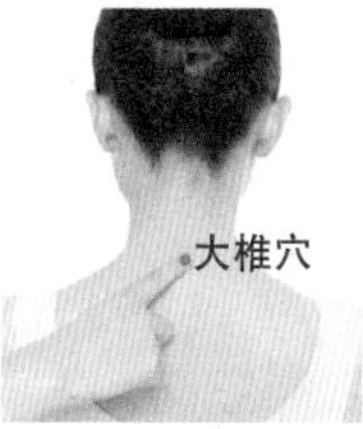 大椎穴	大椎穴	在后背正中线上，第七颈椎棘突下凹陷中	发热、中暑、感冒、癫狂、骨蒸潮热、咳喘、脊背强急、项强、肺结核、支气管炎等
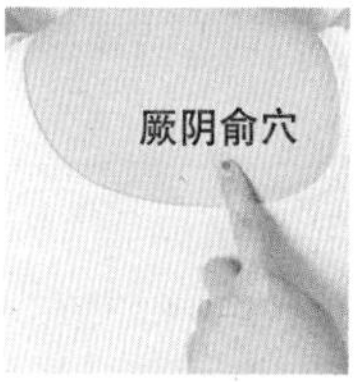 厥阴俞穴	厥阴俞穴	在背部，第四胸椎棘突下，后正中线旁开 1.5 寸处	咳嗽、胸闷、呕吐、失眠、风湿性心脏病、心动过速、心律不齐、心绞痛、肋间神经痛等
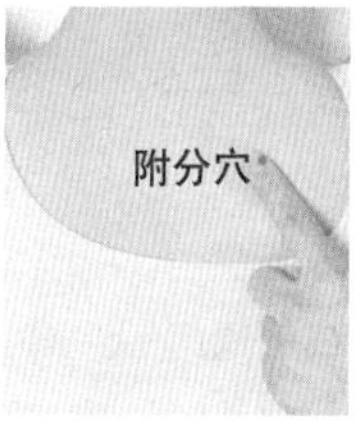 附分穴	附分穴	在背部，第二胸椎棘突下，后正中线旁开 3 寸	颈椎病、颈部肌肉痉挛、肋间神经痛、副神经麻痹、肺炎、感冒等
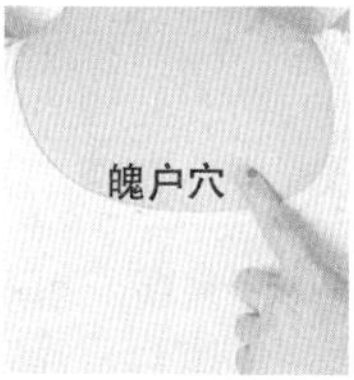 魄户穴	魄户穴	在背部，第三胸椎棘突下，后正中线旁开 3 寸	咳嗽、气喘、虚劳、颈项强痛、肩背痛、支气管炎、哮喘、肺炎等
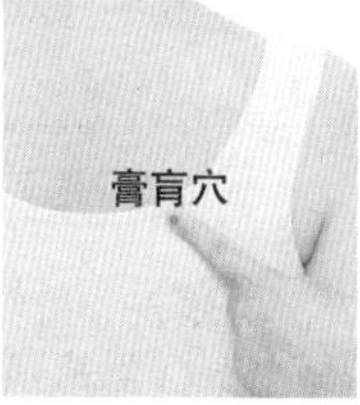 膏肓穴	膏肓穴	在背部，第四胸椎棘突下，后正中线旁开 3 寸	肺痨、咳嗽、气喘、咳血、盗汗、遗精、健忘、四肢倦怠、痈疽发背等

图示	穴位名称	取穴位置	针对病症
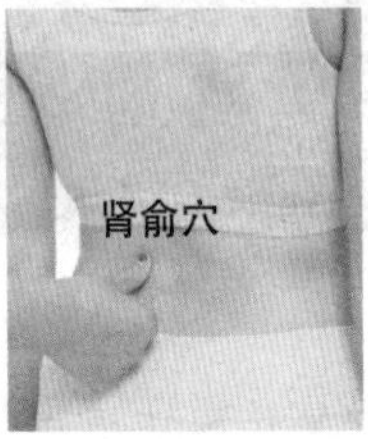 肾俞穴	肾俞穴	在脊柱区，第二腰椎棘突下，后正中线旁开1.5寸	遗精、遗尿、泄泻、目眩、耳鸣、虚喘、月经不调、痛经、水肿、腰痛、肾炎、支气管哮喘、坐骨神经痛、神经衰弱等
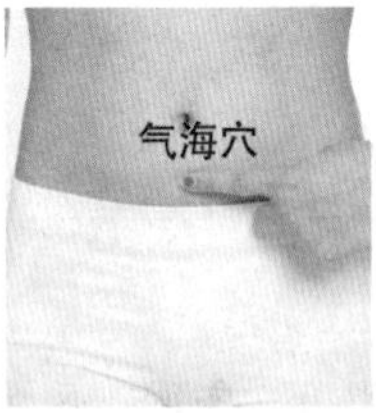 气海穴	气海穴	在腰部，第三腰椎棘突下，前正中线旁开1.5寸	腰痛、月经不调、痛经、痔漏下血、下肢瘫痪、腰肌劳损、遗精等
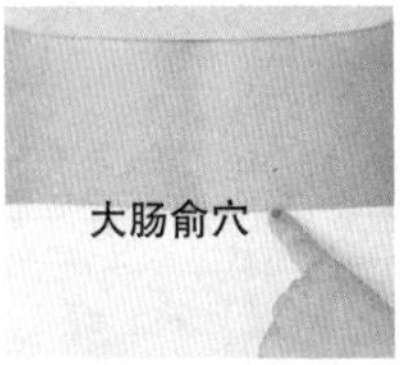 大肠俞穴	大肠俞穴	在腰部，第四腰椎棘突下，后正中线旁开1.5寸	腹痛、腹胀、肠鸣、泻痢、便秘、腰脊痛、细菌性痢疾、肠梗阻、坐骨神经痛等
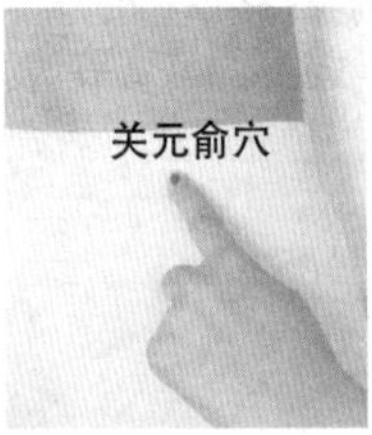 关元俞穴	关元俞穴	在腰部，第五腰椎棘突下，后正中线旁开1.5寸	腹胀、泄泻、痢疾、遗尿、消渴、膀胱炎、小便频数、腰痛等
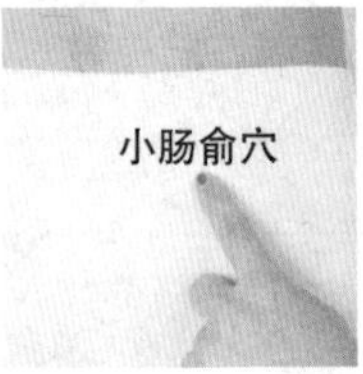 小肠俞穴	小肠俞穴	在骶部，骶正中嵴旁1.5寸，平第一骶后孔	小腹胀痛、赤白痢疾、遗精、遗尿、尿血、疝气、赤白带下、腰骶疼痛、盆腔炎等
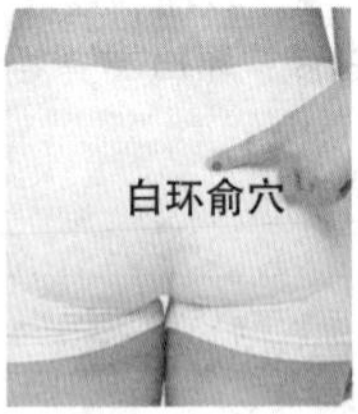 白环俞穴	白环俞穴	在骶部，骶正中嵴旁1.5寸，平第四骶后孔	坐骨神经痛、子宫内膜炎、肛门诸肌痉挛、小儿麻痹后遗症、下肢瘫痪、尿潴留等

图示	穴位名称	取穴位置	针对病症
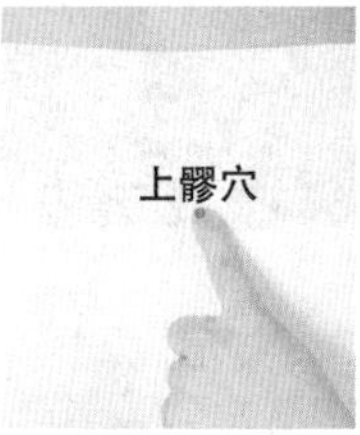 上髎穴	上髎穴	在骶部，当髂后上棘与后正中线之间，适对第一骶后孔处	腰骶疼痛、月经不调、赤白带下、大小便不利、腰扭伤、脱发、下肢痿痹等
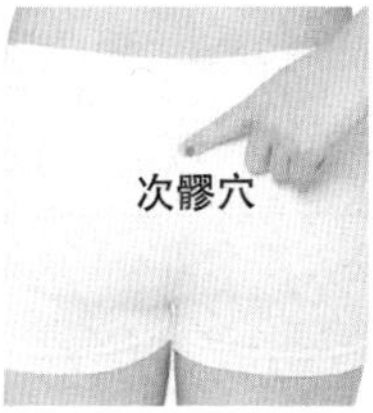 次髎穴	次髎穴	在骶部，髂后上棘内下方，适对第二骶后孔处	疝气、月经不调、痛经、带下、小便不利、遗精、腰痛、下肢痿痹等
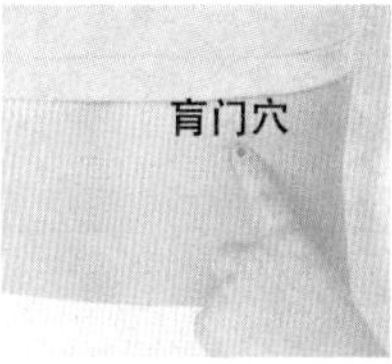 肓门穴	肓门穴	在腰部，第一腰椎棘突下，后正中线旁开3寸	咳嗽、气喘、肺痨、健忘、遗精、腹痛、痞块、便秘等
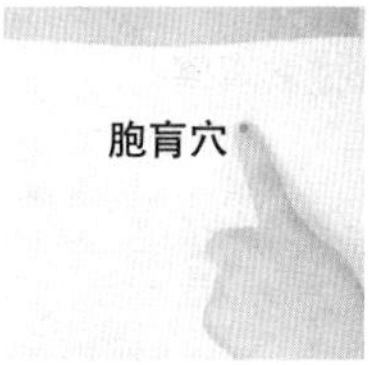 胞肓穴	胞肓穴	在臀部，平第二骶后孔，骶正中嵴旁开3寸	膀胱炎、尿道炎、尿潴留、睾丸炎、便秘、腰背部软组织疾患等
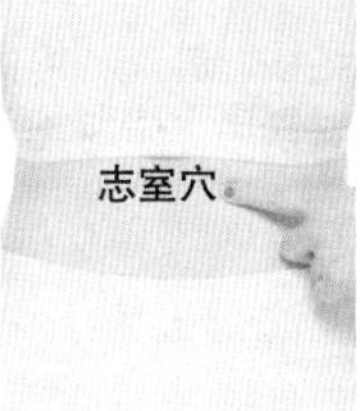 志室穴	志室穴	在腰部，第二腰椎棘突下，后正中线旁开3寸	腰脊强痛、阳痿、小便不利、阴中肿痛、头昏目眩、耳聋、月经不调、肾炎、前列腺炎等
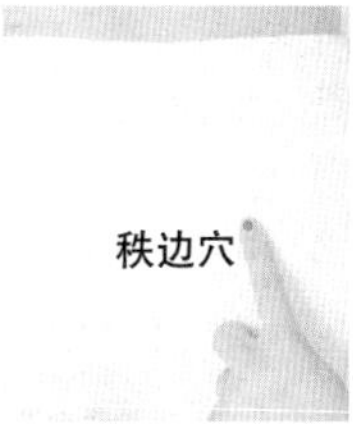 秩边穴	秩边穴	在臀部，平第四骶后孔，骶正中嵴旁开3寸	腰骶痛、痔疾、下肢痿痹、坐骨神经痛、梨状肌综合征、膀胱炎等

上肢常用穴位速查表

图示	穴位名称	取穴位置	针对病症
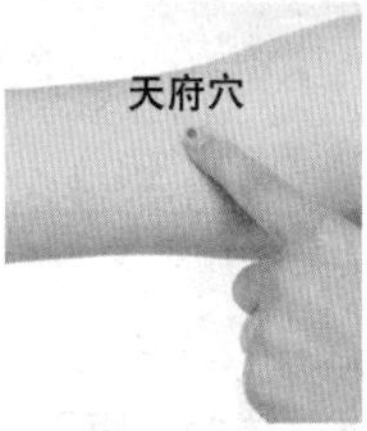 天府穴	天府穴	在臂内侧面，肱二头肌桡侧缘，或肘横纹上5寸处	支气管炎、哮喘、鼻出血、吐血、肩臂部疼痛等
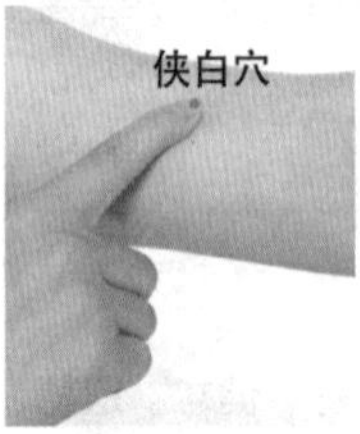 侠白穴	侠白穴	在臂内侧面，肱二头肌桡侧缘，或肘横纹上5寸处	咳嗽、气喘、心痛、胸满、上臂前外侧痛、心动过速等
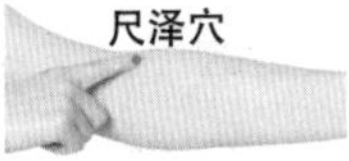 尺泽穴	尺泽穴	在肘横纹中，肱二头肌腱桡侧凹陷处	胃痛、腹痛、急性吐泻、中暑、发热、咳嗽、气喘、咳血、肘臂挛痛等
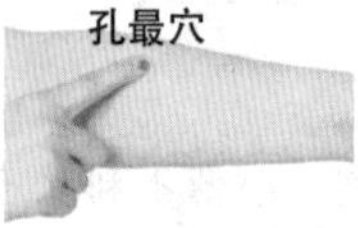 孔最穴	孔最穴	在前臂掌面桡侧，尺泽穴与太渊穴连线上，腕横纹上7寸	支气管哮喘、肺结核、肺炎、扁桃体炎、肋间神经痛、肘臂痛、咯血等
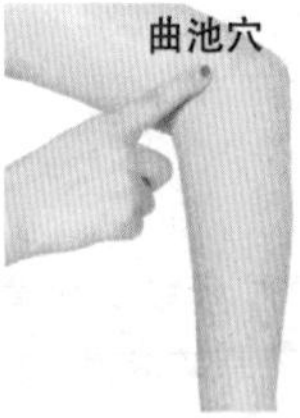 曲池穴	曲池穴	在肘横纹外侧端，屈肘，尺泽穴与肱骨外上髁连线中点	目赤、牙痛、臂肘疼痛、上肢不遂、腹痛、湿疹、荨麻疹、高血压、神经衰弱等

图示	穴位名称	取穴位置	针对病症
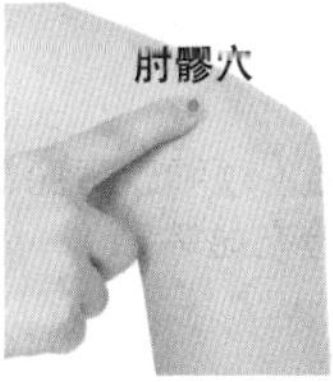 肘髎穴	肘髎穴	在臂外侧，屈肘，曲池穴上方1寸，当肱骨边缘处	肘臂疼痛、手臂拘挛麻木、颈淋巴结核、网球肘等
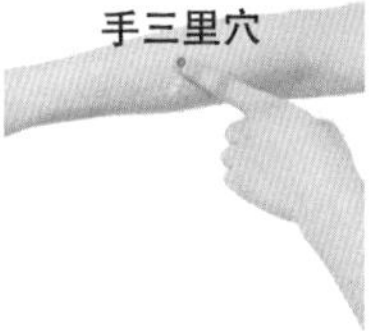 手三里穴	手三里穴	在前臂背面桡侧，阳溪穴与曲池穴的连线上，肘横纹下2寸	肘臂酸痛、上肢不遂、牙痛、颊肿、腹痛、吐泻、腰背痛、消化性溃疡等
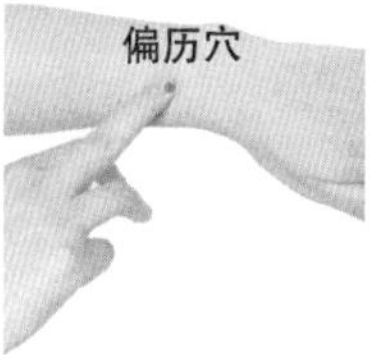 偏历穴	偏历穴	在前臂背面桡侧，两手虎口交叉，中指尽处	鼻出血、耳聋、耳鸣、目赤、牙痛、咽喉肿痛、口眼歪斜、水肿、腕臂痛等
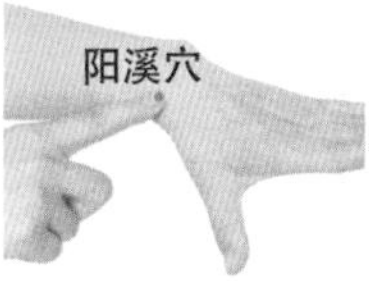 阳溪穴	阳溪穴	在腕背横纹桡侧，手拇指向上翘时，拇短伸肌腱与拇长伸肌腱之间的凹陷中	鼻炎、耳聋、耳鸣、结膜炎、角膜炎、面神经麻痹、扁桃体炎、手腕痛、腱鞘炎等
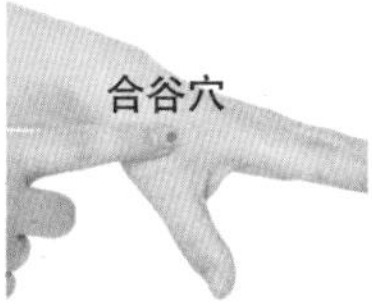 合谷穴	合谷穴	在手背，第二掌骨桡侧的中点处	目赤肿痛、胃痛、耳聋、面肿、黄疸、痛经、消化不良、痢疾、便秘、流行性感冒、急性扁桃体炎、流行性腮腺炎等
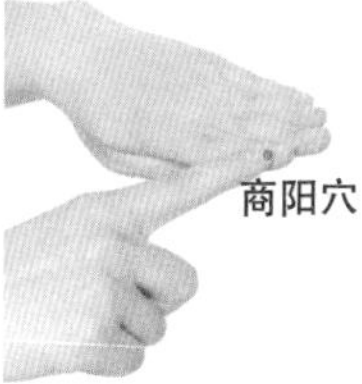 商阳穴	商阳穴	在手示指末节桡侧，距指甲角0.1寸	咽炎、急性扁桃体炎、腮腺炎、口腔炎、手指麻木、咽喉肿痛、昏迷等

图示	穴位名称	取穴位置	针对病症
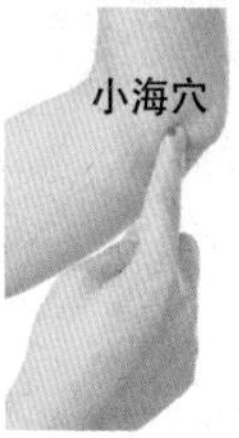 小海穴	小海穴	在肘内侧，尺骨鹰嘴与肱骨内上髁之间凹陷处	头痛、耳鸣、项强、颊肿、癫痫、肘臂痛、齿龈炎、眼睑充血等
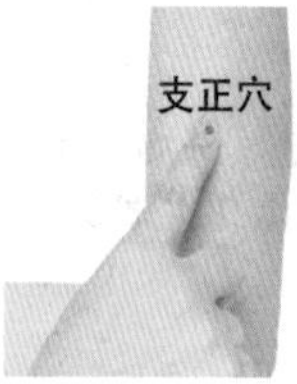 支正穴	支正穴	在前臂背面尺侧，阳谷穴与小海穴的连线上，腕背横纹上5寸	头痛、项强、目眩、颌肿、癫狂、消渴、肘挛、指痛等
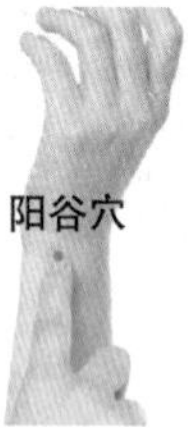 阳谷穴	阳谷穴	在手腕尺侧，当尺骨茎突与三角骨之间的凹陷中	头痛目眩、耳鸣、耳聋、目赤肿痛、牙痛颌肿、癫狂瘛疭、腕关节疾患等
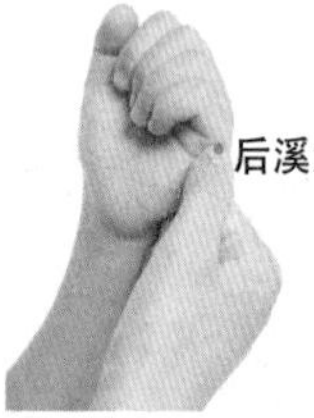 后溪穴	后溪穴	在小指尺侧，第五掌骨小头后方，小指展肌起点外缘	落枕、目赤肿痛、耳聋、耳鸣、鼻出血、癫痫、疟疾、黄疸、盗汗、腰背腿痛等
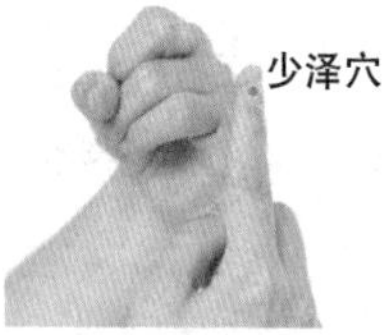 少泽穴	少泽穴	在手小指末节尺侧，距指甲角0.1寸	热病、中风昏迷、头痛项强、咽喉肿痛、鼻出血、目翳、乳痈、缺乳等
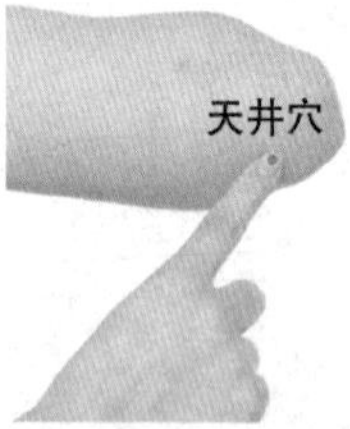 天井穴	天井穴	在臂外侧，屈肘时，肘尖穴直上1寸凹陷处	眼睑炎、扁桃腺炎、外眼角红、中风、忧郁症、精神分裂症、肩背疼痛、心痛、胸痛、荨麻疹、皮肤瘙痒等

图示	穴位名称	取穴位置	针对病症
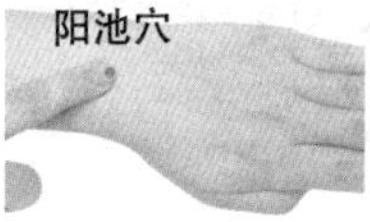 阳池穴	阳池穴	在腕背横纹中，指伸肌腱的尺侧缘凹陷处	腕痛无力、臂肘疼痛、耳聋、疟疾、女性手脚冰凉、消渴等
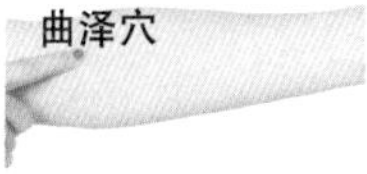 曲泽穴	曲泽穴	在肘横纹中，肱二头肌腱的尺侧缘	中暑、心痛、心悸、呕吐、胃痛、泄泻、热病、荨麻疹等
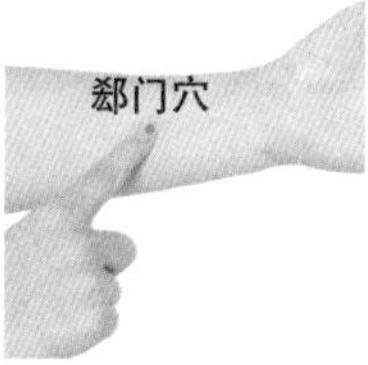 郄门穴	郄门穴	在前臂掌侧，曲泽穴与大陵穴的连线上，腕横纹上5寸	心痛、心悸、呕血、衄血、胸胁痛、前臂痛、疔疮等
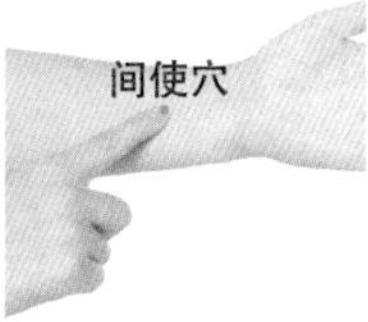 间使穴	间使穴	在前臂掌侧，曲泽穴与大陵穴的连线上，腕横纹上3寸，掌长肌腱与桡侧腕屈肌腱之间	惊悸、胃痛、呕吐、热病烦躁、胸痛、疟疾、癫狂、痫症、肘挛等
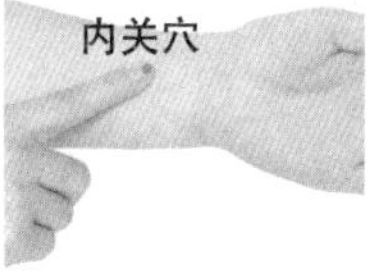 内关穴	内关穴	在前臂掌侧，曲泽穴与大陵穴的连线上，腕横纹上2寸，掌长肌腱与桡侧腕屈肌腱之间	心痛、胃痛呕吐、呃逆、健忘失眠、心绞痛、心律不齐、神经衰弱、精神分裂症等
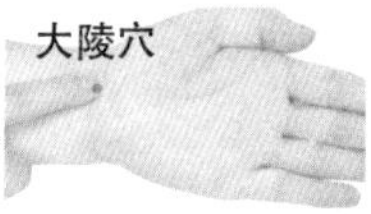 大陵穴	大陵穴	在腕掌横纹的中点处，掌长肌腱与桡侧腕屈肌腱之间	心痛、惊悸、胃痛、呕逆、吐血、胸胁痛、失眠、肋间神经痛、腕管综合征等

下肢常用穴位速查表

图示	穴位名称	取穴位置	针对病症
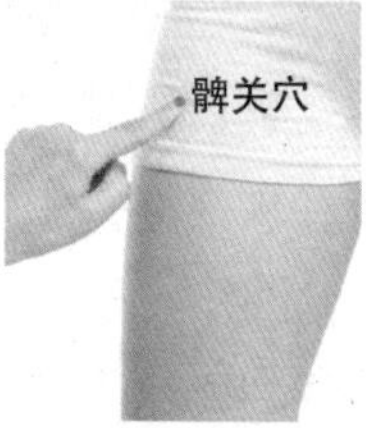	髀关穴	在大腿前面，髂前上棘与髌底外侧端的连线上，屈股时，平会阴，居缝匠肌外侧凹陷处	下肢痿痹、股内外肌痉挛、下肢麻痹疼痛、膝关节痛、重症肌无力等
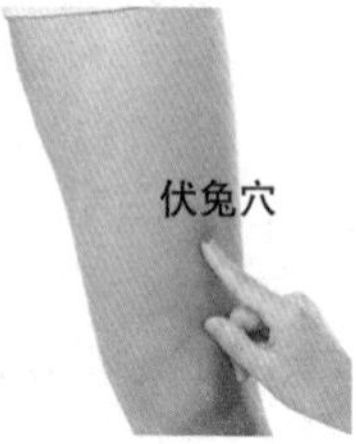	伏兔穴	在大腿前面，髂前上棘与髌底外侧端的连线上，髌底上6寸	腰腿痛、膝冷、下肢麻痹或痿痹、股外侧皮神经炎、麻疹等
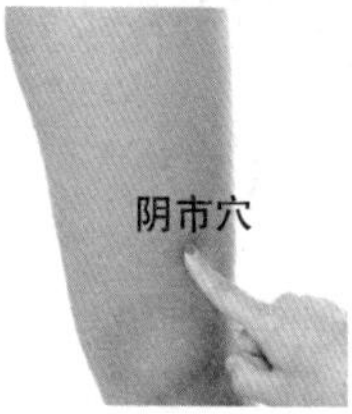	阴市穴	在大腿前面，髂前上棘与髌骨外缘的连线上，髌底上3寸	腿膝麻痹酸痛、屈伸不利、小腹胀痛、水肿、疝气等
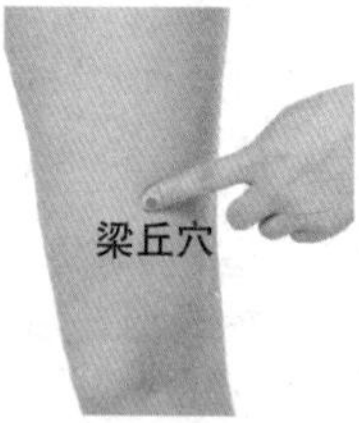	梁丘穴	在大腿前面，髂前上棘与髌底外侧端的连线上，髌底上2寸	膝胫痹痛、鹤膝风、胃痛、乳痈、膝关节骨刺等
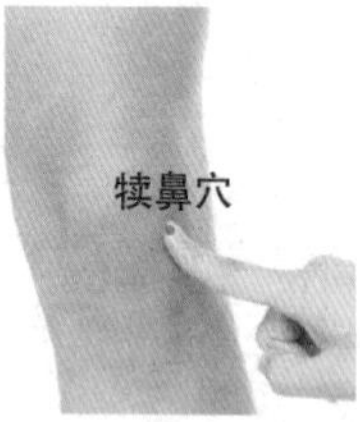	犊鼻穴	在膝部，髌骨与髌韧带外侧凹陷中	膝痛、下肢麻痹、屈伸不利、脚气、风湿及类风湿性关节炎、膝骨性关节炎等